Christoph-Dornier-Stiftung für Klinische Psychologie

Die Christoph-Dornier-Stiftung hat es sich in enger Zusammenarbeit mit der Technischen Universität Braunschweig, der Technischen Universität Dresden und der Phillipps-Universität Marburg zur Aufgabe gemacht, die Klinische Psychologie in Praxis und Forschung zu fördern. Sie soll dazu beitragen, die Behandlungsmethodik durch sorgfältige Grundlagen- und Anwendungsforschung zu verbessern und wichtige Ergebnisse der klinisch-psychologischen Forschung der Öffentlichkeit zugänglich zu machen.

Die Christoph-Dornier-Stiftung verfolgt das Ziel, das Wissen über die Entstehung und Aufrechterhaltung psychischer und psychisch mitbedingter körperlicher Störungen systematisch zu erweitern und für die Therapie nutzbar zu machen. In modellhaften Einrichtungen werden klinisch-psychologische Behandlungen durchgeführt und evaluiert.

Zur Förderung des wissenschaftlichen Nachwuchses im Bereich der Klinischen Psychologie werden u.a. Promotionsstipendien vergeben.

Nicht zuletzt soll die Stiftung die internationale und interdisziplinäre Zusammenarbeit fördern.

Um eine qualitativ hochwertige Arbeit sicherzustellen, hat die Stiftung einen internationalen wissenschaftlichen Beirat, der sich aus namhaften Vertretern der Klinischen Psychologie und Medizin zusammensetzt.

Im Sinne der Stiftungsverfassung soll auch die vorliegende Veröffentlichung einen Beitrag zur Nutzbarmachung der Ergebnisse der klinisch-psychologischen Forschung für die Öffentlichkeit leisten.

Kinder-DIPS

Diagnostisches Interview
bei psychischen Störungen
im Kindes- und Jugendalter

Handbuch

S. Schneider S. Unnewehr J. Margraf

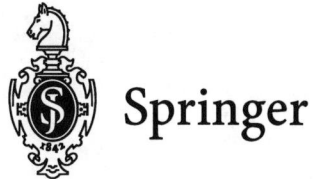
Springer

Dr. SILVIA SCHNEIDER
Institut Dresden der
Christoph-Dornier-Stiftung
für Klinische Psychologie
an der Technischen Universität
Hohe Straße 53, 01187 Dresden
Deutschland

Dr. SUZAN UNNEWEHR
Freie Universität Berlin
Psychiatrische Klinik
Eschenallee 3, 14050 Berlin
Deutschland

Prof. Dr. JÜRGEN MARGRAF
Technische Universität Dresden
Christoph-Dornier-Stiftung
für Klinische Psychologie
Mommsenstraße 13, 01062 Dresden
Deutschland

ISBN 3-540-57018-7   Springer-Verlag Berlin Heidelberg New York

Dieses Werk ist urheberrechtlich geschützt. Die dadurch begründeten Rechte, insbesondere die der Übersetzung, des Nachdrucks, des Vortrags, der Entnahme von Abbildungen und Tabellen, der Funksendung, der Mikroverfilmung oder der Vervielfältigung auf anderen Wegen und der Speicherung in Datenverarbeitungsanlagen, bleiben, auch bei nur auszugsweiser Verwertung, vorbehalten. Eine Vervielfältigung dieses Werkes oder von Teilen dieses Werkes ist auch im Einzelfall nur in den Grenzen der gesetzlichen Bestimmungen des Urheberrechtsgesetzes der Bundesrepublik Deutschland vom 9. September 1965 in der jeweils geltenden Fassung zulässig. Sie ist grundsätzlich vergütungspflichtig. Zuwiderhandlungen unterliegen den Strafbestimmungen des Urheberrechtsgesetzes.

© Springer-Verlag Berlin Heidelberg 1995
Printed in Germany

Die Wiedergabe von Gebrauchsnamen, Handelsnamen, Warenbezeichnungen usw. in diesem Werk berechtigt auch ohne besondere Kennzeichnung nicht zu der Annahme, daß solche Namen im Sinne der Warenzeichen- und Markenschutz-Gesetzgebung als frei zu betrachten wären und daher von jedermann benutzt werden dürften.

Produkthaftung: Für Angaben über Dosierungsanweisungen und Applikationsformen kann vom Verlag keine Gewähr übernommen werden. Derartige Angaben müssen vom jeweiligen Anwender im Einzelfall anhand anderer Literaturstellen auf ihre Richtigkeit überprüft werden.

Einbandgestaltung: Struve & Partner, Heidelberg
Satz: Reproduktionsfertige Vorlage vom Autor
Druck: Appl, Wemding
Bindearbeiten: Landenberger, Altlußheim
26/3134-5 4 3 2 1 0 – Gedruckt auf säurefreiem Papier

Inhaltsverzeichnis

Einleitung 1

Strukturierte diagnostische Interviews bei Kindern und Jugendlichen . . . 4

    Stellenwert diagnostischer Interviews 4
    Die Anwendung diagnostischer Interviews bei
    Kindern und Jugendlichen 5
    Englischsprachige diagnostische Interviews für
    Kinder und Jugendliche 6
        Aufbau 6
        Gütekriterien 10
    Deutschsprachige strukturierte diagnostische Interviews
    für Kinder und Jugendliche 10

Entwicklung des Kinder-DIPS 12

Gütekriterien des Kinder-DIPS 15

    Stichprobe 16
    Reliabilität des Kinder-DIPS 20
        Reliabilitätsmaße 20
        Ergebnisse der Retest-Reliabilitätsprüfung 22
    Bestimmung der Fehlerquellen 31
    Validität des Kinder-DIPS 33
        Validierung der Kinder-DIPS-Diagnosen 34
        Statistisches Vorgehen 36
        Validität der Kinderversion: Oberklassen von Störungen . . . 37
        Validität der Kinderversion: Spezifische Störungen 41
        Validität der Elternversion: Oberklassen von Störungen . . . 45
        Validität der Elternversion: Spezifische Störungen 46
    Diskussion der Befunde zu den Gütekriterien 49
        Retest-Reliabilität 49
        Validität 50

Eltern-Kind-Übereinstimmung mit dem Kinder-DIPS 52

    Maße zur Berechnung der Eltern-Kind-Übereinstimmumng . . . 54
    Ergebnisse der Prüfung der Eltern-Kind-Übereinstimmung 55
    Weitere Analysen 59
    Diskussion der Befunde zur Eltern-Kind-Übereinstimmung . . . 59

Durchführung und Auswertung des Kinder-DIPS 62

    Hinweise für das Training 62
    Vorbereitung des Kindes und der Erziehungsperson
    auf das Interview 63
    Durchführung des Kinder-DIPS 64
    Grundregeln zum Kinder-DIPS 66
    Richtlinien für die Diagnose 67
    Beschreibung der Achsen im DSM-IV 70
    Beschreibung der Achsen im ICD-10 70

Glossar der mit dem Kinder-DIPS diagnostizierbaren
psychischen Störungen 71

Differentialdiagnostische Aspekte 79

Anhang: Tabellen zur Reliabilität und Validität
des Kinder-DIPS 82

    Retest-Reliabilität: Primärdiagnosen 82
    Retest-Reliabilität: Lebenszeitdiagnosen 89
    Interrater-Reliabilität 95
    Eltern-Kind-Übereinstimmung 105

Literatur 111

Interviewleitfäden zum Kinder-DIPS
   S. Unnewehr, S. Schneider, J. Margraf

Protokollbögen zum Kinder-DIPS
   S. Unnewehr, S. Schneider, J. Margraf

Einleitung

Lange Zeit herrschte in der kinderpsychiatrischen Diagnostik die Meinung vor, daß Kinder nicht in der Lage seien, reliable Angaben zu ihren Beschwerden zu machen. So wurden die psychischen Probleme der Kinder in erster Linie durch Elternbefragungen und in manchen Fällen auch durch Befragungen von weiteren Erziehungspersonen, wie z. B. Lehrern, erfaßt. Die Sichtweise des Kindes wurde dabei nur indirekt, z. B. anhand von Verhaltensbeobachtung und projektiven Verfahren, in den diagnostischen Prozeß mit einbezogen (Chambers et al. 1985). Dieses Vorgehen hat jedoch den Nachteil, daß keine Daten über die innere Befindlichkeit des Kindes erhoben werden und damit möglicherweise wichtige diagnostische Informationen fehlen.

Eine neue Entwicklung setzte mit den Arbeiten von Lapouse und Monk (1959, 1964) sowie Rutter und Graham (1968) ein, die für die Diagnostik psychischer Störungen erstmals strukturierte Interviews für Eltern **und** Kind verwendeten. Neben der direkten Erfassung von Verhaltensweisen, Gefühlen und Fähigkeiten des Kindes war ein weiteres wichtiges Merkmal dieser Interviews, daß der Wortlaut der Fragen, die Antwortkategorien und die Reihenfolge der Fragen dem Interviewer genau vorgeben wurden. Damit sollte der Fehlereinfluß auf seiten des Interviewers minimiert und eine größtmögliche Kontrolle der Befragungssituation erreicht werden. Die Ergebnisse dieser Untersuchungen zeigten, daß Kinder durchaus ihre Beschwerden reliabel schildern können. Diese Pionierarbeiten setzten die Forschungstätigkeit im Bereich strukturierter Interviews für Kinder und Jugendliche im englischsprachigen Raum in Gang (Überblick bei Gutterman et al. 1987).

Durch die immer weiter fortschreitende Differenzierung und Operationalisierung der gängigen Klassifikationssysteme ist die Diagnostik psychischer Störungen des Kindes- und Jugendalters in den letzten Jahren deutlich aufwendiger geworden. Dies gewährleistet einerseits eine solide Diagnostik im Hinblick auf Reliabilität und Validität, bewirkt andererseits aber auch einen erheblichen zeitlichen Mehraufwand. Besonders deutlich wurde diese Entwicklung bei der 3. Auflage des *Diagnostic and Statistical Manual of Mental Disorders (DSM-III)* der American Psychiatric Association (APA 1980) bzw. seiner jüngsten 4. Auflage DSM-IV (APA 1994) sowie der 10. Auflage der Internationalen Klassifikation von Krankheiten (ICD-10, Dilling et al. 1994). Die nunmehr deutlich gewachsenen Anforderungen an die diagnostische Befunderhebung können mit Hilfe strukturierter Interviews für Kliniker und Forscher erheblich erleichtert werden. Gut strukturierte Leitfäden machen es möglich, in kurzer Zeit die für die Diagnosestellung wichtigsten Informationen zu erheben. Darüber hinaus erleichtern strukturierte Interviews die Anwendung der teilweise komplizierten Algorithmen zur Berücksichtigung der Symptome bei der Erstellung einer Diagnose. Dies alles hat in den letzten Jahren dazu beigetragen, daß sich strukturierte Interviews in der klinischen Forschung und im klinischen Alltag zunehmend mehr etablieren konnten.

Das Kinder-DIPS stellt das erste deutschsprachige strukturierte Interview dar, das sowohl aus einer Elternversion als auch aus einer parallelen Kinderversion besteht. Das Kinder-DIPS erlaubt eine differenzierte Diagnostik nach DSM-IV (APA 1994) und den Forschungskriterien der ICD-10 (Dilling et al. 1994). Es erfaßt alle Angststörungen der Kindheit und Adoleszenz. Weiterhin werden depressive Syndrome, Ausscheidungsstörungen, Expansive Verhaltensstörungen und Eßstörungen erfaßt. Außerdem enthält es einen allgemeinen klinisch-demographischen Teil und Screenings für Alkoholismus und Drogenmißbrauch, körperliche Krankheiten, nicht-organische Psychosen, sowie für Medikamentengebrauch. Das Kinder-DIPS besteht in beiden Versionen aus einem Interviewleitfaden, in dem sich die Interviewfragen und Anweisungen an die Interviewer befinden, und einem Protokollbogen, auf dem die Antworten der Patienten notiert und die Diagnosen kodiert werden.

Wie unsere Untersuchungen zur psychometrischen Qualität des Kinder-DIPS zeigen (vgl. Gütekriterien, S. 15), weist das Interview unter ambulanten und stationären klinischen Bedingungen zufriedenstellende Reliabilitäten und Validitäten auf, obwohl das Kinder-DIPS als strukturiertes Interview dem Kliniker deutlich mehr Einfluß einräumt als etwa ein Fragebogen oder auch ein voll standardisiertes Interview. Dieser letzte Punkt ist für die Praxis von Bedeutung, in der voll standardisierte Interviews eher auf Ablehnung stoßen. Durch die Möglichkeit, über die vorgegebenen Fragen hinaus gezielt nachzufragen, und die Tatsache, daß in die Kodierung der Antworten der Patienten das klinische Urteil der Interviewer mit eingeht, dürfte das Kinder-DIPS auch für Praktiker akzeptabel sein.

Das Kinder-DIPS wendet sich an einen Anwenderkreis, der aus in Forschung und Praxis tätigen Kinderpsychologen, Kinder- und Jugend-psychiatern und Angehörigen der Nachbardisziplinen besteht. Die detaillierte Darstellung des diagnostischen Vorgehens und der Diagnosekriterien sowie das Glossar psychischer Störungen unterstützen und vereinfachen die korrekte Verwendung des Interviews und machen es darüber hinaus auch für Studenten der erwähnten Fächer geeignet.

Im ersten Kapitel des vorliegenden Handbuchs möchten wir zunächst auf die jüngsten Entwicklungen in der Diagnostik psychischer Störungen mit strukturierten Interviews bei Kindern und Jugendlichen eingehen. Die nächsten beiden Kapitel beschäftigen sich mit der Entwicklung und den psychometrischen Gütekriterien des Kinder-DIPS. Ein weiteres Kapitel behandelt die Eltern-Kind-Übereinstimmung mit dem Kinder-DIPS. Danach folgen eine Anweisung zur praktischen Durchführung und Auswertung des Kinder-DIPS sowie ein kurzes Glossar der im Kinder-DIPS erfaßten psychischen Störungen.

Bevor wir nun im einzelnen das Kinder-DIPS vorstellen werden, möchten wir an dieser Stelle zwei Anmerkungen zum Sprachgebrauch und zur Rechtschreibung machen. Wie in der deutschen Übersetzung des DSM-III-R (Wittchen et al. 1989) und vermutlich auch im DSM-IV (Wittchen et al. 1995) wird als Oberbegriff aller diagnostischen Kategorien der Ausdruck psychische Störung verwendet. Diese Terminologie wurde von uns übernommen. Weiterhin möchten wir darauf aufmerksam machen, daß die Entwicklung und Überprüfung eines diagnostischen Instrumentes mit dem Anspruch und Umfang des Kinder-DIPS nicht ohne die Hilfe und Unterstützung anderer Personen und Einrichtungen möglich wäre. Die Herausgeber danken Frau Prof. Dr. Daum, der Direktorin der Kinder- und Jugendpsychiatrie Lahnhöhe/Marburg, und Herrn Prof. Dr. Vehreschild, dem ehemaligen Leiter des Bezirkskrankenhauses für Kinder- und Jugendpsychiatrie Nordhausen, für ihre Unterstützung unserer Studien zur Überprüfung der Gütekriterien und Eltern-Kinder-Übereinstimmung. Besonderer Dank gilt den Interviewern, die gleichzeitig auch an den Auswertungen der in den Kapiteln "Gütekriterien" und "Eltern-Kind-Übereinstimmung" dargestellten Studien mitgearbeitet haben: Wolfgang Gallmeister, Antje Kamman, Susanne Kloerss, Martin Pook, Irmgard Pünder und Ute Schnapper sowie Andreas Weigel, der die Termine der Interviews in der Kinder- und Jugendpsychiatrie Nordhausen organisierte. Frau Dipl.-Psych. Schröter und Herrn Dr. Laufhütte aus der Kinder- und Jugendpsychiatrie Lahnhöhe in Marburg danken wir ebenfalls für die Unterstützung bei der Organisation der Interviews. Auch den Kindern und Jugendlichen sowie den Eltern und Erziehern, die in der Kinder- und Jugendpsychiatrie Nordhausen und der Kinder- und Jugendpsychiatrie Lahnhöhe untersucht wurden, danken wir. Weiterhin wurde die Erstellung des Kinder-DIPS von der Technischen Universität Dresden und von der Christoph-Dornier-Stiftung für Klinische Psychologie unterstützt. Schließlich möchten wir Klaus Dilcher, Juliane Junge, Andreas Poldrack und Kerstin Raum ganz herzlich für die engagierte Mitarbeit bei der Erstellung des Buchmanuskripts danken.

Strukturierte diagnostische Interviews bei Kindern und Jugendlichen

Stellenwert diagnostischer Interviews

Die Durchführung strukturierter Interviews zur Diagnostik psychischer Störungen setzt sich zunehmend durch. Dieser Trend ist eng an die Einführung der operationalisierten und multiaxialen Diagnosesysteme, zunächst an die 3. Fassung des *Diagnostischen und Statistischen Manuals psychischer Störungen* (DSM-III, APA 1980) geknüpft. Die Diagnostik auf Grundlage des DSM-III bzw. der 1987 revidierten Version DSM-III-R (APA 1987) gilt über die USA hinaus vor allem im Forschungsbereich als Standard. In Kürze wird nun die 10. Fassung der *International Classification of Diseases* der Weltgesundheitsorganisation (ICD-10, Dilling et al. 1991) in Kraft treten. In weitgehender Annäherung an das DSM-III-R sowie das 1994 erschienene DSM-IV (American Psychiatric Association 1994) wird damit auch im deutschsprachigen Raum die operationalisierte sowie multiaxiale Diagnostik im klinischen Alltag Anwendung finden.

Durch die differenziertere Beschreibung der zu einer Diagnose gehörigen Symptome, genaue Angaben von Ein-, Ausschluß- und Zeitkriterien sowie die Definition einer Reihe von neuen Störungskategorien hat der Umfang der oben genannten Diagnose- und Klassifikationssysteme enorm zugenommen. Dies stellt erhöhte Anforderungen an den Diagnostiker: Zur Diagnosestellung muß er eine größere Menge an Informationen berücksichtigen und verarbeiten. Um dieser Fehlerquelle und somit auch der Gefahr einer erneuten Verringerung der Reliabilität zu begegnen, wurde auf der Grundlage des DSM-III-R und der ICD-10, im deutschsprachigen Raum bislang vor allem im Erwachsenenbereich, eine Reihe von strukturierten und standardisierten diagnostischen Interviews entwickelt. Diese Interviews sind dadurch gekennzeichnet, daß verbale Informationen systematisch und unter größtmöglicher Kontrolliertheit der Untersuchungssituation erhoben werden (Hron 1982). Dies geschieht mit Hilfe eines Interviewleitfadens, in dem der Wortlaut der Fragen und deren Abfolge vorgegeben sind. Ebenso werden genaue Anweisungen zur Kodierung der Antworten und zur Diagnosestellung gegeben. Die diagnostischen Interviews unterscheiden sich allerdings im Ausmaß ihrer Standardisierung: Im Gegensatz zu standardisierten Interviews sind strukturierte Interviews noch durch eine stärkere Flexibilität gekennzeichnet (Wittchen et al. 1988; Wittchen und Unland 1991). So sind Nachfragen von Seiten des Interviewers erlaubt, z.B. wenn er den Eindruck hat, daß der Patient eine Frage nicht verstanden hat (dies ist insbesondere bei Kindern wichtig), oder wenn in den Angaben des Patienten Widersprüche auftauchen. Außerdem soll das klinische Urteil des Diagnostikers mit in die Kodierung einfließen. Während standardisierte Interviews (z.B. das CIDI, Wittchen und Semler 1990) vor allem in epidemiologischen Studien eingesetzt werden und hier auch von trainierten Laien durchgeführt werden können, finden strukturierte Interviews in der klinischen Anwendung eine breitere Akzeptanz.

Durch die systematische Befragung bei einem strukturierten Interview erhält man im Vergleich zur unstrukturierten Befragung in der Regel mehr Informationen. Meistens wird ein breiteres Spektrum an Störungsbereichen abgefragt und damit der Gefahr vorgebeugt, weniger prominente Symptome zu übersehen. Dem sowohl im DSM-III-R als auch in der ICD-10 verfolgten Prinzip der Komorbidität wird dadurch explizit Rechnung getragen. Die Befragung ist außerdem unabhängiger von Person- und Situationsmerkmalen auf seiten des Diagnostikers, wodurch sich die Objektivität der Befragung und auch die Vergleichbarkeit über verschiedene Diagnostiker hinweg erhöhen.

Insgesamt konnte durch die neuen operationalisierten Diagnosesysteme die Kriteriumsvarianz in der Diagnostik reduziert werden. Zusammen mit der Anwendung von strukturierten oder standardisierten Interviews (z.B. CIDI, Wittchen und Semler 1990; DIPS, Margraf et al. 1991; SKID, Wittchen et al. 1991), in denen im Vergleich zur unstrukturierten Befragung die Informationsvarianz reduziert ist (Young et al. 1987), hat dies deutliche Verbesserungen in der Diagnostik erbracht, vor allem in Bezug auf die Reliabilität und auch die Validität von Diagnosen (DiNardo und Barlow, 1988; Margraf et al. 1991; Schneider et al. 1992). Diagnostische Interviews haben sich somit als nützliche und auch ökonomische Hilfsmittel im diagnostischen Prozeß herausgestellt.

Die Anwendung diagnostischer Interviews bei Kindern und Jugendlichen

Wie sieht es nun mit der Anwendung von strukturierten Interviews im Bereich der Kinder- und Jugendlichendiagnostik aus? Bei der Diagnostik psychischer Störungen und Verhaltensauffälligkeiten von Kindern und Jugendlichen werden in jedem Falle die Eltern und wenn möglich auch weitere Erziehungs- bzw. Kontaktpersonen des Kindes (z.B. Lehrer) über Beschwerden und Auffälligkeiten des Kindes befragt. Lange Zeit ging man jedoch davon aus, daß die Kinder und Jugendlichen selbst aufgrund ihres kognitiven Entwicklungsstandes nicht in der Lage seien, sich direkt und verläßlich zu eigenen Verhaltensweisen, Gedanken und Gefühlen zu äußern. Diagnostische Informationen vom Kind oder Jugendlichen selbst wurden (und werden) daher vor allem bei jüngeren Kindern oft nur indirekt über das Spiel, über projektive Verfahren oder über die aufwendige Methode der Verhaltensbeobachtung erhoben. Der englische Kinder- und Jugendpsychiater Rutter und seine Mitarbeiter untersuchten Kinder ab dem 7. Lebensjahr mit einem Interview. Sie haben als erste gezeigt, daß es möglich ist, auch mit dem Kind selbst ein diagnostisches symptomorientiertes Interview zu führen, welches dem Diagnostiker zusätzlich zu den Elternangaben auf ökonomische Weise wertvolle und vor allem auch reliable Informationen liefert (Rutter und Graham 1968; Graham und Rutter 1968). Auch gibt es keine Hinweise darauf, daß die direkte Befragung von Kindern und Jugendlichen zu bestimmten Symptomen selbst symptom- oder störungsinduzierend wirkt (Herjanic et al. 1976). Auf diesen Ergebnissen aufbauend, wurde daraufhin vor allem in England und den USA mit der Entwicklung von strukturierten Interviews zur Diagnostik von psychischen Störungen im Kindes- und Jugendalter begonnen, bei denen außer den Eltern oder anderen Erziehungspersonen auch die Kinder und Jugendlichen selbst befragt werden.

Nachfolgend werden die vorliegenden, bislang in erster Linie englischsprachigen, strukturierten diagnostischen Interviews bezüglich ihres Aufbaus und ihrer Gütekriterien im Überblick beschrieben.

Englischsprachige diagnostische Interviews für Kinder und Jugendliche

Aufbau

In Tabelle 1 sind die Namen und Autoren der z. Z. vorliegenden englischsprachigen diagnostischen Interviews zur Diagnostik psychischer Störungen bei Kindern und Jugendlichen aufgeführt. Bei dem DICA und bei dem DISC-R handelt es sich um standardisierte, bei den übrigen um strukturierte Interviews.

Die Interviews sind für den Altersbereich von etwa 6 - 18 Jahren vorgesehen und ermöglichen in den meisten Fällen sowohl die Diagnostik derzeitig als auch früher vorhandener psychischer Störungen. Sie basieren alle (zumindest in ihrer revidierten Form) auf den Kriterien des DSM-III bzw.DSM-III-R. Auch das Spektrum an diagnostizierbaren Störungen hat sich in den verschiedenen Interviews angeglichen: Einige Interviews wurden zunächst zur Erfassung von spezifischen Störungen entwickelt, so (z.B. Angst-

Tabelle 1. Englischsprachige strukturierte und standardisierte Interviews zur Diagnostik psychischer Störungen bei Kindern und Jugendlichen

---

K-SADS-III-R: Schedule for Affective Disorders and Schizophrenia in School-Age Children - Revised
(Ambrosini et al. 1989)

DICA-R: Diagnostic Interview for Children and Adolescents-Revised
(Welner et al. 1987)

ISC: Interview Schedule for Children
(Kovacs 1985)

CAS: Child Assessment Schedule
(Hodges et al. 1982)

DISC-R: Diagnostic Interview Schedule for Children - Revised Version
(Shaffer et al. 1993)

ADISC-R: Anxiety Disorders Interview Schedule-Revised
(Silverman 1991)

CAPA: Child and Adolescent Psychiatric Assessment
(Angold et al. 1990)

---

störungen im *Anxiety Disorders Interview Schedule-Revised* (ADISC-R; Silverman 1991), affektive und schizophrene Störungen im *Schedule for Affective Disorders and Schizophrenia in School-Age Children* (K-SADS; Puig-Antich und Chambers 1978). Inzwischen wurden für diese Interviews jedoch Ergänzungen vorgenommen (z.B. K-SADS-III-R, Ambrosini et al. 1989), so daß sie fast alle das gesamte Spektrum der psychischen Störungen im Kindes- und Jugendalter (Expansive Verhaltensstörungen, Affektive Störungen, Angststörungen, Ausscheidungsstörungen, Eßstörungen, z.T. Psychosen) abdecken. Diese Störungen werden sowohl im DSM-III-R, DSM-IV als auch in der ICD-10 auf Achse I kodiert.

Alle Interviews bestehen, bis auf das CAPA (Child and Adolescent Psychiatric Assessment), das nur als Kinderinterview existiert, jeweils aus einer parallelen Kinder- und Elternversion. Das Kind und ein Elternteil werden unabhängig voneinander zu den Symptomen des Kindes befragt. In den Kinderversionen sind die Fragen kindgerechter formuliert. Manchmal werden in den Elternversionen zusätzlich noch einige detailliertere Informationen, z.B. zum Zeitverlauf der Störung, erhoben. Weiterhin sind Kinder- und Elternversion des ADIS-C nicht vollständig parallel: Die Aufmerksamkeits- und Hyperaktivitätsstörung sowie andere expansive Verhaltensstörungen werden nur in der Elternversion abgefragt.

Die Abfolge der Fragen erfolgt, bis auf das CAS (Child Assessment Schedule), syndromorientiert. Beim syndromorientierten Aufbau werden die zur Diagnostik einer Störung notwendigen Fragen als Block gruppiert. Beim symptomorientierten Vorgehen dagegen werden die Fragen so gruppiert, daß die funktionell zusammengehörigen Symptome als Block abgefragt werden (z.B. alle körperlichen Symptome, alle verhaltensorientierten Symptome). Der syndromorientierte Aufbau hat gegenüber dem symptomorientierten Vorgehen den Vorteil, daß er die Diagnosestellung durch die übersichtlichere Symptomclusterung erleichtert, dadurch weniger fehlerbehaftet und somit reliabler ist. Aufgrund dieser Vorteile wurde z.B. auch bei der Revision des DICA (Diagnostic Interview for Children and Adolescents - Revised) der syndromorientierte Aufbau eingeführt.

In bezug auf die Art der Symptomkodierung werden vom Diagnostiker in manchen Interviews dichotome Entscheidungen gefordert: Er muß darüber entscheiden, ob ein Symptom "nicht vorhanden" oder "vorhanden" ist. In anderen Interviews werden die Symptome hinsichtlich ihrer Intensität oder ihrer Auftretenshäufigkeit differenzierter eingeschätzt (z.B. "nie" bis "sehr häufig" oder "gar nicht beeinträchtigt" bis "sehr stark beeinträchtigt"). Die differenziertere, mehrstufige Kodierung hat gegenüber der binären Kodierung den Vorteil, daß sie im Hinblick auf evtl. gewünschte Veränderungsmessungen, z.B. vor und nach Therapie, bei Längsschnitterhebungen oder in der Früherkennungsdiagnostik auch kleinere Veränderungen abbilden kann. Dies ist insbesondere für den Kinder- und Jugendlichenbereich ein wichtiger Punkt. Laut Remschmidt und Walter (1990) ist die Entscheidung, ab wann ein Symptom als klinisch relevant angesehen werden kann, eines der größten Probleme bei der Diagnostik von Kindern und Jugendlichen, da viele zu einer Diagnose zugehörigen Symptome bei fast allen Kindern - in geringerer Ausprägung - vorkommen und vor allem in bestimmten Altersstufen als ganz normal anzusehen sind. So fällt es fast allen Kindern schwer, in bestimmten Situationen stillzusitzen oder sich zu konzentrieren. Ebenso sind fast alle Kinder zu bestimmten Zeiten und in bestimmten Situationen trotzig und widersetzen sich Anweisungen, die die Eltern ihnen geben. Ab wann sind diese Verhaltensweisen als auffällig im Sinne einer Aufmerksamkeits- und Hyperaktivitätsstörung oder einer Störung mit Oppositionellem Trotzverhalten zu bewerten? Dieses Kriterium ist sehr schwer eindeutig zu operationalisieren. Aus diesen Gründen erscheint ein mehrstufiges Rating bei der Symptomkodierung als das geeignetere Maß.

Die Abfolge von Eltern- und Kinderinterview ist bei einigen Interviews festgelegt. Während im ADIS-C und beim K-SADS erst das Kind, dann der Elternteil befragt werden soll, ist dies beim ISC genau umgekehrt und in den übrigen Interviews gar nicht vorgeschrieben. In manchen Interviews können während des Kinderinterviews Informationen aus dem Elterninterview herangezogen, oder Widersprüche zwischen Eltern- und Kinderaus-sagen geklärt werden. In anderen Interviews soll der Interviewer die diagnostischen Informationen von den Kindern und Eltern möglichst unbeeinflußt voneinander erheben. Das letztere Vorgehen erscheint auf dem Hintergrund verschiedener empirischer Ergebnisse aus Untersuchungen zur Übereinstimmung zwischen den Angaben der Eltern und ihrer Kinder (eine Übersicht über diese Arbeiten gibt Klein 1991) als das geeignetere Vorgehen. Die verschiedenen Untersuchungen haben generell eine geringe Übereinstimmung zwischen den Angaben der Eltern und der Kinder ergeben. Es ließen sich jedoch spezifische Faktoren für diese Nicht-Übereinstimmung identifizieren: Zu bestimmten Symptombereichen können entweder die Eltern oder die Kinder genauere Auskunft geben (s. unten). Außerdem fand man heraus, daß die Eltern- Kind -Übereinstimmung mit zunehmendem Alter (vor allem mit Beginn der Pubertät) des Kindes abnimmt. Als Gründe hierfür werden die mit zunehmendem Alter des Kindes geringer werdende Kontaktzeit von Eltern und Kindern sowie der emotionale Rückzug des Kindes von seinen Eltern in der Pubertät genannt.

Für die Kombination der Diagnosen aus dem Kinder- und Elterninterview werden teilweise spezifische Anweisungen gegeben. So wird beim ADIS-C folgendes Vorgehen vorgeschlagen: Sind in beiden Interviews die Kriterien für eine Störung erfüllt, wird die Diagnose der Störung gegeben. Sind nur in der Kinderversion, nicht aber in der Elternversion (und umgekehrt) die Kriterien für eine bestimmte Störung erfüllt, so wird die Diagnose gegeben, sofern die Störung einen bestimmten Schweregrad nicht unterschreitet. Herjanic und Reich (1982) kommen aufgrund einer Studie mit dem DICA zu dem Ergebnis, daß Mütter häufiger und auch reliabler über verhaltensorientierte Symptome (z.B. übermäßiges Reden; Unfähigkeit, still zu sitzen), die Kinder häufiger und reliabler über "subjektive" Symptome (z.B. übermäßige Sorgen über die eigenen Fähigkeiten; Angst, daß etwas Schlimmes passieren könnte) berichten. Von daher sollte ihrer Meinung nach bei verhaltensorientierten Symptomen den Aussagen der Mütter mehr Gewicht beigemessen werden, während für eher subjektive Symptome den Aussagen der Kinder mehr Gewicht zukommen sollte.

Die Dauer zur Durchführung beträgt sowohl für die Kinder- als auch für die Elternversion in allen Interviews durchschnittlich eine Stunde. Vor der ersten routinemäßigen Anwendung sollte für die Diagnostiker eine Schulung in der Anwendung des jeweiligen Interviews stattfinden.

Gütekriterien

Insgesamt weisen die Interviews eine zufriedenstellende bis gute Reliabilität auf, folgt man der allgemein akzeptierten Auffassung, daß Kappa-Koeffizienten ab .50 als zufriedenstellend und Koeffizienten ab .70 als gut bezeichnet werden können (Wittchen und Unland 1991). Detaillierte Angaben zur Reliabilität der einzelnen Interviews sind bei Unnewehr (in Vorbereitung) beschrieben.

Wenige Untersuchungen liegen bislang zur Validität der Interviews vor. In einigen Untersuchungen konnte gezeigt werden, daß die Interviews zwischen stationär behandelten, ambulant behandelten und nicht auffälligen Kindern (Hodges et al. 1982), oder zwischen Kindern, die psychiatrisch oder pädiatrisch behandelt wurden (Herjanic und Campbell 1977; Costello et al. 1984), diskriminierten bzw. daß die Kinder mit Diagnosen signifikant höhere Werte in der Child Behavior Checklist aufwiesen (Costello und Edelbrock 1985). Diese Angaben zur Validität sind jedoch wenig spezifisch in bezug auf die einzelnen Störungskategorien. Insgesamt nur mäßige Übereinstimmungen haben sich beim Vergleich von Interviewdiagnosen mit Diagnosen, die aufgrund des Klinikerurteils, d.h. einer nicht strukturierten Befragung, ergeben (z.B. Piacentini et al. 1993). Da strukturierte Interviews jedoch gerade mit dem Ziel entwickelt wurden, die Güte der Diagnostik gegenüber der unstrukturierten Befragung zu erhöhen, ist die Eignung dieses Validierungskriteriums zweifelhaft (Piacentini et al. 1993).

Deutschsprachige strukturierte diagnostische Interviews für Kinder und Jugendliche

Außer dem nun vorliegenden Kinder-DIPS existiert im deutschsprachigen Raum zur Diagnostik der Achse-I Störungen des DSM-III-R bzw. DSM-IV und der ICD-10 bislang nur ein mit den oben beschriebenen Interviews vergleichbares Instrument, das *Mannheimer Elterninterview* (MEI). Es wurde im Jahre 1989 von der Mannheimer Arbeitsgruppe am Zentralinstitut für Seelische Gesundheit veröffentlicht (Esser et al. 1989). Entsprechend seinem Namen liegt dieses strukturierte Interview nur in einer Elternversion vor, d.h.

die Angaben über Symptome bei Kindern und Jugendlichen (Geltungsbereich des Interviews: 6 - 16 Jahre) werden nur von den Eltern erhoben. Grundlage für die Entwicklung des Interviews waren die von Rutter und Mitarbeitern in den 70er Jahren entwickelten kinderpsychiatrischen Interviews. Zur Erfassung weiterer Symptomkomplexe wurde das Interview ergänzt. Neben der Erfassung von 38 kinder- und jugendpsychiatrischen Symptomen (z.B. nächtliche Trennungsängste, Ablenkbarkeit, Hypermotorisches Verhalten, Wutanfälle, Impulsivität, Eßstörungen, Schlafstörungen) werden im letzten Teil des Interviews soziofamiliäre Bedingungen (z.B. seelische Gesundheit der Eltern, Family-Adversity-Index) und belastende Lebensereignisse in den zurückliegenden 5 Jahren ausführlich erfragt. Die Interviewbefunde ermöglichen eine auf den Kriterien der ICD-9 und des DSM-III-R basierende Diagnosestellung. Es muß jedoch beachtet werden, daß eine exakte Erfassung der nach dem DSM-III-R erforderlichen Kriterien nicht erfolgt.

Die Interrater-Reliabilität, die an einer Stichprobe von 34 Probanden bestimmt wurde, ergab bezogen auf die einzelnen Symptome Kappa-Werte zwischen .71 und 1.0 und eine prozentuale Übereinstimmung zwischen 88 und 100%. Auf Diagnoseebene lag der Kappa-Koeffizient bei .71 (prozentuale Übereinstimmung: 79%). Die Interrater-Reliabilität kann somit insgesamt als zufriedenstellend bezeichnet werden. Die Validität des Interviews wurde an einer Stichprobe von 66 ambulanten Patienten zwischen 8 und 10 Jahren überprüft. Validitätskriterium war das Expertenurteil im Rahmen der klinischen Routinediagnostik. Auf Diagnoseebene ergab sich insgesamt eine Übereinstimmung von 64%.

Entwicklung des Kinder-DIPS

Das Kinder-DIPS wurde mit dem Ziel entwickelt, sowohl Forschern als auch Klinikern die Diagnostik derzeitig und früherer vorhandener psychischer Störungen bei Kindern und Jugendlichen im Alter von etwa 6 - 18 Jahren anhand der Kriterien eines operationalisierten Diagnosesystems zu ermöglichen. Dabei sollte das Interview zum einen eine Ergänzung des von Margraf et al. (1991) für das Erwachsenenalter konzipierten *Diagnostischen Interviews bei psychischen Störungen (DIPS)* darstellen und somit vom formalen Aufbau dem DIPS gleichen. Zum anderen wurden die derzeit vor allem aus den USA vorliegenden Forschungserkenntnisse zu diagnostischen Interviews bei Kindern und Jugendlichen, die im vorangegangenen Kapitel schon ausführlich beschrieben wurden, berücksichtigt.

Das Interview wurde ursprünglich auf der Grundlage der DSM-III-R-Klassifikation entwickelt und nachfolgend in einer Überarbeitung an die Kriterien des DSM-IV und die Forschungskriterien der ICD-10 angepaßt. Veränderungen haben sich hier z.B. aufgrund der Ergebnisse von Feldstudien zum DSM-III-R ergeben, die insbesondere bezüglich der Gültigkeit der "Störung mit Überängstlichkeit" und der "Störung mit Kontaktvermeidung" Zweifel aufkommen ließen. Im DSM-IV ist die Klassifikation deshalb dahingehend verändert worden, daß diese Störungen bzw. bestimmte für Kinder und Jugendliche zutreffende Symptome dem Generalisierten Angstsyndrom bzw. der Sozialen Phobie zugeordnet werden.

Das Kinder-DIPS dient bei Kindern und Jugendlichen im Alter von ca. 6 - 18 Jahren zur differenzierten Diagnostik der in diesem Altersbereich am häufigsten auftretenden psychischen Störungen, die im DSM-IV und der ICD-10 auf Achse I kodiert werden. In Tabelle 2 sind die mit dem Kinder-DIPS diagnostizierbaren Störungen aufgeführt. Daneben enthält das Interview Screeningfragen zu psychotischen Symptomen, zu Schul- bzw. Teilleistungsstörungen, Sprach- und Sprechstörungen, neurologischen Auffälligkeiten, körperlichen Erkrankungen sowie Substanzmißbrauch und -abhängigkeit.

Das Kinder-DIPS umfaßt eine Kinderversion zur direkten Befragung des Kindes bzw. Jugendlichen sowie eine parallele Elternversion zur Befragung eines Elternteils oder sonstiger Erziehungspersonen. Das Interview gliedert sich in einen Überblicksteil (Screening zur Erfassung der im Vordergrund stehenden Probleme und belastenden Lebensereignissen in den vergangenen 6 Monaten),

Tabelle 2. Mit dem Kinder-DIPS diagnostizierbare psychische Störungen
(die Diagnosebezeichnungen orientieren sich am DSM-IV)

---

1. Expansive Verhaltensstörungen
    Aufmerksamkeits- und Hyperaktivitätsstörung
    Störung mit Oppositionellem Trotzverhalten
    Störung des Sozialverhaltens
2. Störungen der Ausscheidung
    Funktionelle Enuresis
    Funktionelle Enkopresis
3. Affektive Störungen
    Schweres Depressives Syndrom (SDS)
    Dysthymes Syndrom (mit und ohne SDS)
4. Angststörungen
    Störung mit Trennungsangst[a]
    Paniksyndrom ohne Agoraphobie
    Paniksyndrom mit Agoraphobie
    Agoraphobie ohne Anamnese eines Paniksyndroms
    Spezifische Phobie (inklusive Schulphobie)
    Sozialphobie
    Zwangssyndrom
    Generalisiertes Angstsyndrom
    Posttraumatische Belastungsstörung
5. Eßstörungen
    Anorexia nervosa
    Bulimia nervosa
6. Hinweise auf Teilleistungsstörungen
7. Hinweise auf Psychosen
8. Hinweise auf Substanzmißbrauch, -abhängigkeit

---

[a] Die Störung mit Trennungsangst wird im DSM-IV unter der Oberklasse Andere Störungen der Kindheit und Adoleszenz subsumiert.

---

einen speziellen Teil (Erfassung der spezifischen psychischen Störungen) sowie einen Abschnitt zur Erhebung der psychiatrischen Anamnese und Familienanamnese psychischer Störungen.

Die Fragen im Kinder-DIPS wurden in enger Anlehnung an die DSM-IV- und ICD-10-Kriterien formuliert, und zwar so, daß sie einen flüssigen, einem

Gespräch ähnelnden Ablauf gewährleisten. Die Abfolge der Fragen erfolgt syndromorientiert, d.h. die zu einer Diagnosekategorie zugehörigen Items werden hintereinander in einem Block erfragt.

Nahezu alle Antworten werden auf einer Ratingskala quantitativ kodiert und zwar - je nach Art des Symptoms - hinsichtlich der Auftretenshäufigkeit (z.B. Häufigkeit von Träumen, in denen es um Trennung von den Eltern geht, 4stufiges Rating) oder hinsichtlich der Intensität (z.B. Ausmaß der Angst vor einem phobischen Objekt, 5stufiges Rating). Wir entschieden uns damit für die schon erwähnten Vorteile der differenzierten Einschätzung der Stärke der Symptomatik. Außerdem wurde ein kritischer Wert definiert, ab dem ein Symptom für eine Diagnose herangezogen werden soll. Daneben enthält das Interview jedoch auch offene Fragen, auf die die Antworten möglichst wörtlich protokolliert werden sollen. Diese Fragen und Antwortkodierungen dienen der genauen und individuellen Beschreibung von Situationen durch die Patienten und Erziehungspersonen.

Aus Gründen der Zeitökonomie, aber vor allem, um nach negativer Beantwortung von bestimmten Screeningfragen keine unnötigen weiteren Fragen zum entsprechenden Störungsbereich stellen zu müssen, enthält das Interview an geeigneten Stellen Sprungregeln, die bei entsprechender Beantwortung dieser Screeningfragen das Überspringen einzelner Abschnitte erlauben. Abhängig von der Anzahl der bei einem Kind vorhandenen Störungen sowie dem Interviewverhalten des Kindes beträgt die Dauer des Interviews durchschnittlich 60 Minuten. Diese Zeitangabe gilt sowohl für das Interview mit dem Kind als auch für das Interview mit dem Elternteil (in der Regel die Mutter) bzw. einer sonstigen Erziehungsperson. Eltern- und Kinderversion des Interviews sind parallel, mit dem Unterschied, daß die Fragen im Kinderinterview kindgerechter formuliert sind.

Das Kinder-DIPS erfaßt derzeitige Diagnosen und Lebenszeitdiagnosen, d.h. es wird eine zeitliche Einordnung der Störung vorgenommen. Weiterhin werden auslösende und modulierende Bedingungen erfaßt, und die Störung wird hinsichtlich ihres Schweregrades und des Grades ihrer Beeinträchtigung auf 9stufigen Skalen (immer unter Berücksichtigung des klinischen Urteils des Diagnostikers) eingeschätzt.

Die Diagnosestellung, sowie deren Schweregrad und zeitliche Einordnung erfolgen zunächst unabhängig für das Eltern- oder Kinderinterview. Erst dann wird die zusammengesetzte Diagnose aufgrund der Ergebnisse des Kinder- und Elterninterviews gebildet. Sollten die Diagnosen beider Interviews nicht übereinstimmen, so werden für die Bildung der zusammengesetzten Diagnose spezifische Empfehlungen (s. Abschn. "Richtlinien für die Diagnose", S.67) gegeben.

Gütekriterien des Kinder-DIPS

Die Gütekriterien des Kinder-DIPS wurden in 4 unterschiedlichen stationären und ambulanten kinderpsychiatrischen Einrichtungen überprüft. Die Untersuchungen fanden in der Zeit von Januar bis Juni 1991 statt.[a] Die Interviewer waren 7 Psychologiestudenten (5 Frauen, 2 Männer), die kurz vor dem Hauptdiplom an der Philipps-Universität Marburg bzw. der Westfälischen Wilhelms-Universität Münster standen. Alle Interviewer unterzogen sich einem Training in der Durchführung des Kinder-DIPS, das von den beiden Erstautorinnen durchgeführt wurde. Das Training umfaßte die folgenden 3 Phasen:

1. Sechsstündige Einführung in das Kinder-DIPS
2. Gegenkodierung von 6 Interviews, die von den beiden Erstautorinnen durchgeführt wurden
3. Selbständige Durchführung von mindestens 4 Interviews, die von den Erstautorinnen gegenkodiert und anschließend besprochen wurden

Die Trainingsphase wurde beendet, wenn die Interviewer bei 3 Interviews hintereinander bezüglich der Diagnosen mit den beiden Erstautorinnen übereinstimmten.

Die Prüfung der Gütekriterien setzte sich aus folgenden Untersuchungsbestandteilen zusammen:

(1) Prüfung der Retest-Reliabilität: Hierzu wurden die Kinder und die Eltern bzw. Erziehungspersonen zweimal im Abstand von einer Woche von verschiedenen Interviewern mit dem Kinder-DIPS untersucht.
(2) Prüfung der Interrater-Reliabilität: Alle Interviews wurden auf Tonband aufgenommen. Zur Bestimmung der Interrater-Reliabilität stellte eine unabhängige Raterin anhand der Tonbandaufnahme eine separate Diagnose.

---

[a]Zu diesem Zeitpunkt galten die DSM-III-R-Kriterien. Das Kinder-DIPS beruht entsprechend auf diesen Kriterien und wurde mit Erscheinen der DSM-IV-Kriterien im Mai 1994 an die DSM-IV-Kriterien angepaßt.

(3) Prüfung der Validität: Die Kinder und die Eltern bzw. Erziehungspersonen füllten zusätzlich zu dem Interview eine Fragebogenbatterie aus, die störungsspezifische Skalen zur Validierung der Interviewdiagnosen enthielt.

Stichprobe

An der Untersuchung nahmen insgesamt 108 Kinder und Jugendliche im Alter von 7-18 Jahren sowie 89 Eltern bzw. Erziehungspersonen teil. 99 Kinder kamen aus dem Gebiet um Nordhausen/ Thüringen DDR. Von den 99 Kindern wurden 75 stationär und 24 ambulant behandelt. 53 Kinder waren stationäre Langzeitpatienten der Außenstelle Wülfingerode der Psychiatrie Nordhausen. Diese Kinder lebten in der Regel seit mehreren Monaten oder Jahren in dieser Einrichtung und erhielten keine gezielte psychotherapeutische Behandlung. 24 Kinder waren Tagesklinikpatienten der Außenstelle Wülfingerode, die dort die Klinikschule besuchten. 9 Kinder waren Patienten der Kinder- und Jugendpsychiatrie Lahnhöhe in Marburg, die stationär behandelt wurden.

Bei 89 Kindern und Jugendlichen konnte zumindest ein Elterninterview durchgeführt werden. Da die Mütter in der Regel mehr Zeit mit ihren Kindern verbrachten als die Väter, wurde das Elterninterview mit den Müttern durchgeführt. Bei den 53 Kindern der Langzeitstation in Wülfingerode wurden statt der Eltern die zuständigen Erzieher interviewt. Da diese Kinder z. T. schon mehrere Jahre in dieser Einrichtung lebten, war die jeweilige Erziehungsperson mit der aktuellen Problematik der Kinder vertrauter als die Eltern, die ihr Kind nur am Wochenende sahen. Jede Erzieherin betreute i. allg. eine Kleingruppe von 7 Kindern und verbrachte mit ihnen durchschnittlich 5 Stunden pro Tag. Alle Erzieher, die statt eines Elternteils interviewt wurden, kannten das Kind über mindestens 6 Monate und wußten nach eigener Einschätzung gut über die aktuellen Probleme des Kindes Bescheid.

Tabelle 3 gibt einen Überblick darüber, von wievielen Kindern und Eltern bzw. Erziehungspersonen jeweils Daten aus einem Interview, 2 Interviews und der Fragebogenuntersuchung vorliegen. Die Angaben sind jeweils in absoluten und relativen Häufigkeiten dargestellt. Außerdem sind im Fußtext die Gründe für die Nichtteilnahme an den einzelnen Untersuchungsbestandteilen aufgeführt.

Tabelle 3. Stichprobenüberblick

	1 Interview	2 Interviews	Fragebogen-batterie
Anzahl Kinder und Jugendliche	108	95[a]	97[b]
Prozent Kinder und Jugendliche	100	88	90
Anzahl Eltern und Erziehungspersonen	89	54[c]	82[d]
Prozent Eltern und Erziehungspersonen	100	60	92

[a] 5 Kinder verweigerten das Zweitinterview, 3 Kinder erkrankten, 4 Kinder wurden vorzeitig entlassen, 1 Kind wurde akut psychotisch.
[b] 11 Kinder waren intellektuell oder altersbedingt nicht in der Lage, die Fragebogenbatterie auszufüllen.
[c] Viele Eltern hatten weite Anreisewege zur behandelnden Einrichtung und waren daher nur zur Teilnahme an einem Elterninterview bereit. Von den 54 geführten Elterninterviews wurden 53 mit Erziehern durchgeführt.
[d] In 7 Fällen weigerten sich die Eltern, den Fragebogen auszufüllen.

Das durchschnittliche Alter der Kinder betrug 11 Jahre, (Standardabweichung 2 Jahre, Streubreite 7-18 Jahre). 2 Kinder gingen auf eine Sonderschule, wiesen aber keine Intelligenzminderung auf. Kinder mit Intelligenzminderung wurden aus der Untersuchung ausgeschlossen. In Tabelle 4 sind weitere soziodemographische Daten jeweils getrennt für die Kinder, die an 2 Interviews teilnahmen (Reliabilitätsstichprobe), und Kinder, die die Fragebogenbatterie ausfüllten (Validitätsstichprobe), dargestellt.

Tabelle 4. Soziodemographische Daten der untersuchten Kinder und Jugendlichen (getrennte Angaben für die Reliabilitäts- und die Validitätsstichprobe in Prozent valider Angaben)

	Reliabilitäts-stichprobe (N=95)	Validitäts-stichprobe (N=97)
Geschlecht		
weiblich	21	21
männlich	79	79
Alter		
<8 Jahre	1	1
8-10 Jahre	39	37
11-13 Jahre	46	47
14-16 Jahre	13	12
>16 Jahre	1	3
Schulbildung		
Sonderschule	2	3
Hauptschule	2	2
Gesamtschule	1	1
Politechnische Oberschule[a]	15	14
Kliniksschule[b]	76	76
Berufsausbildung	2	2
Sonstiges	2	2

[a] Die Politechnische Oberschule entspricht der Regelschule der ehemaligen DDR.
[b] Die Kliniksschule Wülfingerode zeichnet sich durch kleine Klassen und gezielte Förderung ihrer Schüler aus.

Die durchschnittliche Aufenthaltsdauer der Kinder in den kinderpsychiatrischen Einrichtungen betrug zum Zeitpunkt des ersten Interviews 27 Monate (s=22). 50% der Kinder wurden medikamentös behandelt. 28% der Kinder nahmen Neuroleptika. Damit stellt diese Medikamentengruppe den größten Anteil der eingenommenen Medikamente dar, gefolgt von Blasenspasmolytika (8%) und Tranquillizern (6%). Weitere Medikamente waren Psychostimulanzien (4%), Antidepressiva (2%), Anti-Epileptika (2%) und andere Medikamente (2%).

Tabelle 5 enthält soziodemographische Daten der Eltern der untersuchten Kinder.

Tabelle 5. Soziodemographische Daten der Eltern (getrennte Angaben für die Reliabilitäts- und die Validitätsstichprobe in Prozent valider Angaben)

	Reliabilitäts-stichprobe (N=95)	Validitäts-stichprobe (N=97)
Familienstand		
Verheiratet	81	82
Mit festem Partner zusammenlebend	2	3
Ledig	0	0
Geschieden oder getrennt lebend	15	14
Verwitwet	2	1
Berufstätigkeit der Mutter		
Ungelernte Arbeiterin	10	10
Gelernte Arbeiterin	8	18
Facharbeiterin/einfache Angestellte	51	44
Mittlere Beamte/qualifizierte Angestellte	13	11
Höhere Beamte/leitende Angestellte	8	6
Hausfrau	6	9
Studentin	2	1
Selbständige	2	1
Berufstätigkeit des Vaters		
Ungelernter Arbeiter	4	4
Gelernter Arbeiter	18	22
Facharbeiter/einfacher Angestellter	47	47
Mittlerer Beamter/qualifizierter Angestellter	6	8
Höherer Beamter/leitender Angestellter	23	15
Student	2	1
Selbständiger	0	4

Reliabilität des Kinder-DIPS

Zur Überprüfung der Reliabilität wurde eine Kombination von Retest-Reliabilitäts- und Interrater-Reliabilitäts-Design gewählt. Für die Bestimmung der Retest-Reliabilität wurden alle Kinder und Jugendlichen im Abstand von etwa einer Woche zweimal von verschiedenen Interviewern diagnostiziert. Alle Interviews wurden auf Kassette aufgenommen. Bei der Zusammensetzung der Interviewerpaare wurde darauf geachtet, daß alle Interviewerpaarungen etwa gleich häufig auftraten. In regelmäßig stattfindenden Fallbesprechungen wurden alle Interviews besprochen. Bei voneinander abweichenden Diagnosen wurden eine Konsensdiagnose und die Fehlerquellen für das Abweichen der beiden Diagnosen bestimmt. Falls es nicht möglich war, eine Einigung zu erzielen, hörte eine unabhängige Raterin beide Interviews noch einmal auf Kassette an und bestimmte im Anschluß daran eine Konsensdiagnose und die Fehlerquellen. Um die Varianz durch mögliche Veränderungen des psychopathologischen Zustandes der Patienten zwischen den beiden Interviews gering zu halten, wurden die Kinder und Jugendlichen immer auf den gleichen Zeitraum bezogen nach ihren Beschwerden oder Problemen befragt. Zur Feststellung von Lebenszeitdiagnosen wurden die Kinder und Jugendlichen sowohl nach derzeitigen psychischen Beschwerden als auch nach früheren psychischen Beschwerden befragt.

Die Bestimmung der Interrater-Reliabilität führte eine unabhängige Raterin durch. Hierzu kodierte die Raterin insgesamt 180 Kassettenaufnahmen von den Interviews und bestimmte im Anschluß daran die Diagnose. Die Interviews verteilten sich gleichermaßen auf Erst- bzw. Zweitinterviews sowie Eltern- und Kinderinterviews.

Reliabilitätsmaße

Zur Bestimmung der Reliabilitäten wurden 3 Maße jeweils auf der Ebene einzelner Diagnosekategorien (z.B. Trennungsangst) und der Ebene von Oberklassen psychischer Störungen (z.B. Angststörungen der Kindheit und Adoleszenz d.h. Trennungsangst, Überängstlichkeit und Kontaktvermeidung gemeinsam) verwendet: die prozentuale Übereinstimmung der beiden Diagnostiker, der Kappa-Koeffizient (Cohen 1960) und der Y-Koeffizient (Yule 1912). Die prozentuale Übereinstimmung und der Kappa-Koeffizient sind Standardverfahren für die Berechnung von Reliabilitäten bei psychiatrischen Diagnosen. Der Kappa-Koeffizient ist ein Maß für die Übereinstimmung von Einschätzungen von 2 Ratern auf Nominalskalenniveau. Er gibt die um die "spezifische" Zufallswahrscheinlichkeit bereinigte Übereinstimmung zwischen

2 Ratern an. Das heißt, er nimmt im Unterschied zu anderen Übereinstimmungsmaßen (z.B. Scott-Koeffizient, Scott 1955) keine "globale" Zufallskorrektur der beobachteten Übereinstimmung vor, sondern schätzt für jede einzelne Kategorie die spezifische zufällige Übereinstimmung. Der Kappa-Koeffizient kann Werte zwischen -1 und +1 annehmen. Ein Kappa von Null ergibt sich, wenn die beobachtete Übereinstimmung gleich der zufällig zu erwartenden ist. Der Kappa ist größer Null, wenn die beobachtete Übereinstimmung größer als die erwartete ist und kleiner Null, wenn die beobachtete Übereinstimmung kleiner als die erwartete ist (Cohen 1960). Kappa-Werte >.50 können als zufriedenstellende, Werte >.70 als gute Übereinstimmungen gewertet werden (Wittchen et al. 1991).

Zu den oben beschriebenen Übereinstimmungsmaßen sind verschiedene Kritikpunkte immer wieder angemerkt worden (u.a. Asendorpf und Wallbott 1979, Spitznagel und Helzer 1985), auf die hier kurz eingegangen werden soll. Ein Problem der prozentualen Übereinstimmung ist, daß sie nicht das Ausmaß der zufällig zu erwartenden Übereinstimmung zwischen 2 Ratern berücksichtigt. Insbesondere beim Vorliegen von nur wenigen Kategorien führt dies zu einer Überschätzung der Übereinstimmung. Ein weiteres Problem betrifft die Abhängigkeit des Kappa-Koeffizienten von der Basisrate. Für Beobachtungen, die eine Auftretenshäufigkeit größer 10% haben, ist er ein gutes Maß zur Berechnung der Reliabilität. Bei Beobachtungen mit einer Auftretenshäufigkeit kleiner 10% wird der Kappa-Koeffizient ein ungenaues Reliabilitätsmaß, das stark von der Basisrate abhängig ist. So konnten Grove et al. (1981) in einem hypothetisch konstruierten Fall zeigen, daß bei gleicher Sensitivität und Spezifität von diagnostischen Urteilen, aber einer unterschiedlichen Basisrate von 50 und 1% der Kappa-Koeffizient von .81 auf .14 abfiel. Zur Lösung des Problems der Abhängigkeit des Kappa-Koeffizienten von der Basisrate schlagen daher Spitznagel und Helzer (1985) vor, besser Yule's Y-Koeffizienten (Yule 1912) zu berechnen, da dieser von der beobachteten Basisrate unabhängig ist. Im Gegensatz zum Kappa bleibt Yule's Y-Koeffizient im Bereich einer beobachteten Basisrate von 1 - 50% stabil. Er kann dann als Annäherung an den höchsten Wert, den der Kappa-Koeffizient unter einem bestimmten Ausmaß an Sensitivität und Spezifität erreichen kann, interpretiert werden. Trotz der methodischen Probleme der einzelnen Reliabilitätsmaße entschlossen wir uns, prozentuale Übereinstimmung, Kappa- und Yule's Y-Koeffizienten zu berechnen, da es sich bei diesen Maßen um übliche Verfahren in der Reliabilitätsbestimmung von psychiatrischen Diagnosen (Spitznagel und Helzer 1985) handelt und somit eine Vergleichbarkeit mit anderen Reliabilitätsstudien gewährleistet wird. Es sollte aber bei der Interpretation der Übereinstimmungsmaße im Ergebnisteil berücksichtigt werden, daß nur bei der Berechnung der Reliabilitäten der Primärdiagnosen die Voraussetzung der

Unabhängigkeit der gemachten Beobachtungen erfüllt werden konnte. Bei Betrachtung aller Diagnosen (primäre und zusätzliche Diagnosen) konnte aufgrund der Komorbidität der Störungen diese Voraussetzung nicht erfüllt werden. Deshalb sollen hier die Übereinstimmungsmaße eher in Relation zueinander interpretiert und nicht als absolute Werte verstanden werden.

Ergebnisse der Retest-Reliabilitätsprüfung

Da die Bestimmung der Retest-Reliabilität der strengste Test zur Prüfung der Übereinstimmung von 2 Diagnostikern darstellt, soll die Darstellung dieser Ergebnisse im folgenden im Vordergrund stehen. Daneben sollen die Ergebnisse zur Interrater-Reliabilität nur überblickartig im Anhang (Tabelle 33-41) dargestellt werden und als zusätzliche Untermauerung der Befunde zur Retest-Reliabilität betrachtet werden.

Im folgenden werden die Ergebnisse der Retest-Reliabilitätsbestimmung getrennt für die Kinder- und Elternversion des Kinder-DIPS vorgestellt. Wir bestimmten die Retest-Reliabilität der Kinder-DIPS-Diagnosen jeweils getrennt für derzeitige Diagnosen (d. h. alle Primär- und Zusatzdiagnosen, die z. Z. vorliegen, werden gleichzeitig betrachtet), Primärdiagnose (d. h. es werden nur die von den beiden Diagnostikern als primär eingeschätzten Diagnosen betrachtet) und Lebenszeitdiagnosen (d. h. alle derzeitigen und früher vorliegenden Diagnosen werden gleichzeitig betrachtet) bestimmt. Zur besseren Überschaubarkeit werden im folgenden die Befunde für derzeitige Diagnosen dargestellt, da sie die wichtigsten Ergebnisse zur Retest-Reliabilität des Kinder-DIPS darstellen. Für Leser, die sich weiter informieren wollen, folgen weitere Angaben zur Retest-Reliabilität der Primär- und Lebenszeit-diagnosen im Kinder-DIPS sowie zur Interrater-Reliabilität der Kinder-DIPS-Diagnosen im Anhang (Tabelle 21 - 41).

Bevor wir die Ergebnisse vorstellen, möchten wir noch zwei Anmerkungen zu der Darstellung machen. In den Tabellen 6 - 11 sind neben den absoluten Häufigkeiten auch die prozentuale Übereinstimmung, Kappa-Koeffizienten und Yule's Y-Koeffizienten angegeben. Bei den Häufigkeiten bedeutet +/+, daß beide Interviewer übereinstimmend die Diagnose vergaben, -/- bedeutet, daß beide Interviewer übereinstimmend die Abwesenheit der Diagnose feststellen, +/- bezeichnet den Fall, daß nur der erste Interviewer die Diagnose als gegeben annahm und -/+ bezeichnet den umgekehrten Fall. Aufgrund der oben dargestellten Sensibilität des Kappa-Koeffizienten gegenüber der Basisrate sind in Tabelle 6 - 11 bei einer Auftretenshäufigkeit der jeweiligen Störungskategorie kleiner 10% die Kappa-Koeffizienten in Klammern aufgeführt. Bei diesen Werten muß berücksichtigt werden, daß der Kappa-Koeffizient die Übereinstimmung eher unterschätzt. Die Basisrate errechneten wir, indem wir aus der Vierfeldertafel die Werte aus Feld "ja/ja" und "nein/ja" addierten und durch die Gesamtzahl der diagnostischen Urteile dividierten. Weiterhin werden in den Tabellen 6 - 11 keine Angaben zum Kappa- und Yule's Y-Koeffizienten gemacht, wenn bei der Kappa-Berechnung mehr als ein Feld der Vierfeldertafel eine Nullbesetzung hat und bei der Berechnung von Yule's Y ein Feld der Vierfeldertafel eine Nullbesetzung hat. In diesen Fällen lassen sich die Koeffizienten nicht sinnvoll berechnen.

Kinderversion: derzeitige Diagnosen

Betrachtet man die Retest-Reliabilität der Kinderversion auf der Ebene von Oberklassen derzeitig vorliegender psychischer Störungen, so ergibt sich insgesamt eine befriedigende bis gute Zuverlässigkeit, wie aus Tabelle 6 ersichtlich ist. Die prozentuale Übereinstimmung beträgt bei allen Kategorien mindestens 75%. Die Werte für Yule's Y-Koeffizient liegen bei .60 und höher, die Kappa-Werte liegen zwischen .50 und .89. Die insgesamt besten Übereinstimmungskoeffizienten konnten für die Oberklasse der Ausscheidungsstörungen gefunden werden.

Tabelle 6. Kinderversion: Retest-Reliabilität der Oberklassen (derzeitige Diagnosen)

DSM-III-R Oberklassen	Häufigkeiten		%	Kappa	Yule's Y
	+/+ +/-	-/+ -/-			
Expansive Verhaltens- störungen	15 11	4 65	84	.56	.65
Ausscheidungs- störungen	22 4	0 69	96	.89	--
Depressive Störungen	1 1	1 92	98	(.50)	.81
Angststörungen der Kindheit	7 9	2 77	88	.50	.69
Sonstige Angststörungen	5 6	2 82	92	(.51)	.71
Eßstörungen	1 0	0 94	100	(1.0)	(1.0)
Keine Störung	32 4	20 39	75	.51	.60

Auf der Ebene einzelner Störungen ergaben sich befriedigende Werte für die Retest-Reliabilität, die in den Tabellen 7 und 8 dargestellt sind. Einschränkend muß jedoch bei der Interpretation der Ergebnisse beachtet werden, daß insgesamt die Basisraten auf der Ebene einzelner Störungen gering ausfallen, so daß für die meisten Störungen die Kappa-Koeffizienten nicht sinnvoll berechnet werden konnten. Für Zwangssyndrom, Schweres Depressives Syndrom, Dysthymes Syndrom, Anorexia nervosa und Bulimia nervosa konnten aufgrund einer oder mehrerer Nullbesetzungen in der Vierfeldertafel neben der prozentualen Übereinstimmung keine weiteren Übereinstimmungskoeffizienten berechnet werden. Alle prozentualen Übereinstimmungswerte lagen allerdings über 87%. Die zu interpretierenden Kappa-Koeffizienten lagen für die Aufmerksamkeits- und Hyperaktivitätsstörung bei .50, für die Störung des Sozialverhaltens bei .42 und für die Funktionelle Enuresis bei .83. Die Y-Koeffizienten zeigen jedoch, daß mit Ausnahme der Spezifischen Phobie (.49) eine zuverlässige Diagnose möglich war. Die besten Überein-stimmungskoeffizienten ergaben sich ähnlich wie auf der Ebene der Oberklassen für die Funktionelle Enuresis.

Tabelle 7. Kinderversion: Retest-Reliabilität der Angststörungen (einzelne Störungskategorien, derzeitige Diagnosen)

DSM-III-R Oberklassen	Häufigkeiten		%	Kappa	Yule's Y
	+/+ +/-	-/+ -/-			
Störung mit Trennungsangst	3 3	0 89	97	(.65)	--
Störung mit Überängstlichkeit	1 4	1 86	95	(.26)	.65
Störung mit Kontaktvermeidung	3 5	1 93	94	(.47)	.76
Paniksyndrom	1 1	0 93	99	(.66)	--
Agoraphobie	2 1	1 91	98	(.66)	.86
Spezifische Phobie	1 5	2 87	93	(.19)	.49
Sozialphobie	1 3	0 91	97	(.39)	--
Zwangssyndrom	0 0	0 95	100	--	--

Tabelle 8. Retest-Reliabilität der Kinderversion (einzelne Störungskategorien, derzeitige Diagnosen)

DSM-III-R Oberklassen	Häufigkeiten		%	Kappa	Yule's Y
	+/+ -/+				
	+/- -/-				
Aufmerksamkeits- und Hyperaktivitätsstörung	6 9	2 78	88	.50	.67
Oppositionelles Trotzverhalten	4 7	3 81	90	(.40)	.59
Störung des Sozialverhaltens	5 5	5 80	90	.42	.60
Funktionelle Enuresis	20 6	0 69	94	.83	--
Funktionelle Enkopresis	5 0	1 89	99	(.90)	--
Schweres Depressives Syndrom	0 0	2 93	98	--	--
Dysthymes Syndrom	0 2	0 93	98	--	--
Anorexia nervosa	1 0	0 94	100	(1.0)	(1.0)
Bulimia nervosa	0 0	0 95	100	--	--

Elternversion

Die Retest-Reliabilität der Elternversion ist auf der Ebene der Oberklassen als gut zu bezeichnen. Die prozentuale Übereinstimmung liegt bei mindestens 89%. Mit Ausnahme der Angststörungen der Kindheit und Adoleszenz liegen die Kappa- und Yule's Y-Werte über .64. Die höchsten Übereinstimmungskoeffizienten erreichen auch hier wie in der Kinderversion die Ausscheidungsstörungen, dicht gefolgt von den Expansiven Verhaltensstörungen. Für die Oberklasse der Eßstörungen ließen sich keine weiteren Übereinstimmungskoeffizienten berechnen, da diese Störungen in keinem Elterninterview diagnostiziert wurden.

Tabelle 9. Retest-Reliabilität der Elternversion (Oberklassen, derzeitige Diagnosen)

DSM-III-R Oberklassen	Häufigkeiten		%	Kappa	Yule's Y
	+/+ +/-	-/+ -/-			
Expansive Verhaltens-störungen	18 1	2 33	95	.87	.89
Ausscheidungs-störungen	13 0	0 40	100	1.0	--
Depressive Störungen	2 0	1 51	99	(.78)	(1.0)
Angststörungen der Kindheit	3 3	2 45	91	.49	.65
Sonstige Angststörungen	1 1	2 49	94	(.37)	.66
Eßstörungen	0 0	0 54	100	--	--
Keine Störung	17 3	3 31	89	.77	.77

Aufgrund der geringen Anzahl der doppelt geführten Elterninterviews konnten auf der Ebene der einzelnen Störungskategorien nur für wenige Störungen Kappa- und Yule's Y-Werte sinnvoll berechnet werden. Insgesamt sind aber die berechneten Übereinstimmungen als befriedigend bis gut zu bezeichnen. Die prozentuale Übereinstimmung liegt bei mindestens 87%. Die Kappa-Werte betragen .58, .90 und 1.0 und liegen damit höher als die für die Kinderversion. Yule's Y-Wert liegt mit den Werten .59 und .66 ebenfalls im Bereich zwischen

Tabelle 10. Retest-Reliabilität der Elternversion (einzelne Störungskategorien, derzeitige Diagnosen)

DSM-III-R Oberklassen	Häufigkeiten		%	Kappa	Yule's
	+/+ -/+				
	+/- -/-				
Störung mit Trennungsangst	0 0 53		100	--	--
Störung mit Überängstlichkeit	1 0 52		100	(1.0)	--
Störung mit Kontaktvermeidung	2 2 3 46		91	(.39)	.59
Paniksyndrom	0 0 53		100	--	--
Agoraphobie	0 0 53		100	--	--
Spezifische Phobie	0 1 1 51		96	(-.02)	--
Sozialphobie	1 1 0 51		98	(.66)	--
Zwangssyndrom	0 0 53		100	--	--

befriedigend bis gut. Die Störungen Zwangssyndrom, Anorexia nervosa und Bulimia nervosa wurden in keinem Elterninterview diagnostiziert, so daß hier neben der prozentualen Übereinstimmung keine weiteren Übereinstimmungskoeffizienten bestimmt werden konnten.

Tabelle 11. Retest-Reliabilität der Elternversion (einzelne Störungskategorien, derzeitige Diagnosen)

DSM-III-R Oberklassen	Häufigkeiten		%	Kappa	Yule's Y
	+/+ +/-	-/+ -/-			
Aufmerksamkeits- und Hyperaktivitätsstörung	9 0	2 43	95	.90	1.0
Oppositionelles Trotzverhalten	7 4	3 40	87	.58	.66
Störung des Sozialverhaltens	4 0	0 50	100	(1.0)	(1.0)
Funktionelle Enuresis	12 0	0 41	100	1.0	--
Funktionelle Enkopresis	4 0	0 49	100	(1.0)	--
Schweres Depressives Syndrom	1 0	0 53	100	(1.0)	(1.0)
Dysthymes Syndrom	1 0	1 52	99	(.75)	(1.0)
Anorexia nervosa	0 0	0 54	100	--	--
Bulimia nervosa	0 0	0 54	100	--	--

Bestimmung der Fehlerquellen

Bei mangelnder Übereinstimmung zwischen den beiden Interviews erfolgte die Bestimmung der Fehlerquellen entweder in den regelmäßig stattfindenden Fallbesprechungen oder durch eine unabhängige Raterin. Wir unterschieden insgesamt 6 potentielle Fehlerquellen bei Nichtübereinstimmung in Anlehnung an Schneider et al. (1992), wobei für eine Nichtübereinstimmung auch mehrere Fehlerquellen verantwortlich sein konnten:

(1) Informationsvarianz
Diese Fehlerquelle wurde kodiert, wenn die Kinder auf gleiche Fragen unterschiedliche Antworten in den beiden Interviews gaben. Beispiel: Das Kind verneint die Frage nach Trennungsangst im 1. Interview, während es sie im 2. Interview bejaht.

(2) Symptomgewichtung
Bei dieser Fehlerquelle stimmen beide Interviewer über das Vorliegen von bestimmten klinischen Aspekten überein. Sie stimmen aber nicht in der Bewertung dieser Aspekte überein. Beispiel: Beide Interviewer stimmen über das Vorliegen von überängstlichen Symptomen überein, aber nur ein Interviewer wertet sie als stark genug, um eine Störung mit Überängstlichkeit zu erfüllen.

(3) Interviewervarianz
Nichtübereinstimmung wird hier aufgrund fehlerhafter Anwendung des Kinder-DIPS oder der DSM-III-R-Kriterien durch den Interviewer erklärt. Beispiel: Der Interviewer überspringt ungerechtfertigterweise Fragen im Kinder-DIPS oder berücksichtigt die DSM-III-R-Kriterien nicht sorgfältig genug.

(4) DSM-III-R oder Kinder-DIPS unpräzise
Nichtübereinstimmung kommt hier durch unzureichenden Informationsgewinn durch das Kinder-DIPS oder unpräzise DSM-III-R-Kriterien zustande. Beispiel: Unpräzise Spezifikation des Begriffes "übermäßige Sorgen" bei der Störung mit Überängstlichkeit.

(5) Symptomvarianz
Bei dieser Fehlerquelle hat sich der Zustand des Kindes zwischen den beiden Interviews geändert. Beispiel: Das Kind war während des 1. Interviews stark depressiv, aber nicht mehr beim 2. Interview eine Woche später.

(6) Therapieeinfluß
Nichtübereinstimmung wird hier durch Veränderung des Zustandes des Kindes infolge von therapeutischen Interventionen erklärt. Beispiel: Der ängstliche Zustand des Kindes hat sich durch spezifische therapeutische Interventionen verbessert.

Die Häufigkeiten der einzelnen Fehlerquellen bei mangelnder Übereinstimmung sind in Abb. 1 einmal für die Kinder- und einmal für die Elternversion dargestellt. Für die Kinderversion bestand die häufigste Fehlerquelle darin, daß die Kinder in den beiden Interviews unterschiedliche Angaben machten. Die beiden nächstbedeutsamen Fehlerquellen betrafen die Interviewer, nämlich eine unterschiedliche Gewichtung von Symptomen und eine unterschiedliche Durchführung des Interviews. Mit deutlichem Abstand folgten an 4. Stelle Veränderungen des Zustands der Kinder zwischen den beiden Interviews.

Für die Elternversion ergab die Analyse der Fehlerquellen ein ähnliches Bild. Die häufigste Fehlerquelle war auch hier, daß die Eltern im 1. Interview andere Angaben machten als im 2. Interview. Als 2. Fehlerquelle trat eine unterschiedliche Gewichtung auf seiten der Interviewer auf. Diese Ergebnisse weisen somit darauf hin, daß noch ein weiterer Reliabilitätszuwachs, insbesondere durch das weitere Training der Interviewer, zu erreichen wäre.

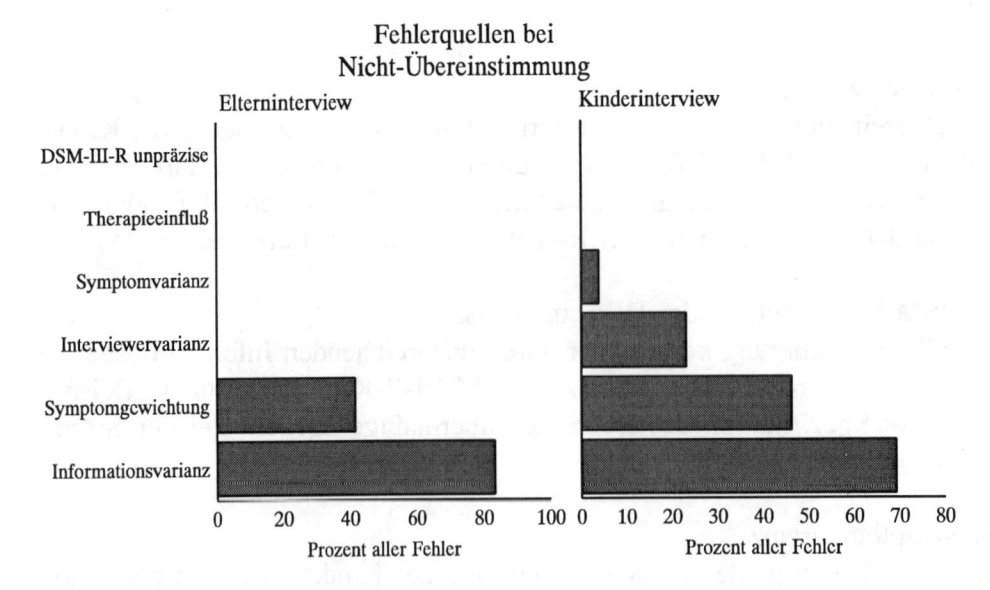

Abb. 1. Prozentuale Häufigkeit verschiedener Fehlerquellen bei nicht übereinstimmenden Diagnosen (getrennte Darstellung für die Eltern- und die Kinderversion)

Validität des Kinder-DIPS

Zur Überprüfung der Validität des Kinder-DIPS wurde getrennt für die Kinder- und Elternversion jeweils eine Fragenbogenbatterie zusammengestellt, die es ermöglichte, die Kinder-DIPS-Diagnosen mit psychometrischen Fragebögen zu vergleichen. Die Kinder und Jugendlichen bearbeiteten die Fragebogenbatterie wenige Tage nach dem Erstinterview. Hierbei standen den jüngeren Kindern bei Fragen die Interviewer zur Seite. Den Eltern bzw. Erziehungspersonen wurde der Fragebogen nach dem 1. Interview mit der Bitte ausgehändigt, ihn zum 2. Interview ausgefüllt mitzubringen. Eltern, die nicht am 2. Interview teilnahmen, wurden gebeten, den Fragebogen bei dem nächsten Klinikbesuch mitzubringen. Bei den verwendeten Meßinstrumenten handelt es sich weitgehend um Verfahren, die sich in der internationalen Forschung bewährt haben und deren Gütekriterien zufriedenstellend sind. Da das Kinder-DIPS eine Vielzahl verschiedener Störungen erfaßt, wurde versucht, eine möglichst umfassende bzw. heterogene Fragebogenbatterie zusammenzustellen. Für die Kinderversion wurden im einzelnen folgende Fragebögen verwendet:

- Youth Self Report (YSR, deutsche Version: Remschmidt und Walter 1990)
- Depressions-Inventar für Kinder und Jugendliche (Stiensmeier-Pelster et al. 1989)
- State-Trait Angstinventar für Kinder, Trait-Form (STAIK-T, deutsche Übersetzung des Fragebogens von Spielberger 1973; Unnewehr et al. 1990, unveröffentlichtes Manuskript, Philipps-Universität Marburg)
- Fear Survey Schedule for Children (FSS-FC, Groeger 1976, deutsche Übersetzung des Fragebogens von Scherer und Nakamura 1968)
- Fragebogen zum Eßverhalten: Items der Skala "Kognitive Kontrolle des Eßverhaltens, gezügeltes Eßverhalten" (FEV, Pudel und Westhöfer 1989)

Die Validierung der Elternversion erfolgte ausschließlich mit der deutschen Version der Child Behavior Checklist (CBCL, Remschmidt und Walter 1990). Weitere spezifische Skalen zur Erfassung kindlicher Beschwerden durch die Eltern bzw. Erziehungspersonen konnten aufgrund mangelnder Verfügbarkeit nicht einbezogen werden. In die Validitätsberechnungen gingen jeweils die derzeitigen Diagnosen des 1. Interviews ein.

Validierung der Kinder-DIPS-Diagnosen

Die verschiedenen Kinder-DIPS-Diagnosen bzw. Oberklassen von Diagnosen wurden einzeln validiert. Nicht untersucht werden konnten die Validitäten der einzelnen Kategorien in den Oberklassen Ausscheidungsstörungen und Eßstörungen. Hierfür standen entweder keine oder zu wenige klar differenzierende Items für eine Validierung zur Verfügung. Zur Validierung der verschiedenen Diagnosekategorien wurden Vorhersagen über die Werte auf inhaltsnahen Fragebogenskalen aufgestellt. Soweit die Basisraten der betreffenden Kategorien hoch genug waren, um eine statistische Überprüfung zu ermöglichen, sind diese Vorhersagen im folgenden aufgeführt:

Kinderversion: Validierung mit dem YSR

Oberklasse. Kinder und Jugendliche mit einer Kinder-DIPS-Diagnose aus einer spezifischen Oberklasse weisen im YSR häufiger inhaltsnahe Symptome auf als Kinder und Jugendliche mit einer Diagnose aus einer anderen Oberklasse oder ohne eine Kinder-DIPS-Diagnose.

Spezifische Störungen. Kinder und Jugendliche mit einer spezifischen Kinder-DIPS-Diagnose weisen im YSR häufiger inhaltsnahe Symptome auf als Kinder und Jugendliche mit einer anderen spezifischen oder ohne eine Kinder-DIPS-Diagnose.

Kinderversion: Validierung der Oberklassen mit anderen Fragebögen

Depressive Störungen. Kinder und Jugendliche mit einer Affektiven Störung haben höhere Werte als Kinder und Jugendliche mit anderen oder ohne eine Kinder-DIPS-Diagnose im DIKJ.

Angststörungen der Kindheit und Adoleszenz. Kinder und Jugendliche mit einer Angststörungen der Kindheit und Adoleszenz haben höhere Werte als Kinder und Jugendliche mit anderen oder ohne eine Kinder-DIPS-Diagnose auf dem STAIK-Trait und der FSS-FC.

Sonstige Angststörungen. Kinder und Jugendliche mit einer sonstigen Angststörungen haben höhere Werte als Kinder und Jugendliche mit anderen oder ohne eine Kinder-DIPS-Diagnose auf dem STAIK-Trait und der FSS-FC.

Eßstörungen. Kinder und Jugendliche mit einer Eßstörung haben höhere Werte als Kinder und Jugendliche mit anderen oder ohne eine Kinder-DIPS-Diagnose bei den Items des FEV .

Kinderversion: Validierung spezifischer Störungen mit anderen Fragebögen

Sozialphobie. Kinder und Jugendliche mit einer Sozialphobie weisen höhere Werte auf dem FSS-Faktor "Angst vor Versagen und Kritik" auf als Kinder und Jugendliche mit einer anderen oder ohne Kinder-DIPS-Diagnose.

Agoraphobie. Kinder und Jugendliche mit einer Agoraphobie weisen höhere Werte auf dem FSS-Faktor "Angst vor Unbekanntem" auf als Kinder und Jugendliche mit einer anderen oder ohne Kinder-DIPS-Diagnose.

Spezifische Phobie. Kinder und Jugendliche mit einer Spezifischen Phobie weisen höhere Werte auf dem FSS-Faktor "Angst vor Verletzung und kleinen Tieren" auf als Kinder und Jugendliche mit einer anderen oder ohne Kinder-DIPS-Diagnose.

Elternversion: Validierung mit der CBCL

Oberklasse. Kinder und Jugendliche mit einer Kinder-DIPS-Diagnose aus einer spezifischen Oberklasse weisen in der CBCL häufiger inhaltsnahe Symptome auf als Kinder und Jugendliche mit einer Diagnose aus einer anderen Oberklasse oder ohne eine Kinder-DIPS-Diagnose.

Spezifische Störungen. Kinder und Jugendliche mit einer spezifischen Kinder-DIPS-Diagnose weisen in der CBCL häufiger inhaltsnahe Symptome auf als Kinder und Jugendliche mit einer anderen spezifischen Störung oder ohne eine Kinder-DIPS-Diagnose.

Zur Überprüfung der einzelnen Hypothesen bildeten wir die entsprechenden diagnostischen Gruppen und überprüften, ob sich diese Gruppen hinsichtlich der oben angegebenen Fragebögen in der vorhergesagten Richtung unterschieden. Im einzelnen bildeten wir jeweils die folgenden Gruppen: (1) eine Gruppe, die die interessierende Zieldiagnose derzeitig aufwies, (2) eine Gruppe, die die Kriterien für mindestens eine andere Kinder-DIPS-Diagnose erfüllte, und (3) eine Gruppe, die keine Kinder-DIPS-Diagnose aufwies. Der Prozeß der Zusammenstellung dieser 3 Arten von Vergleichsgruppen kann an dem konkreten Beispiel der Validierung der Oberklasse Angststörungen der

Kindheit und Adoleszenz deutlich gemacht werden: Gruppe (1) enthielt hier alle Kinder und Jugendliche, die die Diagnose einer Störung mit Trennungsangst, mit Überängstlichkeit oder mit Kontaktvermeidung erfüllten; Gruppe (2) bestand aus allen Patienten, die keine Angststörung der Kindheit, aber mindestens eine andere Kinder-DIPS-Diagnose aufwiesen (diese Gruppe beinhaltete also Kinder und Jugendliche mit so unterschiedlichen Diagnosen wie Depressive Störungen, Eßstörungen oder sonstige Störungen); und Gruppe (3) schließlich bestand aus allen Kindern und Jugendlichen, die keinerlei psychische Störungen laut Kinder-DIPS aufwiesen. Die Zusammensetzung der Gruppe der Kinder und Jugendlichen mit anderen Störungen variierte also je nach der zu validierenden Zieldiagnose. Das gleiche gilt selbstverständlich für die Zieldiagnosen, nicht aber für die Gruppe der Kinder und Jugendlichen ohne Kinder-DIPS-Diagnosen. Diese Gruppe umfaßte immer dieselben Personen.

Kinder und Jugendliche mit einer Zieldiagnose, deren Schweregrad kleiner als 3 eingeschätzt wurde, wurden von der Validierung der betreffenden Störung bzw. Oberklasse ausgeschlossen. In die Gruppe Andere Kinder-DIPS-Diagnose wurden ebenfalls nur Probanden aufgenommen, die mindestens eine Diagnose mit einem Schweregrad von 3 und höher aufwiesen. Da die Oberklassen Angststörungen der Kindheit und Adoleszenz und Sonstige Angststörungen mit denselben Skalen validiert wurden, wurde bei der Untersuchung einer der beiden Oberklassen die jeweils andere nicht in die Gruppe Andere Kinder-DIPS-Diagnose aufgenommen. Bei der Validierung der Störung mit Oppositionellem Trotzverhalten wurden Kinder und Jugendliche mit der Diagnose Störung des Sozialverhaltens aus der Gruppe Andere Kinder-DIPS-Diagnose ausgeschlossen, da die Störung des Sozialverhaltens die Symptome der Störung mit Oppositionellem Trotzverhalten mit beinhaltet. Auf die Validierung der Oberklasse Expansive Verhaltensstörungen verzichteten wir, da die dieser Oberklasse zugeordneten spezifischen Störungen ein sehr heterogenes Symptombild darstellen, das nicht durch einen gemeinsamen Fragebogen hätte überprüft werden können. Stattdessen wurden bei dieser Oberklasse nur die spezifischen Störungen validiert.

Statistisches Vorgehen

Bei der Validierung von Oberklassen und spezifischen Störungen, die anhand mehrerer Fragebogenskalen überprüft wurden, hätte bei univariater Auswertung die Gefahr einer Alpha-Inflation durch multiple Vergleiche bestanden. Um dieser Gefahr zu begegnen, wurde für die statistische Überprüfung der Signifikanz der beobachteten Gruppenunterschiede ein hierarchisches Verfahren gewählt. Dabei wurde zunächst immer eine multivariate Varianzanalyse

(MANOVA) für alle betreffenden Skalen gerechnet, um signifikante Gruppenunterschiede simultan zu testen. Nur dann, wenn sich hier signifikante Gruppenunterschiede ergaben, rechneten wir für die einzelnen abhängigen Variablen einfaktorielle Varianzanalysen (ANOVA) mit anschließenden Student-Newman-Keuls-Tests, um die Unterschiede zwischen den einzelnen Gruppen zu überprüfen. Durch fehlende Werte von einzelnen Kindern und Jugendlichen auf den verschiedenen Fragebögen variierte die Anzahl der Probanden bei den verschiedenen Tests. Bei einer MANOVA werden alle Personen, die auf mindestens einer Variablen einen fehlenden Wert aufweisen, aus der gesamten Analyse ausgeschlossen. Dies führte zu unterschiedlichen Probandenzahlen für die MANOVAs zu den verschiedenen Hypothesen, da diese wie oben beschrieben jeweils auf unterschiedlichen Zusammenstellungen der Patienten und Fragebogenskalen basierten. Aus diesem Grund sind die betreffenden Anzahlen jeweils in den folgenden Abbildungen zu den Ergebnissen mit aufgeführt.

In den Fällen, in denen eine MANOVA nicht möglich war, wurden univariate Varianzanalysen mit anschließenden Student-Newman-Keuls-Tests gerechnet. Bei kleinen ($N<10$) und sehr unterschiedlich großen Stichproben wurde ab einer Gruppengröße von 5 Personen der verteilungsfreie Kruskal-Wallis-Test mit anschließenden Mann-Whitney-Tests gerechnet. Bei einer Gruppengröße von weniger als 5 Personen wurde auf eine statistische Auswertung verzichtet.

Validität der Kinderversion: Oberklassen von Störungen

Für die Kinderversion konnten die beiden Oberklassen Angststörungen der Kindheit und Adoleszenz und Sonstige Angststörungen durch den Vergleich mit psychometrischen Fragebogenskalen validiert werden. In jedem einzelnen Fall ergaben sich die vorhergesagten Unterschiede zwischen den Kindern mit der jeweiligen Zieldiagnose, anderen Kinder-DIPS-Diagnosen oder keiner DIPS-Diagnose. Die Ergebnisse für Angststörungen der Kindheit und Adoleszenz und Sonstige Angststörungen hinsichtlich der jeweils relevanten Fragebogenskalen sind in den Abb. 2 und 3 in Form von Boxplots dargestellt. Bei dieser Form der Darstellung liegen in der Box jeweils die mittleren 50% aller Werte. Weiterhin gibt der Querstrich in der Box den Median an, während die vertikalen Striche die Streuung der Werte für das 1. bzw. 4. Quartal zeigen. Darüber hinaus sind unter den Abbildungen die Stichprobengrößen (N), Mittelwerte ($\bar{x}$) und Standardabweichungen (s) der verschiedenen Gruppen auf den einzelnen Skalen aufgeführt.

FSS-FC

100   200   FSS-FC

▢ Keine Kinder-DIPS-Diagnose   N=39   x̄=66,64   s=48,25
▨ Andere Kinder-DIPS-Diagnose N=40   x̄=53,68   s=37,74
▣ Kindheitsängste   N=13   x̄=96,15   s=70,96

STAIK-T

20   30   40   50   60   STAIK-T

▢ Keine Kinder-DIPS-Diagnose   N=39   x̄=28,77   s=6,27
▨ Andere Kinder-DIPS-Diagnose N=40   x̄=31,23   s=6,52
▣ Kindheitsängste   N=13   x̄=36,23   s=8,73

YSR

5   10   YSR-Items

▢ Keine Kinder-DIPS-Diagnose   N=39   x̄=2,92   s=1,94
▨ Andere Kinder-DIPS-Diagnose N=40   x̄=3,35   s=2,47
▣ Kindheitsängste   N=13   x̄=6,54   s=3,57

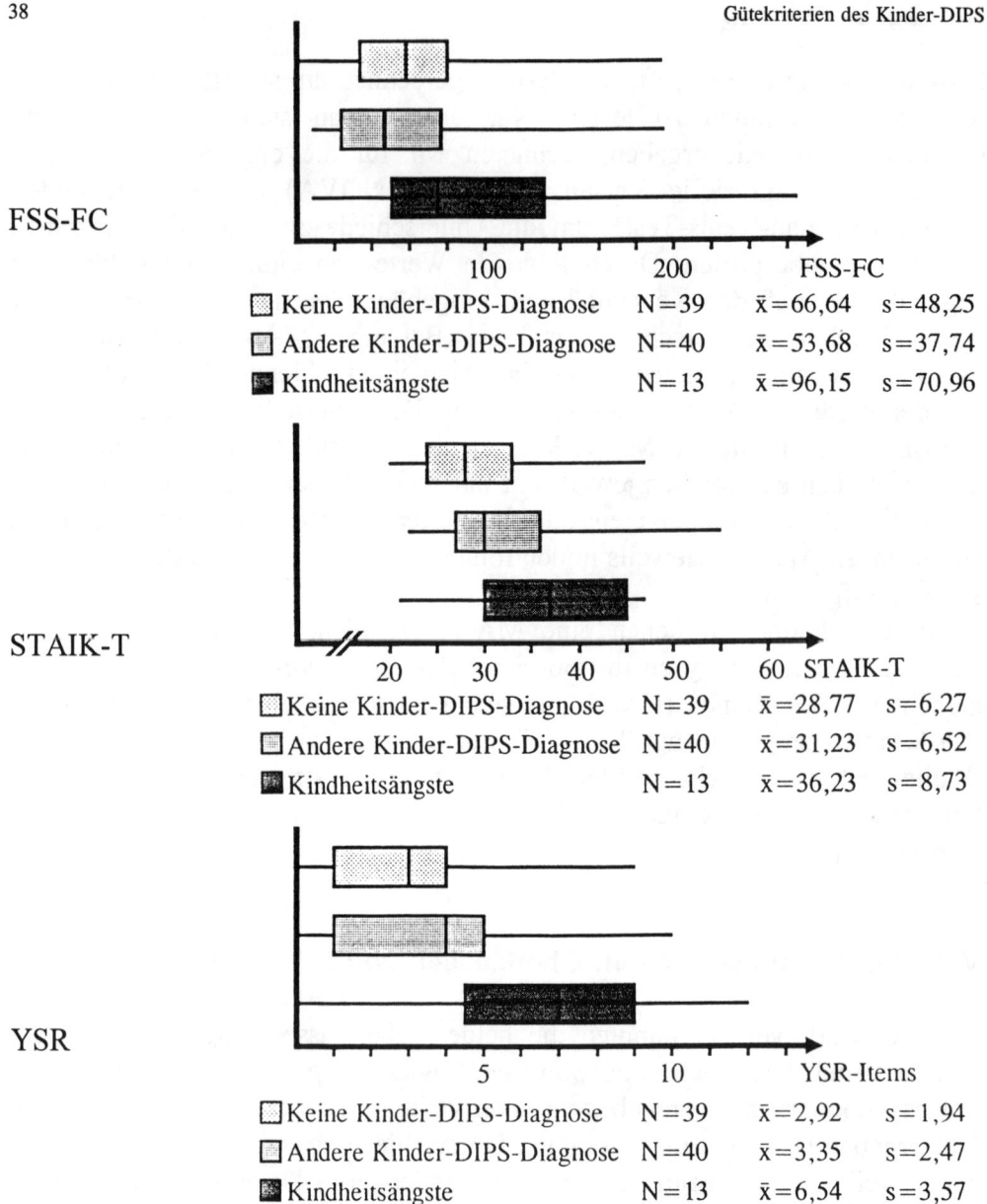

Abb.2[a]. Validierung der Kinder-DIPS-Oberklasse Angststörungen der Kindheit und Adoleszenz. Verglichen werden die Rohwerte von Kindern und Jugendlichen mit Angststörungen, anderen oder keiner Kinder-DIPS-Diagnose bezüglich des Fear Survey Schedule for Children (FSS-FC), der Trait-Form des State-Trait Angstinventars für Kinder (STAIK-T) und dem Summenscore der Youth-Self-Report-Items (YSR). Die Zahlen unter den Diagnoseklassen beziehen sich jeweils auf Stichprobengröße (N), Mittelwert (x̄) und Standardabweichung (s) der betreffenden Gruppe

---

[a]Wir danken Herrn Martin Pook, der im Rahmen einer Diplomarbeit die Boxplots erstellte.

FSS-FC

```
                100              200        FSS-FC
```
☐ Keine Kinder-DIPS-Diagnose   N=39   x̄=66,64   s=48,25
☐ Andere Kinder-DIPS-Diagnose   N=40   x̄=53,68   s=37,74
■ Sonstige Ängste   N=9   x̄=101,22   s=69,23

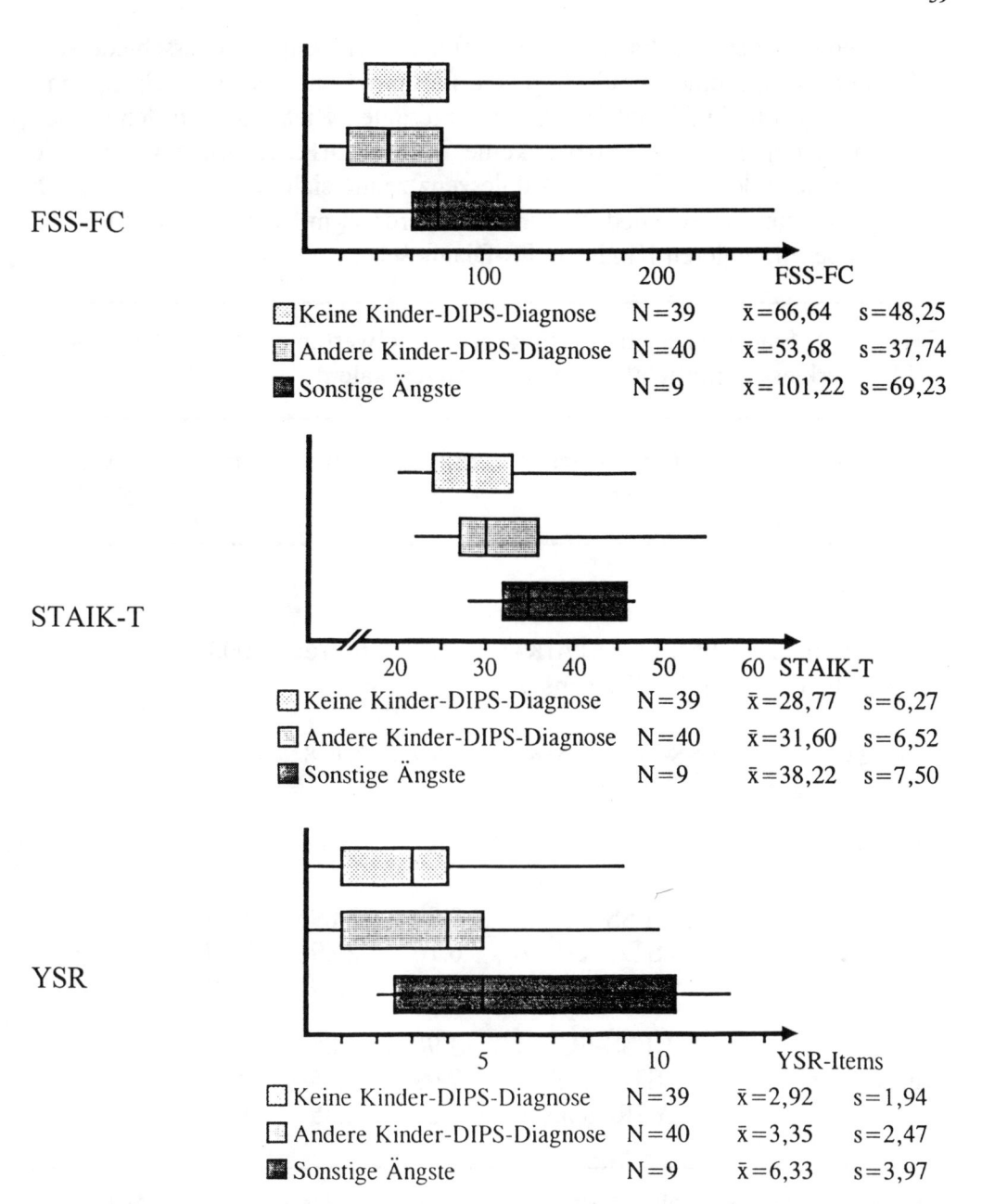

STAIK-T

```
        20    30    40    50    60  STAIK-T
```
☐ Keine Kinder-DIPS-Diagnose   N=39   x̄=28,77   s=6,27
☐ Andere Kinder-DIPS-Diagnose   N=40   x̄=31,60   s=6,52
■ Sonstige Ängste   N=9   x̄=38,22   s=7,50

YSR

```
                5              10        YSR-Items
```
☐ Keine Kinder-DIPS-Diagnose   N=39   x̄=2,92   s=1,94
☐ Andere Kinder-DIPS-Diagnose   N=40   x̄=3,35   s=2,47
■ Sonstige Ängste   N=9   x̄=6,33   s=3,97

Abb. 3. Validierung der Kinder-DIPS-Oberklasse Sonstige Angststörungen. Verglichen werden die Rohwerte von Kindern und Jugendlichen mit Sonstigen Angststörungen, anderen oder keiner Kinder-DIPS-Diagnose bezüglich des Fear Survey Schedule for Children (FSS-FC), der Trait-Form des State-Trait Angstinventars für Kinder (STAIK-T) und des Summenscores der Youth-Self-Report-Items (YSR). Die Zahlen unter den Diagnoseklassen beziehen sich jeweils auf Stichprobengröße (N), Mittelwert (x̄) und Standardabweichung (s) der betreffenden Gruppe

Die Ergebnisse der statistischen Überprüfungen der Gruppenunterschiede sind in Tabelle 12 zusammengefaßt. In jedem Fall unterschied sich die Gruppe mit der Zieldiagnose signifikant in der vorhergesagten Richtung von den beiden anderen Gruppen (andere bzw. keine Kinder-DIPS-Diagnose). Für die Angststörungen der Kindheit und Adoleszenz zeigte sich bei der FSS lediglich ein signifikanter Unterschied zwischen der Gruppe mit der Zieldiagnose und der Gruppe mit anderen Kinder-DIPS-Diagnosen.

Tabelle 12. Statistische Überprüfung der Mittelwertunterschiede der Kinder-DIPS-Oberklassen hinsichtlich der Fragebogenskalen[a]

DSM-III-R Oberklassen	Fragebogen-skalen	Pillais/ F	df	p	Newman-Keuls
MANOVAs					
Angststörungen der Kindheit	FSS-FC, STAIK-T YSR-Items	.315	6,176	.000	
Sonstige Angststörungen	FSS-FC, STAIK-T YSR-Items	.219	6,178	.000	
ANOVAs					
Angststörungen der Kindheit	FSS-FC	3.89	2,89	.0241	2>1
	STAIK-T	6.16	2,89	.0031	2>1,0
	YSR-Items	11.07	2,89	.0001	2>1,0
Sonstige Angststörungen	FSS-FC	3.96	2,85	.0226	2>1,0
	STAIK-T	7.99	2,85	.0007	2>1,0
	YSR-Items	7.23	2,85	.0013	2>1,0

[a]Für die MANOVAs sind Pillais-Werte als Prüfgrößen aufgeführt, für die ANOVAs F-Werte. Die Abkürzungen der Fragebogenskalen sind auf S. 33 erläutert. Bei den Student-Newman-Keuls-Tests sind die Diagnosegruppen durch Zahlen gekennzeichnet. Dabei bedeutet **2** jeweils die Gruppe mit der Zieldiagnose, **1** jeweils die Gruppe mit anderen Kinder-DIPS-Diagnosen und **0** die Gruppe ohne Kinder-DIPS-Diagnosen. Die Richtung signifikanter Unterschiede ist durch Größer- bzw. Kleinerzeichen dargestellt. **df** Freiheitsgrade, **p** Signifikanzniveau

Validität der Kinderversion: Spezifische Störungen

Auf der Ebene der spezifischen Störungen konnten die folgenden Kategorien validiert werden: Aufmerksamkeits- und Hyperaktivitätsstörung, Störung mit Oppositionellem Trotzverhalten, Störung des Sozialverhaltens, Störung mit Trennungsangst, Störung mit Überängstlichkeit und Störung mit Kontaktvermeidung.

Für die Aufmerksamkeits- und Hyperaktivitätsstörung, Störung mit Oppositionellem Trotzverhalten und Störung des Sozialverhaltens ergaben sich signifikante Unterschiede bezüglich der Ausprägung der jeweiligen störungsrelevanten YSR-Items. Student-Newman-Keuls-Tests ergaben, daß sich bei allen 3 Störungen die Gruppen Zieldiagnose von den beiden anderen Gruppen in der vorhergesagten Richtung unterschieden. Bei der Aufmerksamkeits- und Hyperaktivitätsstörung ergab sich weiterhin ein signifikanter Unterschied zwischen der Gruppe Andere Kinder-DIPS-Diagnose und Keine Kinder-DIPS-Diagnose.

Auch für die spezifischen Angststörung der Kindheit ergaben sich signifikante Unterschiede. Es zeigte sich, daß sich bei der Störung mit Überängstlichkeit und bei der Störung mit Kontaktvermeidung die Gruppe Zieldiagnose von den beiden anderen Gruppen in der vorhergesagten Richtung unterschieden. Bei der Störung mit Trennungsangst unterschied sich die Gruppe Zieldiagnose lediglich von der Gruppe ohne Kinder-DIPS-Diagnose.

Die Ergebnisse auf den jeweils relevanten Fragebogenskalen sind für die einzelnen Störungen in den Abb. 4 und 5 in Form von Boxplots dargestellt. Unter den Abb. sind wiederum die Stichprobengrößen (N), Mittelwerte ($\bar{x}$) und Standardabweichungen (s) der verschiedenen Gruppen auf den einzelnen Skalen aufgeführt. Die Ergebnisse der statistischen Überprüfungen der Gruppenunterschiede werden in Tabelle 13 dargestellt.

Aufmerksamkeits- und
Hyperaktivitätsstörung

                                5   10   15   YSR-Items
    ☐ Keine Kinder-DIPS-Diagnose   N=39   x̄=4,15   s=2,63
    ☐ Andere Kinder-DIPS-Diagnose   N=42   x̄=6,40   s=3,60
    ■ Hyperaktivität   N=15   x̄=9,73   s=2,94

Störung mit oppositio-
nellem Trotzverhalten

                                5   10   YSR-Items
    ☐ Keine Kinder-DIPS-Diagnose   N=39   x̄=2,80   s=2,25
    ☐ Andere Kinder-DIPS-Diagnose   N=35   x̄=3,40   s=2,39
    ■ Op. Trotzverhalten   N=12   x̄=5,08   s=3,00

Störung des
Sozialverhaltens

                                5   10   YSR-Items
    ☐ Keine Kinder-DIPS-Diagnose   N=39   x̄=1,74   s=1,52
    ☐ Andere Kinder-DIPS-Diagnose   N=46   x̄=2,57   s=2,28
    ■ St. d. Sozialverhaltens   N=11   x̄=7,55   s=3,53

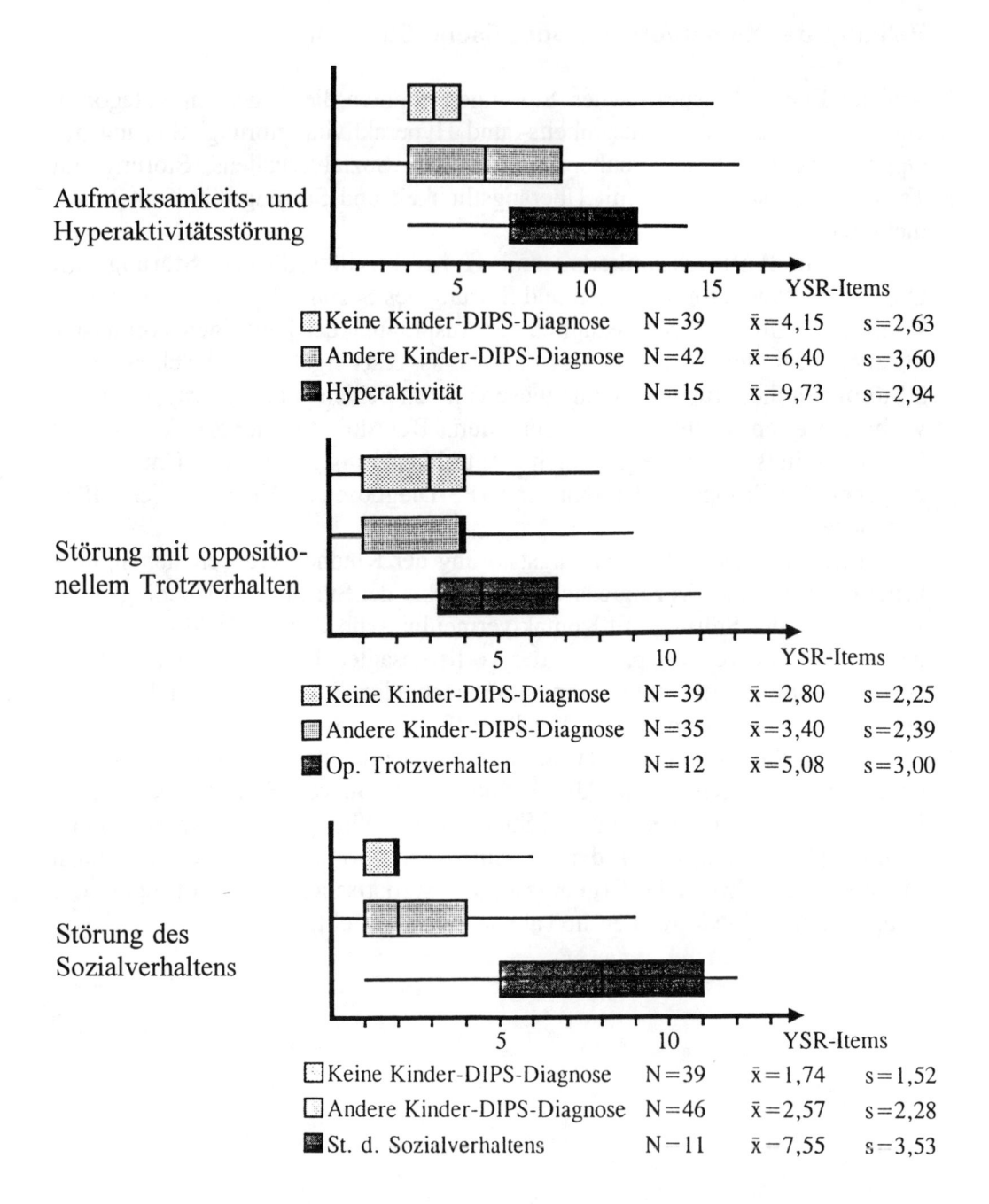

Abb. 4. Validierung der Kinder-DIPS-Diagnose (Kinderversion) Aufmerksamkeits- und Hyperaktivitätsstörung, Störung mit oppositionellem Trotzverhalten und Störung des Sozialverhaltens. Verglichen werden die Rohwerte eines Summenscores von Youth-Self-Report-Items (YSR) von Kindern und Jugendlichen mit der spezifischen Zieldiagnose mit anderen oder keiner Kinder-DIPS-Diagnose. Die Zahlen unter den Diagnoseklassen beziehen sich jeweils auf Stichprobengröße (N), Mittelwert (x̄) und Standardabweichung (s) der betreffenden Gruppe

Störung mit Trennungsangst

☐ Keine Kinder-DIPS-Diagnose	N=39	x̄=5,15	s=1,74
☐ Andere Kinder-DIPS-Diagnose	N=52	x̄=6,06	s=1,93
■ Trennungsangst	N=5	x̄=7,60	s=2,30

Störung mit Überängstlichkeit

☐ Keine Kinder-DIPS-Diagnose	N=39	x̄=1,36	s=1,60
☐ Andere Kinder-DIPS-Diagnose	N=53	x̄=1,91	s=1,46
■ Überängstlichkeit	N=5	x̄=4,40	s=2,70

Störung mit Kontaktvermeidung

☐ Keine Kinder-DIPS-Diagnose	N=39	x̄=3,05	s=1,61
☐ Andere Kinder-DIPS-Diagnose	N=52	x̄=3,71	s=2,01
■ Kontaktvermeidung	N=6	x̄=5,50	s=1,52

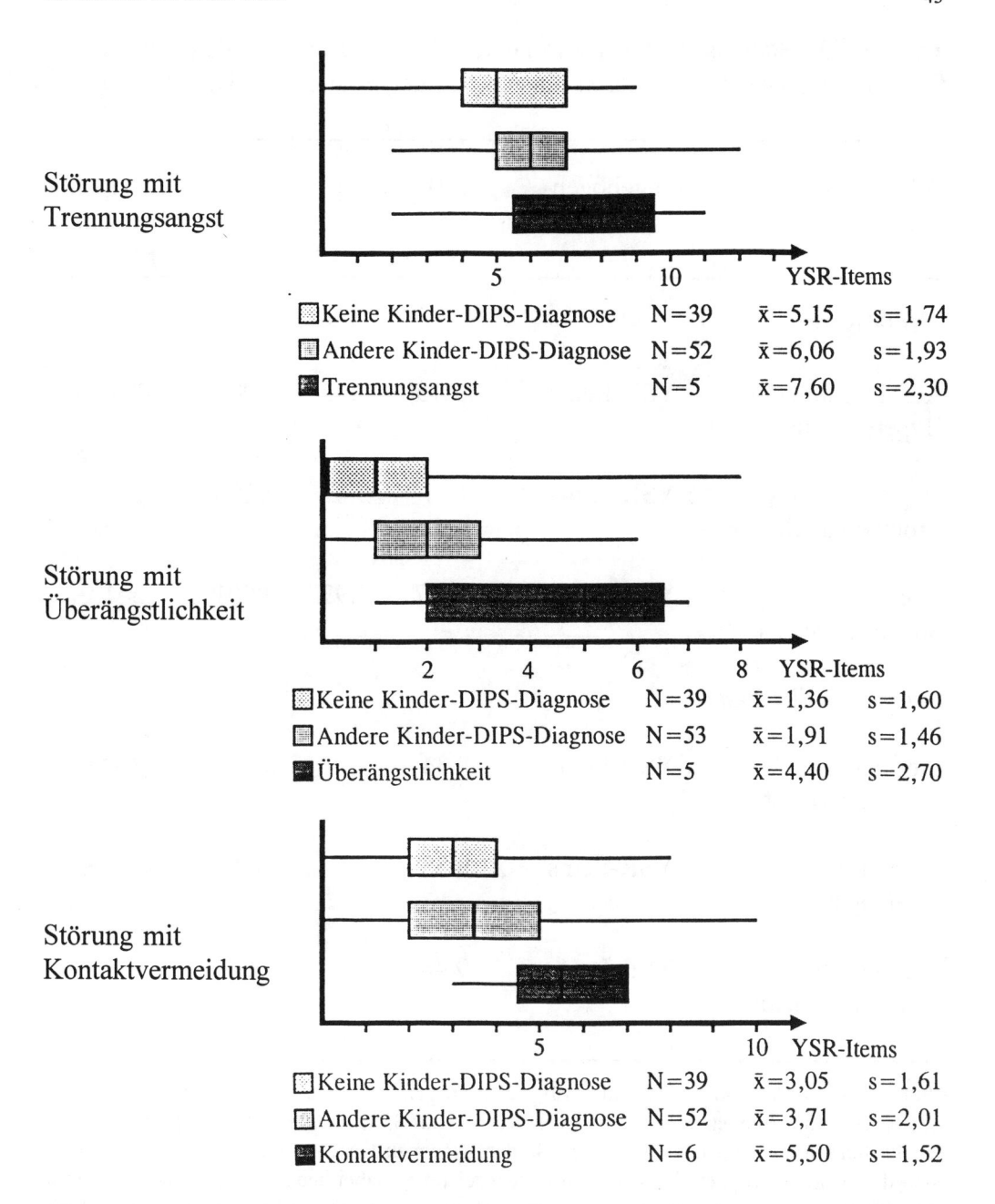

Abb. 5. Validierung der Kinder-DIPS-Diagnose (Kinderversion) Störung mit Trennungsangst, Störung mit Überängstlichkeit, Störung mit Kontaktvermeidung. Verglichen werden die Rohwerte eines Summenscores von Youth-Self-Report-Items (YSR) von Kindern und Jugendlichen mit der spezifischen Zieldiagnose mit anderen oder keiner Kinder-DIPS-Diagnose. Die Zahlen unter den Diagnoseklassen beziehen sich jeweils auf Stichprobengröße (N), Mittelwert (x̄) und Standardabweichung (s) der betreffenden Gruppe

Tabelle 13. Statistische Überprüfung der Mittelwertunterschiede der spezifischen Kinder-DIPS-Diagnosen hinsichtlich der Fragebogenskalen[a]

DSM-III-R Störung	Fragebogenskalen	F/H	df	p	Gruppenunterschied
ANOVAs					
Aufmerksamkeits-/ Hyperaktivitätsstörung	YSR-Items	17.75	2,93	.0001	2>1>0
Oppositionelles Trotzverhalten	YSR-Items	4.11	2,83	.0198	2>1,0
Störung des Sozialverhaltens	YSR-Items	30.67	2,93	.0001	2>1,0
Kruskal-Wallis-Tests					
Störung mit Trennungsangst	YSR-Items	8.34		.0154	2,1>0
Störung mit Überängstlichkeit	YSR-Items	9.38		.0092	2>1,0
Störung mit Kontaktvermeidung	YSR-Items	9.48		.0088	2>1,0

[a]Für die ANOVAs sind F-Werte als Prüfgrößen aufgeführt, für die Kruskal-Wallis-Tests H-Werte. Die Abkürzungen der Fragebogenskalen sind auf S. 33 erläutert. Bei den post-hoc-Tests zur Prüfung von Gruppenunterschieden (Student-Newman-Keuls- bzw. Mann-Whitney-Tests) sind die Diagnosegruppen durch Zahlen gekennzeichnet. Dabei bedeutet **2** jeweils die Gruppe mit der Zieldiagnose, **1** jeweils die Gruppe mit anderen Kinder-DIPS-Diagnosen und **0** die Gruppe ohne Kinder-DIPS-Diagnosen. Die Richtung signifikanter Unterschiede ist durch Größer- bzw. Kleinerzeichen dargestellt. **df** Freiheitsgrade, **p** Signifikanzniveau.

Validität der Elternversion: Oberklassen von Störungen

Auf der Ebene der Oberklassen war es möglich, die Ausscheidungsstörungen und Angststörungen der Kindheit und Adoleszenz zu validieren. Bei den Ausscheidungsstörungen ergab sich ein hochsignifikanter Unterschied zwischen den Kindern und Jugendlichen mit Ausscheidungsstörungen und Kindern mit anderen oder ohne Kinder-DIPS-Diagnosen in der vorhergesagten Richtung. Bei der Oberklasse der Angststörungen der Kindheit und Adoleszenz ergab die ANOVA einen signifikanten Unterschied. Anschließende Student-Newman-Keuls-Tests ergaben jedoch, daß die Kinder und Jugendliche mit der Zieldiagnose ebenso wie die Kinder ohne eine Kinder-DIPS-Diagnose anhand der CBCL-Items als insgesamt weniger ängstlich beschrieben wurden als die Gruppe mit anderen Kinder-DIPS-Diagnosen. Abb. 6 und Tabelle 14 zeigen die Ergebnisse der Validierung der Kinder-DIPS-Oberklassen mit der Elternversion.

Ausscheidungs-Störungen

☐ Keine Kinder-DIPS-Diagnose   N=34 $\bar{x}=0{,}09$ $s=0{,}29$
☐ Andere Kinder-DIPS-Diagnose N=25 $\bar{x}=0{,}04$ $s=0{,}20$
■ Ausscheidungsstörungen   N=17 $\bar{x}=1{,}76$ $s=1{,}20$

Angststörungen der Kindheit und der Adoleszenz

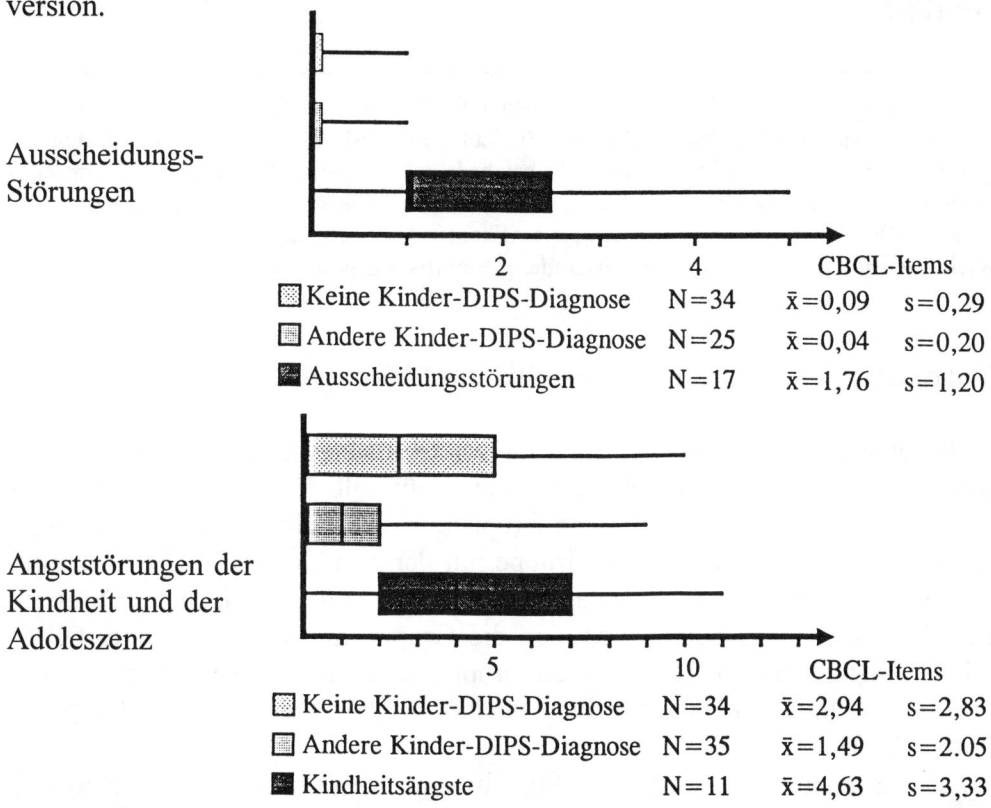

☐ Keine Kinder-DIPS-Diagnose   N=34 $\bar{x}=2{,}94$ $s=2{,}83$
☐ Andere Kinder-DIPS-Diagnose N=35 $\bar{x}=1{,}49$ $s=2{,}05$
■ Kindheitsängste   N=11 $\bar{x}=4{,}63$ $s=3{,}33$

Abb. 6. Validierung der Kinder-DIPS-Oberklassen Ausscheidungsstörungen und Angststörungen der Kindheit und Adoleszenz. Verglichen werden die Rohwerte von Kindern und Jugendlichen mit der Zieldiagnose, anderen oder keiner Kinder-DIPS-Diagnose auf spezifischen CBCL-Items. Die Zahlen unter den Diagnoseklassen beziehen sich jeweils auf Stichprobengröße (N), Mittelwert ($\bar{x}$) und Standardabweichung (s) der betreffenden Gruppe.

Tabelle 14. Statistische Überprüfung der Mittelwertunterschiede der Kinder-DIPS-Oberklassen hinsichtlich der Fragebogenskalen[a]

DSM-III-R Oberklassen	Fragebogenskalen	F	df	p	Newman-Keuls
ANOVAs					
Ausscheidungsstörungen	CBCL-Items	51.89	2,73	.0001	2>1,0
Angststörungen der Kindheit	CBCL-Items	6.88	2,77	.0018	1>2,0

[a] Für die ANOVAs sind F-Werte als Prüfgrößen aufgeführt. Die Abkürzungen der Fragebogenskalen sind auf S. 33 erläutert. Bei den Student-Newman-Keuls-Tests sind die Diagnosegruppen durch Zahlen gekennzeichnet. Dabei bedeutet **2** jeweils die Gruppe mit der Zieldiagnose, **1** jeweils die Gruppe mit anderen Kinder-DIPS-Diagnosen und **0** die Gruppe ohne Kinder-DIPS-Diagnosen. Die Richtung signifikanter Unterschiede ist durch Größer- bzw. Kleinerzeichen dargestellt. **df** Freiheitsgrade, **p** Signifikanzniveau.

Validität der Elternversion: Spezifische Störungen

Untersucht werden konnte die Validität aller Expansiven Verhaltensstörungen und der Störung mit Kontaktvermeidung. Für alle Expansiven Verhaltensstörungen ergaben sich signifikante Gruppenunterschiede. Anschließende post-hoc-Tests ergaben, daß sich die Gruppe mit der Zieldiagnose in der vorhergesagten Richtung von den beiden anderen Gruppen unterschied. Bei der Störung des Sozialverhaltens unterschied sich die Gruppe mit anderen Kinder-DIPS-Diagnosen zudem signifikant von der Gruppe ohne Kinder-DIPS-Diagnose. Bei der Störung mit Kontaktvermeidung fanden sich keine signifikanten Gruppenunterschiede.

Die Ergebnisse der CBCL sind für die einzelnen Störungen in den Abb. 7 und 8 in Form von Boxplots dargestellt. Unter den Abbildungen befinden sich wieder die Stichprobengrößen (N), Mittelwerte ($\bar{x}$) und Standardabweichungen (s) der verschiedenen Gruppen auf den einzelnen Skalen aufgeführt. Die Ergebnisse der statistischen Überprüfungen der Gruppenunterschiede werden in Tabelle 15 dargestellt.

Aufmerksamkeits- und
Hyperaktivitätsstörung

	5	10	15	CBCL-Items
☐ Keine Kinder-DIPS-Diagnose	N=34		x̄=3,44	s=2,96
☐ Andere Kinder-DIPS-Diagnose	N=33		x̄=3,72	s=2,68
■ Hyperaktivität	N=14		x̄=11,86	s=3,61

Störung mit oppositionellem Trotzverhalten

	5	10	15	CBCL-Items
☐ Keine Kinder-DIPS-Diagnose	N=34		x̄=2,47	s=3,04
☐ Andere Kinder-DIPS-Diagnose	N=28		x̄=4,04	s=3,31
■ Op. Trotzverhalten	N=13		x̄=7,23	s=4,32

Störung des Sozialverhaltens

	5	10	CBCL-Items
☐ Keine Kinder-DIPS-Diagnose	N=34	x̄=0,94	s=1,67
☐ Andere Kinder-DIPS-Diagnose	N=42	x̄=2,33	s=2,77
■ St. d. Sozialverhaltens	N=6	x̄=10,33	s=2,50

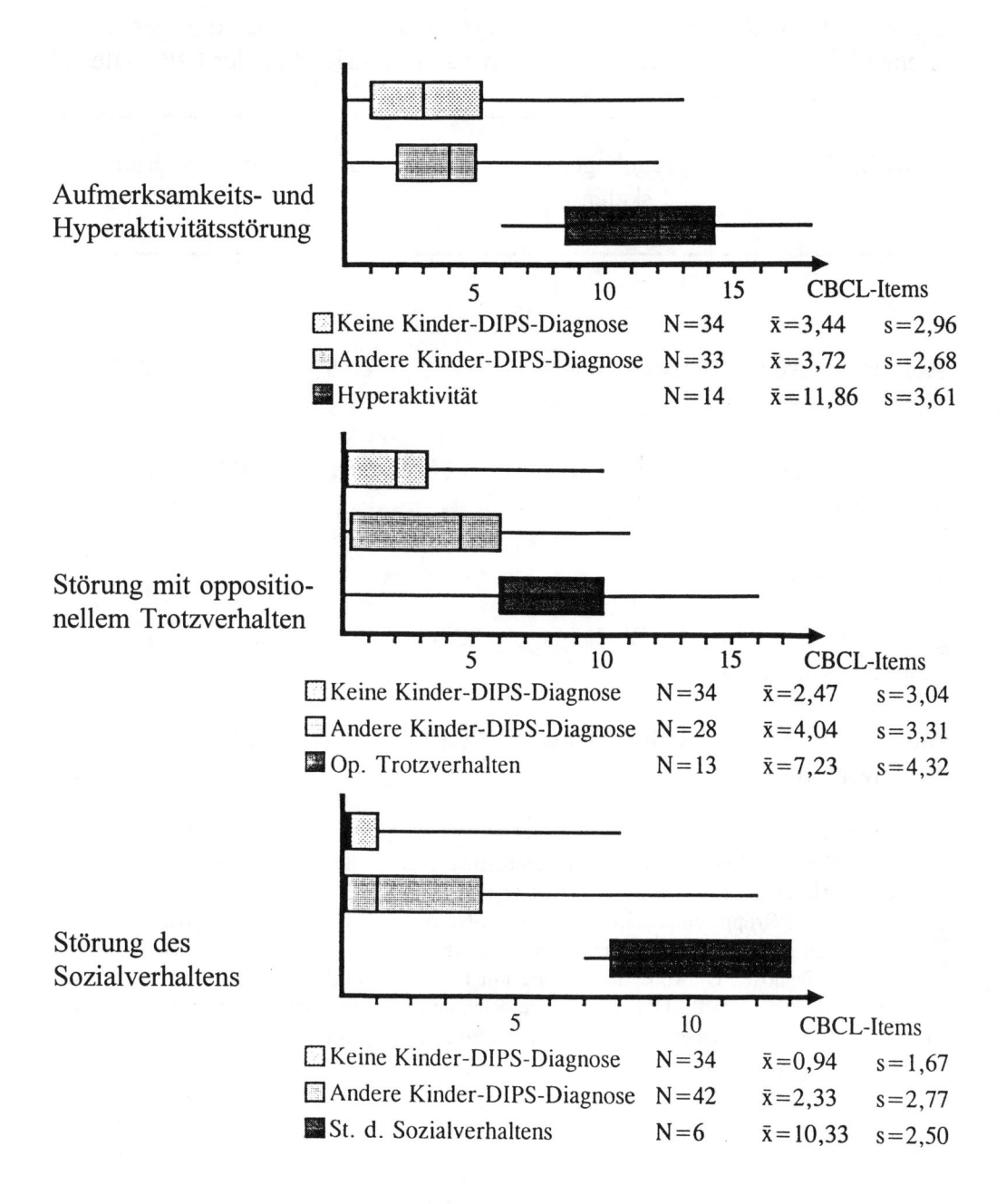

Abb. 7. Validierung der Kinder-DIPS-Diagnose (Elternversion) Aufmerksamkeits- und Hyperaktivitätsstörung, Störung mit oppositionellem Trotzverhalten und Störung des Sozialverhaltens. Verglichen werden die Summenscores von Child-Behavior-Checklist-Items (CBCL) von Kindern und Jugendlichen mit der spezifischen Zieldiagnose mit anderen oder keiner Kinder-DIPS-Diagnose. Die Zahlen unter den Diagnoseklassen beziehen sich jeweils auf Stichprobengröße (N), Mittelwert (x̄) und Standardabweichung (s) der betreffenden Gruppe

Tabelle 15. Statistische Überprüfung der Mittelwertunterschiede der spezifischen Kinder-DIPS-Diagnosen (Elternversion) hinsichtlich der CBCL-Items[a]

DSM-III-R-Störung	Fragebogenskalen	F/H	df	p	Gruppenunterschied
ANOVAs					
Aufmerksamkeits-/ Hyperaktivitätsstörung	CBCL-Items	44.99	2,78	.0001	2>1,0
Oppositionelles Trotzverhalten	CBCL-Items	9.36	2,72	.0002	2>1,0
Kruskal-Wallis-Tests					
Störung mit Kontaktvermeidung	CBCL-Items	22.59		.0001	2>1>0
Störung des Sozialverhaltens	CBCL-Items	1.77		.4123	

[a] Für die ANOVAs sind F-Werte als Prüfgrößen aufgeführt, für die Kruskal-Wallis-Tests H-Werte. Die Abkürzungen der Fragebogenskalen sind auf S. 33 erläutert. Bei den post-hoc-Tests zur Prüfung von Gruppenunterschieden (Student-Newman-Keuls- bzw. Mann-Whitney-Tests) sind die Diagnosegruppen durch Zahlen gekennzeichnet. Dabei bedeutet **2** jeweils die Gruppe mit der Zieldiagnose, **1** jeweils die Gruppe mit anderen Kinder-DIPS-Diagnosen und **0** die Gruppe ohne Kinder-DIPS-Diagnosen. Die Richtung signifikanter Unterschiede ist durch Größer- bzw. Kleinerzeichen dargestellt. **df** Freiheitsgrade, **p** Signifikanzniveau.

Diskussion der Befunde zu den Gütekriterien

Retest-Reliabilität

Insgesamt zeigt das Kinder-DIPS in einer sehr heterogenen Stichprobe befriedigende bis sehr gute Reliabilitäten. Bei der Betrachtung der Retest-Reliabilitäten auf der Ebene der Oberklassen ergeben sich für die Kinderversion für alle Klassen befriedigende bis sehr gute Übereinstimmungswerte. Sowohl Kappa-Werte (.50 -.89) als auch Yule's Y-Werte (.60 -.81) und die prozentuale Übereinstimmung (84-100%) können als befriedigend bis sehr gut beurteilt werden. Die beste Überstimmung ergibt sich für die Oberklasse der Ausscheidungsstörungen. In unserer Stichprobe ergab sich für die Störungsklasse Eßstörungen eine sehr niedrige Basisrate (N=2), so daß zu diesem Bereich keine sinnvolle Aussage über die Reliabilität gemacht werden kann. Geht man nun auf die Ebene der einzelnen Störungskategorien, so zeigen sich auch hier wieder sehr zufriedenstellende Übereinstimmungsmaße. Mit Ausnahme der Spezifischen Phobie sind alle Werte als befriedigend bis gut zu betrachten. Der niedrige Yule's Y-Koeffizient bei der Spezifischen Phobie (.49) ist wahrscheinlich vor allem auf die bei der Phobie des Kindes- und Jugendalters schwierig zu entscheidenden Frage zurückzuführen, welche Ängste als entwicklungsbezogen angemessen und welche als unangemessen betrachtet werden sollten. Dieses Problem wird in der Literatur zu Phobien des Kindes- und Jugendalters immer wieder thematisiert (vgl. Schneider et al. 1993). Für die Störungsklassen Zwangssyndrom, Schweres Depressives Syndrom, Dysthymes Syndrom, Anorexia nervosa und Bulimia nervosa ließen sich keine Kappa- und Yule-Werte bestimmen, da die Basisraten zu gering waren. Neben der Reliabiliät der Kinderversion des Kinder-DIPS zeigen diese Befunde auch, daß Kinder durchaus in der Lage sind, reliable Angaben zu ihren Beschwerden zu machen, wenn sie direkt und in einer standardisierten Form dazu befragt werden.

Für die Elternversion des Kinder-DIPS ergeben sich auf der Ebene der Oberklassen ebenfalls zufriedenstellende bis sehr gute Reliabiltäten (Kappa: .49-1.0, Yule's Y=.65-.89, Prozent=89-100). Auch hier weisen die Ausscheidungsstörungen die höchsten Übereinstimmungskoeffizienten auf (Kappa=1.0, Prozent=100). Auf der Ebene einzelner Störungskategorien konnten aufgrund der geringen Basisraten bzw. wegen mehrer Nullbesetzungen in der Vierfeldertafel nur für die Störung mit Kontaktvermeidung, Aufmerksamkeits- und Hyperaktivitätsstörung, Störung mit Oppositionellem Trotzverhalten und Funktionelle Enuresis interpretierbare Kappa- oder Yule's Y-Koeffizienten berechnet werden. Die hier berechneten Übereinstimmungen liegen alle im Bereich einer zufriedenstellenden bis sehr guten Reliabilität (Kappa: .58-1.0,

Yule's Y=.59-.66, Prozent=87-100). Somit konnte auch für die Elternversion des Kinder-DIPS eine zufriedenstellende Reliabilität nachgewiesen werden.

Vergleicht man die Reliabilitäten der Kinderversion des Kinder-DIPS mit denen der Elternversion, so läßt sich festhalten, daß die Reliabilitäten für die Expansiven Verhaltensstörungen und für den Ausschluß einer Kinder-DIPS-Diagnose in der Elternversion besser ausfallen. Für alle anderen Störungsklassen sind sie in etwa vergleichbar. Dieser Befund wird für die Expansiven Verhaltensstörungen nachvollziehbar, wenn man in Betracht zieht, daß sich bei diesem Störungsbereich vor allem die Eltern durch die Symptomatik des Kindes beeinträchtigt fühlen und weniger das Kind selbst.

Die Analyse der Fehlerquellen bei mangelnder Übereinstimmung ergab für beide Versionen des Kinder-DIPS als häufigste Ursache unterschiedliche Angaben der Befragten in den beiden Interviews. Die nächstbedeutsamen Fehlerquellen betrafen die Interviewer, nämlich eine unterschiedliche Gewichtung von Symptomen und eine unterschiedliche Durchführung des Interviews. Die restlichen Fehlerquellen spielten kaum eine Rolle. Diese Ergebnisse stimmen mit denen der Reliabilitätsstudie zum DIPS vollständig überein (Schneider et al. 1992). Aus diesen Befunden lassen sich Schlußfolgerungen für die weitere Verbesserung der Reliabilität ziehen. Vor allem die durch die Interviewer verursachte Varianz könnte vermutlich weiter verringert werden.

Validität

Während für die gebräuchlichsten strukturierten Interviews häufig Reliabilitätsüberprüfungen vorliegen, mangelt es in der Regel an Validitätsüberprüfungen. Validierung der Kinder-DIPS-Diagnosen heißt letztendlich auch Validierung des DSM-III-R, da dessen Richtlinien den Diagnosen des Kinder-DIPS zugrundeliegen. In diesem Sinne können die Kinder-DIPS-Diagnosen nicht besser werden, als von den Rahmenbedingungen des DSM vorgegeben. Bei der Validitätsüberprüfung wurde Wert darauf gelegt, daß reliable Diagnosen in die Validitätsberechnung eingingen. Dies konnte dadurch gewährleistet werden, daß alle Kinder und Jugendlichen von 2 Interviewern diagnostiziert, und daß die Diagnosen in wöchentlichen Besprechungen noch einmal diskutiert wurden. Auch bei der Validitätsüberprüfung zeigten sich sehr zufriedenstellende Ergebnisse. Die Kinder-DIPS-Oberklassen Angststörungen der Kindheit und Adoleszenz und Sonstige Angststörungen der Kinderversion konnten durch den Vergleich mit psychometrischen Fragebogenskalen validiert werden. In jedem einzelnen Fall ergaben sich die vorhergesagten Unterschiede zwischen den Kindern und Jugendlichen mit der jeweiligen Zieldiagnose, anderen Kinder-DIPS-Diagnosen oder keiner Kinder-DIPS-Diagnose. Auch der Ausschluß psychischer Störungen erwies sich als valide, da die Kategorie Keine Kinder-DIPS-Diagnose ausnahmslos die niedrigsten Werte auf den Fragebögen aufwies. Soweit die Basisraten ausreichend hoch waren, wurde die Validität der einzelnen Störungskategorien überprüft. Hier konnte eine gute Validität für die Kategorien Aufmerksamkeits- und Hyperaktivitätsstörung, Störung mit Oppositionellem Trotzverhalten, Störung des Sozialverhaltens, Störung mit Überängstlichkeit und Störung mit Kontaktvermeidung belegt werden.

Für die Elternversion konnten die Oberklassen Ausscheidungsstörungen und Angststörungen der Kindheit und Adoleszenz durch den Vergleich mit inhaltsnahen Items der Child-Behavior-Checklist validiert werden. Auf der Ebene der einzelnen Störungskategorien zeigte sich eine gute Validität für die Aufmerksamkeits- und Hyperaktivitätsstörung, Störung mit Oppositionellem Trotzverhalten und Störung mit Kontaktvermeidung. Bei der Störung des Sozialverhaltens zeigten sich nicht die erwarteten Gruppenunterschiede.

Abschließend möchten wir noch einmal darauf hinweisen, daß sich die hier berichteten Gütekriterien auf die DSM-III-R-Version des Kinder-DIPS beziehen. Zur Zeit führen wir eine neue Studie zur Prüfung der Gütekriterien für die DSM-IV-Version des Kinder-DIPS durch, wie sie in den beiliegenden Interviewleitfäden vorliegt. Da die Veränderungen von DSM-III-R zu DSM-IV nur geringfügig sind, ist davon auszugehen, daß sich die Gütekriterien nicht erheblich verändern werden. Zusammenfassend läßt sich festhalten, daß mit Hilfe des Kinder-DIPS in vergleichsweise kurzer Zeit eine umfassende reliable und valide Diagnostik Psychischer Störungen bei Kindern und Jugendlichen ermöglicht wird. Einschränkend muß jedoch darauf hingewiesen werden, daß die Gütekriterien mehrerer Diagnosekategorien in unserer Studie nicht beurteilt werden konnten, da die entsprechenden Basisraten zu gering waren.

Eltern-Kind-Übereinstimmung mit dem Kinder-DIPS

Mehrere Untersuchungen mit englischsprachigen strukturierten Interviews haben ergeben, daß sich Eltern und Kinder in ihren Angaben zur Art und Häufigkeit von Symptomen beim Kind oft stark unterscheiden (Edelbrock et al. 1986). Diesen Studien zufolge scheint es so zu sein, daß Eltern zuverlässigere Angaben als das Kind selbst zu eher verhaltensorientierten Symptomen (wie etwa bei der Hyperaktivität) machen, während die Kinder offenbar genauere Auskunft über ihre innere Befindlichkeit, also über Ängste, depressive Empfindungen oder Kognitionen geben können.

In Anlehnung an diese Ergebnisse wollten wir in der vorliegenden Untersuchung zum Kinder-DIPS prüfen, ob sich die Angaben von Kindern und Jugendlichen von den Angaben der Eltern bzw. Erziehungspersonen unterscheiden. Hierzu verglichen wir die Kinder-DIPS-Diagnosen der Kinderversion mit denen der Elternversion. Diese Fragestellung wurde im Rahmen eines größeren Forschungsprojektes zur Prüfung der Gütekriterien des Kinder-DIPS an der Philipps-Universität Marburg untersucht, auf das bereits im Kapitel "Gütekriterien" hingewiesen wurde. Nähere Angaben zum gesamten Forschungsprojekt können hier entsprechend nachgeschlagen werden.

An der Untersuchung zur Eltern-Kind-Übereinstimmung nahmen insgesamt 89 Kinder und deren Eltern bzw. Erziehungspersonen teil. Wie bereits im Kapitel "Gütekriterien" beschrieben kam der Großteil der Kinder und Jugendlichen (N=85) aus Nordhausen/Thürigen. 10 Kinder und Jugendliche waren Patienten der Aufnahmestation der Kinder- und Jugendpsychiatrie Nordhausen. Weitere 54 Kinder waren stationäre Langzeitpatienten und 21 Kinder Tagesklinikpatienten der Außenstelle Wülfingerode derselben Psychiatrie. 4 Kinder konnten aus der Kinder- und Jugendpsychiatrie Lahnhöhe in Marburg rekrutiert werden. Die Kinder der Langzeitstation lebten in der Regel seit mehreren Monaten oder Jahren in der Einrichtung. Deshalb wurde bei diesen Kindern statt eines Elternteils die zuständige Erziehungsperson befragt. Sie hatte mit dem Kind häufiger Kontakt als die Eltern und war somit mit der Symptomatik des Kindes vertrauter.

Die Kinder waren im Durchschnitt 11 Jahre 7 Monate alt (s=2 Jahre). Das Durchschnittsalter der Mütter betrug 36 Jahre (s=6 Jahre, Min=27, Max=56), das der Väter 39 Jahre (s=7, Min=30, Max=64). Der durchschnittliche Kliniksaufenthalt der Kinder betrug zum Zeitpunkt des Interviews 28 Monate (s=22). Weitere soziodemographische Angaben zu den Kindern und den Eltern sind den Tabellen 16 und 17 zu entnehmen.

Tabelle 16. Soziodemographische Daten der Kinder und Jugendlichen in Prozent valider Angaben

	Prozent
Geschlecht	
weiblich	22
männlich	78
Alter	
<8 Jahre	2
8-10 Jahre	38
11-13 Jahre	46
14-16 Jahre	14
Schulbildung	
Sonderschule	2
Hauptschule	1
Gesamtschule	1
Politechnische Oberschule[a]	10
Kliniksschule[b]	83
Berufsausbildung	1
Sonstiges	1

[a] Die Politechnische Oberschule entspricht der Regelschule der ehemaligen DDR.
[b] Die Kliniksschule Wülfingerode zeichnet sich durch kleine Klassen und gezielte Förderung ihrer Schüler aus.

Tabelle 17. Soziodemographische Daten der Eltern in Prozent valider Angaben

	Prozent
Familienstand	
Verheiratet	83
Mit festem Partner zusammenlebend	1
Ledig	1
Geschieden oder getrennt lebend	13
Verwitwet	2
Berufstätigkeit der Mutter	
Ungelernte Arbeiterin	11
Gelernte Arbeiterin	16
Facharbeiterin/einfache Angestellte	44
Mittlere Beamte/qualifizierte Angestellte	12
Höhere Beamte/leitende Angestellte	7
Hausfrau	8
Studentin	1
Selbständige	1
Berufstätigkeit des Vaters	
Ungelernter Arbeiter	4
Gelernter Arbeiter	23
Facharbeiter/einfacher Angestellter	47
Mittlerer Beamter/qualifizierter Angestellter	8
Höherer Beamter/leitender Angestellter	17
Student	1
Selbständiger	

Maße zur Berechnung der Eltern-Kind-Übereinstimmung

In Anlehnung an die Auswertung der Reliabilität des Kinder-DIPS wurden zur Bestimmung der Eltern-Kind-Übereinstimmung 3 Maße jeweils auf der Ebene einzelner Diagnosekategorien (z.B. Trennungsangst) und der Ebene von Oberklassen psychischer Störungen (z.B. Angststörungen der Kindheit und

Adoleszenz d.h. Trennungsangst, Überängstlichkeit und Kontaktvermeidung gemeinsam) verwendet: die prozentuale Übereinstimmung der Diagnosen aus der Eltern- und der Kinderversion des Kinder-DIPS, der Kappa-Koeffizient (Cohen 1960) und der Y-Koeffizient (Yule 1912). Eine ausführliche Darstellung und Diskussion der verwendeten Übereinstimmungsmaße befindet sich im Kapitel "Reliabilitätsmaße" auf S. 20ff.

Ergebnisse der Prüfung der Eltern-Kind-Übereinstimmung

Bei der Interpretation der Befunde zur Eltern-Kind-Übereinstimmung muß berücksichtigt werden, daß der Kappa-Koeffizient bei einer geringen Basisrate (<10%) die tatsächliche Übereinstimmung eher unterschätzt (vgl. S.21). In solchen Fällen ist der Kappa-Koeffizient analog zu der Darstellung der Reliabilitäten des Kinder-DIPS in Klammern dargestellt. Die Kappa- und Yule's Y-Koeffizienten werden nicht berichtet, wenn bei der Kappa-Berechnung mehr als ein Feld der Vierfeldertafel eine Nullbesetzung aufweist und bei der Berechnung von Yule's-Y ein Feld der Vierfeldertafel eine Nullbesetzung hat. In diesen Fällen nehmen die Koeffizienten automatisch immer den Wert 1 oder 0 an.

Auf der Ebene der Oberklassen sind die Eltern-Kind-Übereinstimmungen mäßig bis befriedigend. Eine Ausnahme stellt die Oberklasse Ausscheidungsstörungen dar: mit einem Kappa-Koeffizienten von .81 und Yule's Y-Koeffizienten von .84 ist die Eltern-Kind-Übereinstimmung hier als gut zu bezeichnen. Eine befriedigende Übereinstimmung ist bei der Oberklasse der Expansiven Verhaltensstörungen zu finden, während für die Oberklasse der Depressiven Störungen, Angststörungen der Kindheit und Adoleszenz, Sonstigen Angststörungen und für den Ausschluß einer Diagnose nur mäßige Eltern-Kind-Übereinstimmungen zu beobachten sind. Die einzelnen Werte der Koeffizienten sind in Tabelle 18 dargestellt.

Tabelle 18. Eltern-Kind-Übereinstimmung (Oberklassen, derzeitige Diagnosen)

DSM-III-R Oberklassen	Häufigkeiten		%	Kappa	Yule's Y
	+/+ -/+				
	+/- -/-				
Expansive Verhaltens-störungen	15 11		80	.55	.51
	8 57				
Ausscheidungs-störungen	17 2		93	.81	.84
	4 66				
Depressive Störungen	0 3		94	(-.02)	--
	2 84				
Angststörungen der Kindheit und Adoleszenz	6 6		83	.35	.47
	9 68				
Sonstige Angststörungen	3 1		90	(.36)	.69
	8 77				
Eßstörungen	0 0		99	--	--
	1 88				
Keine Diagnose	24 14		69	.36	.36
	14 37				

Ein ähnliches Bild ist auf der Ebene einzelner Störungskategorien zu finden. Auch hier ergaben sich für die Funktionelle Enuresis und Funktionelle Enkopresis zufriedenstellende Kappa- bzw- Yule's-Koeffizienten. Befriedigende Übereinstimmungskoeffizienten weisen die Aufmerksamkeits- und Hyperaktivitätsstörung sowie die Störung mit Oppositionellem Trotzverhalten auf. Für die Störung mit Kontaktvermeidung wurde die geringste Übereinstimmung beobachtet. Insgesamt muß jedoch beachtet werden, daß die Basisraten auf der Ebene einzelner Störungskategorien z.T. sehr gering ausfallen, so daß die Interpretation der Befunde eingeschränkt ist. Die Darstellung der prozentualen

Übereinstimmung sowie des Kappa- und Yule's Y-Koeffizienten für die einzelnen Störungskategorien sind in Tabelle 19 und 20 zu finden.

Tabelle 19. Eltern-Kind-Übereinstimmung (einzelne Störungskategorien, derzeitige Diagnosen)

DSM-III-R Oberklassen	Häufigkeiten		%	Kappa	Yule's Y
	+/+ +/-	-/+ -/-			
Störung mit Trennungsangst	1 5	0 83	94	(.27)	--
Störung mit Überängstlichkeit	1 3	2 83	94	(.26)	.58
Störung mit Kontaktvermeidung	2 6	6 75	87	(.18)	.34
Paniksyndrom	0 2	0 87	98	--	--
Agoraphobie	0 2	0 87	98	--	--
Spezifische Phobie	3 4	0 82	96	(.58)	--
Sozialphobie	1 2	1 85	97	(.38)	.73
Zwangssyndrom	0 0	0 89	100	--	--

Tabelle 20. Eltern-Kind-Übereinstimmung (einzelne Störungskategorien, derzeitige Diagnosen)

DSM-III-R Oberklassen	Häufigkeiten		%	Kappa	Yule's Y
	+/+ -/+				
	+/- -/-				
Aufmerksamkeits- und Hyperaktivitätsstörung	6 10 4 69		84	(.36)	.53
Oppositionelles Trotzverhalten	5 9 5 70		84	.32	.47
Störung des Sozialverhaltens	3 3 4 79		92	(.41)	.63
Funktionelle Enuresis	15 2 6 66		91	.73	.80
Funktionelle Enkopresis	3 2 2 82		96	(.58)	.77
Schweres Depressives Syndrom	0 2 0 87		98	--	--
Dysthymes Syndrom	0 1 2 86		97	(.10)	--
Anorexia nervosa	0 0 1 88		99	--	--
Bulimia nervosa	0 0 0 89		100	--	--

Weitere Analysen

Neben der Prüfung der Eltern-Kind-Übereinstimmung interessierte uns die Frage, inwieweit bestimmte Diagnosen häufiger im Eltern- oder im Kinderinterview genannt werden. Hierzu prüften wir Häufigkeitsunterschiede auf der Ebene von Oberklassen und auf der Ebene einzelner Störungskategorien. Für die Oberklasse der Angststörungen (beinhaltete Angststörungen der Kindheit und sonstige Angststörungen) fanden wir hier einen signifikanten Unterschied (Chi^2=6.37, df=1, p=.025). So berichten Kinder und Jugendliche (N=32) signifikant häufiger Angststörungen als deren Elternteil oder Erziehungsperson (N=17).

Von den 89 durchgeführten Elterninterviews wurden 54 Interviews mit Erziehungspersonen der Langzeitpatienten der Außenstelle Wülfingerode durchgeführt. Diese Stichprobenbesonderheit erlaubte es uns zu prüfen, ob Unterschiede in der Eltern-Kind-Übereinstimmung auftreten, wenn das Interview statt mit einem Elternteil mit einer Erziehungsperson durchgeführt wurde. Interessanterweise fanden wir für die Oberklasse der Expansiven Verhaltensstörungen, daß die Gruppe der Erziehungspersonen bessere Übereinstimmungen mit den Kindern erzielte (Kappa=.56, Yule's Y=.62) als die Gruppe der Eltern (Kappa=.34, Yule's Y=.43).

Eine weitere Analyse betraf das Auftreten von Alterseffekten bei der Betrachtung von Eltern-Kind-Übereinstimmungen. Lediglich wieder für die Oberklasse der Expansiven Verhaltensstörungen ließen sich hier Alterseffekte beobachten. So waren die berechneten Übereinstimmungskoeffizienten bei Kindern zwischen 7 und 11 Jahren höher (Kappa=.64, Yule's Y=.69) als bei Kindern zwischen 12 und 16 Jahren (Kappa=.33, Yule's Y=.39). Eine genauere Darstellung der hier skizzierten Ergebnisse findet sich bei Schneider et al. (in Vorbereitung).

Diskussion der Befunde zur Eltern-Kind-Übereinstimmung

Die Befunde der vorliegenden Studie zeigen, daß Eltern bzw. Erziehungspersonen und Kinder mit wenigen Ausnahmen unterschiedliche Angaben machen, wenn sie zu Beschwerden oder Problemen des Kindes befragt werden. Während für eher verhaltensorientierte bzw. gut beobachtbare Beschwerdenbereiche wie die Expansiven Verhaltensstörungen oder Ausscheidungsstörungen gute bis befriedigende Übereinstimmungen beobachtet werden konnten, fallen die Übereinstimmungskoeffizienten für "internale" Beschwerdenbereiche wie Angststörungen oder Depressive Störungen nur mäßig aus. Die höchsten Übereinstimmungen fanden wir bei den Ausscheidungsstörungen, einem Beschwerdenkomplex, der klar definiert ist und für andere gut beobachtbar ist. Geringer fallen die Übereinstimmungskoeffizienten jedoch schon aus, wenn die zu beurteilenden Beschwerdenbereiche zwar von außen beobachtbar sind, aber vom subjektiven Urteil des Befragten abhängen, wie dies etwa bei den Expansiven Verhaltensstörungen der Fall ist. Gerade bei diesem Beschwerdenkomplex muß davon ausgegangen werden, daß sich die Symptomatik für Eltern und Kind sehr unterschiedlich darstellt. So fühlen sich die Eltern in der Regel von der Symptomatik des Kindes (z.B. Unruhe des Kindes oder häufige Wutausbrüche) mehr beeinträchtigt als das Kind selbst, was sich auch in den Antworten der Betreffenden widerspiegeln dürfte und somit in einer unterschiedlichen Einschätzung der Symptomatik resultiert.

Die schlechtesten Übereinstimmungskoeffizienten wurden für die Angststörungen beobachtet. Dieses Ergebnis wird verständlich, wenn man in Betracht zieht, daß sich hier alle Angaben der Eltern und des Kindes auf die innere Befindlichkeit des Kindes beziehen, die nur begrenzt anhand offener Verhaltensweisen beobachtbar ist. Zieht man zu diesem Befund das Ergebnis in Betracht, daß Angststörungen von Kindern signifikant häufiger angegeben werden als von deren Eltern bzw. Erziehungspersonen, so ist dies ein Hinweis darauf, daß insbesondere für die Einschätzung der inneren Befindlichkeit des Kindes die Angaben des Kindes selbst unerläßlich sind.

Ein weiteres interessantes Ergebnis der vorliegenden Studie war, daß bei den Expansiven Verhaltensstörungen Erziehungspersonen und Kinder bessere Übereinstimmungen in bezug auf die psychischen Beschwerden des Kindes erzielten als Eltern und deren Kinder. Darüber hinaus konnten bei dieser Störungsgruppe Alterseffekte in der Hinsicht beobachtet werden, daß jüngere Kinder bessere Übereinstimmungen mit den Eltern bzw. Erziehungspersonen erzielten als ältere Kinder. Für diese Befunde könnten verschiedene Faktoren eine Rolle spielen. Der Alterseffekt ist möglicherweise damit zu erklären, daß sich jüngere Kinder mehr an den Maßstäben ihrer Eltern und Erziehungspersonen orientieren als etwa Jugendliche. Gerade bei den Diagnosen der Expansiven Verhaltensstörungen, die eher subjektive Einschätzungen erfordern, dürfte dies eine Rolle spielen. Das Ergebnis, daß Erziehungspersonen und Kinder der Langzeitstation Wülfingerode bei der Oberklasse der Expansiven Verhaltensstörungen besser übereinstimmen als Eltern mit ihren Kindern aus anderen Einrichtungen, könnte möglicherweise ein Resultat der Einrichtungen sein, aus denen die Kinder rekrutiert wurden. Auf der Langzeitstation wurden Verhaltensweisen, wie sie bei den Expansiven Verhaltensweisen auftreten, durch deutliche Maßnahmen sanktioniert (z.B. in die Ecke stellen). Das heißt, diese Kinder und Erziehungspersonen verfügten über gemeinsame Regeln, ab welchem Ausmaß expansive Verhaltensweisen als ausgeprägt betrachtet werden, was möglicherweise in der besseren Übereinstimmung zum Ausdruck kommt.

Bei der Interpretation der hier berichteten Ergebnisse muß in Betracht gezogen werden, daß die Übereinstimmung von Elternteil bzw. Erziehungsperson und Kind natürlich auch von der Reliabilität der Eltern- und Kinderangaben abhängig ist. Die Ergebnisse unserer Untersuchungen zur Reliabilität des Kinder-DIPS weisen darauf hin, daß die Reliabilitäten insgesamt befriedigend bis gut sind, jedoch im Vergleich zu den berichteten Reliabilitäten für psychische Störungen des Erwachsenenalters geringer ausfallen (Schneider et al. 1992). Somit könnte ein Teil der mangelnden Eltern-Kind-Übereinstimmung auch auf die nur befriedigende Reliabilität des Kinder-DIPS zurückzuführen sein.

Zusammenfassend läßt sich festhalten, daß die Befunde der vorliegenden Studie darauf hinweisen, daß Eltern und Kinder unterschiedliche Angaben zu Beschwerdenbereichen des Kindes machen. Dieses Ergebnis sollte jedoch nicht in der Hinsicht mißverstanden werden, daß einer der beiden Informanten falsche Angaben macht. Vielmehr weist dieser Befund auf die unterschiedlichen Sichtweisen von Eltern und Kindern bei der Beurteilung möglicher psychischer Beschwerden des Kindes hin. Eine Konsequenz muß daher sein, sowohl Eltern **und** Kinder zu den psychischen Beschwerden des Kindes zu befragen. Es ist nicht ausreichend, lediglich die Eltern oder Erziehungspersonen über die Beschwerden des Kindes zu befragen. Dies würde ein Verlust wichtiger diagnostischer Informationen insbesondere bei den internalen Beschwerdebereichen bedeuten.

Durchführung und Auswertung des Kinder-DIPS

Aus den vorangegangenen Kapiteln ist ersichtlich geworden, daß mit dem Kinder-DIPS eine zuverlässige Diagnostik psychischer Störungen bei Kindern und Jugendlichen möglich ist. Dies setzt allerdings bei allen Anwendern, wie dies für strukturierte diagnostische Interviews generell gilt, eine sorgfältige Vorbereitung und Trainingsphase voraus. Nur dann sind die von uns berichteten Reliabilitäten und Validitäten zu erreichen. In den folgenden Abschnitten sind daher die wichtigsten Hinweise für das Training, die Durchführung und die Auswertung des Kinder-DIPS dargestellt. Sie sollten sich darauf einstellen, daß Sie - je nach Vorerfahrungen mit strukturierten Interviews - bei den ersten 5 bis 10 Interviews für die Durchführung deutlich längere Zeit benötigen, da Sie noch unvertraut mit den Fragen und deren Abfolge, der Protokollierung und möglicherweise auch mit den diagnostischen Kriterien des DSM-IV und der ICD-10 sind.

Hinweise für das Training

1. Lesen Sie zunächst das Handbuch und insbesondere die Durchführungsanweisungen durch.

2. Lesen Sie den Interviewleitfaden des Kinder-DIPS (sowohl die Kinderversion als auch die Elternversion) mehrere Male sorgfältig durch und achten Sie darauf, daß Sie jede Instruktion, die Fragen und die Diagnosekriterien verstanden haben.

3. Üben Sie die Durchführung des Kinder-DIPS mit einem Kollegen, der die Rolle eines Elternteils oder eines Kindes übernehmen kann.

4. Probieren Sie das Kinder-DIPS bei "echten", möglichst repräsentativen Patienten und Eltern aus.

5. Falls möglich, überprüfen Sie Ihre Reliabilität, d.h. lassen Sie das Interview nach kurzer Zeit mit demselben Patienten und Elternteil von einem zweiten Interviewer wiederholen. Oder führen Sie die Probeinterviews in der Anwesenheit von weiteren Diagnostikern durch, die während des Gesprächs unabhängig

voneinander die Kodierung der Antworten auf dem Protokollbogen vornehmen. Anschließend sollte über die Interviewtechnik und alle abweichenden Einschätzungen und Diagnosen diskutiert werden.

Vorbereitung des Kindes und der Erziehungsperson auf das Interview

Bevor mit der Befragung begonnen wird, sollten dem Kind und der Erziehungsperson Zweck und Ablauf des Interviews erläutert werden, um z.B. auch unrealistischen Erwartungen (Analyse lebensgeschichtlicher Ereignisse, sofortiger Beginn therapeutischer Interventionen usw.) und damit Enttäuschungen oder Verärgerung vorzubeugen. Es empfiehlt sich, folgende Punkte anzusprechen:

1. Das Interview dient dazu, einen genauen Überblick über die Probleme des Kindes zu bekommen, um dann geeignete weitere Maßnahmen einleiten zu können. Deswegen werden verschiedene Bereiche angesprochen, in denen Probleme auftreten können. Möglicherweise werden nicht alle Punkte auf den Patienten zutreffen, dennoch ist es wichtig, sie zu erfragen, damit eine sorgfältige Diagnose gewährleistet werden kann.

2. Der Diagnostiker orientiert sich während des Gesprächs an einem schriftlichen Leitfaden, der die Fragen enthält, und hält die Antworten des Kindes bzw. der Erziehungsperson auf einem Protokollbogen unmittelbar schriftlich fest. Damit ist gewährleistet, daß auch alle wichtigen Informationen erfragt und nicht vergessen werden.

3. Aufgrund der Fülle an einzuholenden Informationen wird es ggf. an manchen Stellen notwendig sein, daß der Interviewer den Patienten bzw. die Erziehungsperson unterbricht und mit dem zu absolvierenden Fragenkatalog fortfährt. Dem Patienten bzw. der Erziehungsperson außerdem wichtig erscheinende Dinge können aber zu einem späteren Zeitpunkt noch ausreichend besprochen werden.

4. Die Dauer des Interviews beträgt etwa 60 Minuten, kann aber ggf. kürzer oder länger sein. Es können zwischendurch Pausen eingelegt werden.

5. Insbesondere bei dem Interview mit dem Kind ist es wichtig zu betonen, daß es keine richtigen oder falschen Antworten auf die gestellten Fragen gibt,

sondern daß es allein darauf ankommt, wie das Kind bestimmte Dinge erlebt, wie es sich in bestimmten Situationen fühlt und verhält.

6. Bevor mit der Durchführung des Interviews begonnen wird, sollte dem Patienten bzw. der Erziehungsperson die Gelegenheit gegeben werden, Fragen zu stellen.

Durchführung des Kinder-DIPS

Aufgrund der schon dargestellten Ergebnisse zur Eltern-Kind-Übereinstimmung bei der Schilderung von Symptomen sollte die Befragung der Erziehungsperson und des Kindes unabhängig und zunächst ohne die Verwendung von Informationen aus dem jeweils anderen Interview erfolgen, um eine möglichst unbeeinflußte Schilderung der Symptomatik zu erhalten. Dabei spielt es nach unserer Erfahrung keine Rolle, ob zuerst das Kind oder die Erziehungsperson befragt wird.

1. Im Interviewleitfaden befinden sich die Interviewfragen (in Kursivdruck) und Anweisungen an die Interviewer. Die Antworten der Patienten bzw. der Eltern werden im Protokollbogen notiert.

2. Das Interview beginnt mit einem Überblick über demographische Daten, die im Vordergrund stehende Symptomatik und Veränderungen in verschiedenen Lebensbereichen in jüngster Zeit. Diese Informationen sollen einen Kontext für die Beurteilung der Symptomatik, momentaner Streßfaktoren und des allgemeinen Funktionsniveaus des Kindes geben.

3. Jeder Abschnitt beginnt mit einer allgemeinen Eingangsfrage, die dem Interviewer einen ersten Eindruck über das Vorliegen des betreffenden Störungsbildes geben soll. Wenn es angemessen ist, ermöglichen die Instruktionen das Auslassen von weiteren Fragen, die für den betreffenden Patienten nicht relevant sind. Falls z.B. keine depressive Stimmung und auch kein Interesseverlust vorliegt, so müssen die anderen Symptome eines Schweren Depressiven Syndroms nicht mehr abgefragt werden. Falls aber noch Unsicherheit über das Vorliegen von Symptomen besteht, sollten auf jeden Fall die weiteren Fragen gestellt werden.

4. Mit dem Kinder-DIPS ist sowohl die Erfassung derzeitiger als auch früherer Symptomatik möglich. Es empfiehlt sich, insbesondere beim Interview mit dem Kind, die zu einer Störung gehörenden Kriterien nacheinander auf

einen Zeitraum bezogen zu erfragen (d.h. erst alle Fragen bezogen auf derzeitige Symptome einer Aufmerksamkeits- und Hyperaktivitätsstörung, danach, falls erforderlich, alle Fragen bezogen auf frühere Symptome einer Aufmerksamkeits- und Hyperaktivitätsstörung stellen) und nicht jeweils pro Kriterium beide Zeiträume abzufragen.

5. Falls Fragen "Platzhalter" enthalten, so sollen hier die entsprechenden eigenen Worte der Patienten bzw. Erziehungspersonen benutzt werden.

6. Dort, wo unter einer Frage "beschreiben" steht, soll der Interviewer ein Beispiel oder eine Beschreibung des Phänomens notieren. Diese Verhaltensbeschreibungen verhindern, daß einfach "JA"-Antworten auf vielleicht falsch verstandene Fragen akzeptiert werden.

7. Bei den meisten Symptomen wird deren Häufigkeit auf einer 4-Punkte-Skala eingeschätzt. In den Abschnitten Paniksyndrom, Spezifische Phobie, Zwangssyndrom und Schweres Depressives sowie Dysthymes Syndrom werden auf einer 5-Punkte-Skala Einschätzungen des Schweregrades bzw. der Intensität der körperlichen Symptome vorgenommen. Hier soll für jedes typische Symptom der Schweregrad eingeschätzt werden. Symptome, die nur manchmal erlebt werden, aber nicht typisch sind, sollen in Klammern eingetragen werden.

8. In den Abschnitten Paniksyndrom, Agoraphobie, Spezifische Phobie und Sozialphobie werden auf einer 5-Punkte-Skala separate Ratings für das Ausmaß des Vermeidungsverhaltens und der Angstintensität erhoben. Für jeden Punkt der Skala werden 2 Beschreibungen gegeben: eine für das Ausmaß der Angst in der Situation und eine für den Grad der Vermeidung.

9. Am Ende jedes Interviewabschnittes wird auf einer 5-Punkte-Skala die subjektive Beeinträchtigung (Schule, Arbeit, Reisen, Freizeit, sonstige Aktivitäten) durch die betreffende Störung eingeschätzt.

10. Nach Beendigung des Interviews kodiert der Interviewer die Diagnosekriterien am Ende jeder Sektion und füllt das letzte Blatt "Klinische Einschätzungen und Diagnosen" des Protokollbogens aus.

Grundregeln zum Kinder-DIPS

1. Verwenden Sie den Überblick, um die Sichtweise des Kindes bzw. der Erziehungsperson über die Probleme des Kindes und den allgemeinen Kontext dieser Probleme kennenzulernen. Es geht noch nicht darum, spezifische Symptome oder Diagnosen abzuklären.

2. Stellen Sie die Fragen möglichst so, wie sie dastehen; ihr Wortlaut wurde sorgfältig ausgesucht. Allerdings ist es insbesondere beim Kinder-Interview an einigen Stellen sinnvoll, statt der Formulierungen des Kinder-DIPS Begriffe zu verwenden, die dem Alter oder dem Sprachgebrauch des gerade untersuchten Kindes oder Jugendlichen besser entsprechen. Im Kinder-DIPS wurden die für einen möglichst großen Altersbereich passenden Formulierungen verwendet, dieses Vorgehen stellt an einigen Punkten demzufolge einen Kompromiß dar.

3. Zusätzliche Fragen sind erlaubt, lassen Sie sich nicht von der Struktur des Interviews davon abhalten, mehrdeutige Antworten zu klären.

4. Machen Sie Gebrauch von Ihrer Einschätzung des Symptoms, berücksichtigen Sie dabei jede Ihnen verfügbare Information und konfrontieren Sie die Patienten (natürlich vorsichtig) mit Antworten, die von anderen Informationen abweichen. Sie müssen die Antworten der Patienten nicht unbedingt akzeptieren, wenn Sie Grund zu der Annahme haben, daß sie falsch sind.

5. Versichern Sie sich, daß den Patienten klar ist, wonach Sie fragen. Es kann notwendig sein, Fragen zu wiederholen, umzuformulieren oder nachzufragen.

6. Vergewissern Sie sich, daß die Patienten und Sie sich jeweils auf denselben Zeitraum beziehen. Nehmen Sie nicht einfach an, daß die beschriebenen Symptome zeitlich zusammenfallen, bevor Sie den Zeitraum geklärt haben.

7. Achten Sie nicht ausschließlich darauf, eine Antwort auf die jeweilige Kinder-DIPS-Frage zu erhalten. Es geht immer darum, das betreffende Kriterium beurteilen zu können.

8. Versichern Sie sich, daß vorhandene Symptome auch diagnostisch relevant sind. Wenn z.B. ein Patient berichtet, immer Schlafstörungen gehabt zu haben, so kann dies nicht als Symptom für ein derzeitiges Schweres Depressives Syndrom gewertet werden (es sei denn, die Schlafstörungen hätten sich für diesen Zeitraum verschlimmert).

Richtlinien für die Diagnose

Mit dem Kinder-DIPS kann, je nach Wunsch des Diagnostikers, eine Diagnostik auf der Grundlage des DSM-IV oder der ICD-10 oder auch - im Sinne eines polydiagnostischen Ansatzes - auf der Grundlage beider Klassifikationssysteme vorgenommen werden.

Alle mit dem Kinder-DIPS diagnostizierbaren psychischen Störungen werden sowohl im DSM-IV als auch in der ICD-10 auf der Achse I kodiert. Sie sollten anhand der Kriterienchecklist, die sich im Protokollbogen jeweils am Ende eines Interviewabschnittes befindet, überprüfen, ob die Kriterien für die verschiedenen Störungen erfüllt sind. Dazu sind die vollständigen Diagnosekriterien im Interviewleitfaden immer im Anschluß an die Fragen zu den einzelnen Störungsbereichen aufgeführt. Hinter der Auflistung der DSM-IV- bzw. ICD-10-Kriterien steht jeweils die Nummer der Fragen, durch die das Kinder-DIPS diese Kriterien abfragt. Bei der Diagnosestellung sollten weiterhin folgende Punkte beachtet werden:

1. Für eine Diagnose nach DSM-IV und ICD-10 müssen alle Kriterien erfüllt sein.

Im klinischen Alltag räumen wir jedoch auch Abweichungen von dieser Regel ein, z.B. wenn das Zeitkriterium von 6 Monaten nicht erfüllt wird, da der Patient erst seit 5 Monaten die entsprechende Symptomatik aufweist. Die Diagnose sollte dann gestellt werden, möglichst aber mit dem Vermerk, daß das Zeitkriterium nicht ganz erfüllt wurde. In keinem Fall sollte einem Patienten aus diesem Grund eine Therapie verweigert werden.

Liegen beim Kind oder Jugendlichen isoliert auftretende Symptome z.B. einer Störung des Sozialverhaltens vor, die Anlaß zur Beratung oder Therapie geben, die aber nicht ausreichend sind, um die Diagnose einer Störung des Sozialverhaltens zu stellen, sieht das DSM-IV in solchen Fällen weiterhin sog. V-Kodierungen vor, durch die derartige Symptome vermerkt werden können. Eine genaue Beschreibung dazu findet sich im DSM-IV- Handbuch.

2. Für jede Diagnose wird der Schweregrad auf einer Skala von 0-8 eingeschätzt.

Auch in diese Einschätzung sollte das klinische Urteil des Diagnostikers einfließen, d.h. die Einschätzung sollte nicht nur auf den Angaben der Patienten bzw. Erziehungspersonen beruhen. Spätestens ab einem Schwere-grad von 4 kann eine Diagnose als klinisch relevant interpretiert werden.

3. DSM-IV und ICD-10 erlauben multiple Diagnosen (Prinzip der Komorbidität).

Aber: Eine zusätzliche Diagnose wird nicht gegeben, wenn die Symptome Teil einer anderen Störung sind (s. hierzu die Anmerkungen im Abschn. Differentialdiagnostische Aspekte, S. 79).

4. Es wird zwischen primären und zusätzlichen Diagnosen unterschieden.

Erfüllt ein Patient die Kriterien für mehrere Störungen, so wird eine Gewichtung nach dem Schweregrad vorgenommen (klinische Beurteilung). Die Unterteilung in primäre und zusätzliche Diagnose richtet sich nach dem Schweregrad, nicht etwa nach der zeitlichen Abfolge. Liegen zwei Störungen gleichen Schweregrades vor, so können beide als primäre Diagnosen eingestuft werden. Es sollten allerdings möglichst nicht mehr als 2 primäre Diagnosen gegeben werden.

5. Es können früher vorhandene Störungen diagnostiziert werden.

Sind alle Symptome einer vormals vorhandenen Störung zum Interviewzeitpunkt vollständig abgeklungen, wird die Störung als früher vorhanden bzw. als "in Remission" diagnostiziert. Liegen derzeitig nur noch wenige Symptome einer früher vollständig vorhandenen Störung vor, so wird die Diagnose "in partieller Remission" gegeben.

6. Bildung der zusammengesetzten Diagnose aus Eltern- und Kinderinterview

Aufgrund der Ergebnisse aus den zitierten Studien (Übersicht bei Klein 1991) sowie unserer eigenen Ergebnisse zur Reliabilität und Eltern-Kind-Übereinstimmung mit dem Kinder-DIPS empfehlen wir für die Bildung der zusammengesetzten Diagnose aus dem Eltern- und Kinderinterview im Falle der Nichtübereinstimmung folgendes Vorgehen:

(1) Bei der zeitlichen Einordnung von Symptomen und bei der Diagnostik von früheren Störungen sollten Elterninformationen stärker gewichtet werden.

(2) Bei sog. "internalisierenden" emotionalen bzw. die innere Befindlichkeit betreffenden Störungen (z.B. Angststörungen, Depressiven Störungen) sollten die Informationen der Kinder oder Jugendlichen stärker gewichtet werden.

(3) Bei sog. "externalisierenden" verhaltensbetonten Störungen (z.B. Aufmerksamkeits- und Hyperaktivitätsstörung, Störung mit Oppositionellem Trotzverhalten) sollten Elterninformationen stärker gewichtet werden.

7. Multiaxiale Beurteilung

Sowohl das DSM-IV als auch die ICD-10 sind multiaxiale Klassifikationssysteme, d.h. es wird eine Einschätzung verschiedener Zustände oder Belastungsfaktoren einer Person auf verschiedenen Achsen vorgenommen, um dadurch eine bessere Systematik zu gewährleisten und eine Vermischung verschiedener Informationen und Einflußfaktoren zu vermeiden. Nachfolgend werden die Achsen beider Systeme kurz aufgeführt. Mithilfe des Kinder-DIPS kann die Achse I beider Klassifikationssysteme kodiert werden. Für eine genauere Beschreibung zur Einschätzung der weiteren Achsen, die wir für das Verständnis der Symptomatik insbesondere bei Kindern und Jugendlichen als sehr sinnvoll erachten (z.B. die Einschätzung der Intelligenz oder der Schwere psychosozialer Belastungsfaktoren), verweisen wir auf die entsprechenden Handbücher des DSM-IV und der ICD-10 sowie auf das kürzlich revidierte *Multiaxiale Klassifikationsschema für psychiatrische Erkrankungen im Kindes- und Jugendalter nach ICD-10* von Remschmidt und Schmidt (1993). Zur Einschätzung der Achse V und VI der ICD-10 wurden weitere spezifische Erhebungsinstrumente entwickelt (Poustka und Bästlein 1990; Marcus et al. 1993).

Beschreibung der Achsen im DSM-IV

Achse I: Klinische Syndrome und Zustände, die nicht einer psychischen Störung zuzuschreiben sind, aber Anlaß zur klinischen Beobachtung oder Behandlung geben (V-Kodierungen)
Achse II: Persönlichkeitsstörungen und Intelligenzminderungen
Achse III: Körperliche Störungen und Zustände
Achse IV: Psychosoziale Belastungsfaktoren
Achse V: Psychosoziales Funktionsniveau

Beschreibung der Achsen in der ICD-10

1. Erwachsenenpsychiatrischer Bereich

Achse Ia: Klinisch-psychiatrisches Syndrom (enthält auch Persönlichkeitsstörungen, Intelligenzminderung und Entwicklungsstörungen)
Achse Ib: Körperliche Störungen und Zustände
Achse II: Psychosoziale und Umweltfaktoren
Achse III: Ausmaß der sozialen Anpassung oder Behinderung

2. Kinder- und jugendpsychiatrischer Bereich

Achse I: Klinisch-psychiatrisches Syndrom
Achse II: Umschriebene Entwicklungsstörungen
Achse III: Intelligenzniveau
Achse IV: Körperliche Symptomatik
Achse V: Assoziierte aktuelle abnorme psychosoziale Umstände
Achse VI: Globalbeurteilung der psychosozialen Anpassung

Glossar der mit dem Kinder-DIPS diagnostizierbaren psychischen Störungen

Um neben der ausschließlichen Aneinanderreihung von Diagnosekriterien einen zusammenhängenden Eindruck von den im DSM-IV und in der ICD-10 definierten Störungsbildern zu bekommen, werden nachfolgend die typischen Merkmale der einzelnen mit dem Kinder-DIPS diagnostizierbaren psychischen Störungen beschrieben. Die Diagnosenamen stimmen in den beiden Klassifikationssystemen nicht immer überein. Bei geringen Unterschieden orientieren sich die Bezeichungen am DSM-IV und auf die Nennung der ICD-10-Bezeichnung wird aus Gründen der Übersichtlichkeit verzichtet. Die exakten Diagnosebezeichnungen sowie die Aufzählung aller Diagnosekriterien findet sich im Interviewleitfaden zum Kinder-DIPS.

Aufmerksamkeits- und Hyperaktivitätsstörung
(DSM-IV: 314.00, 314.01, ICD-10: F90)

Die Hauptmerkmale der Aufmerksamkeits- und Hyperaktivitätsstörung sind eine übermäßige Aktivität des Kindes ("Zappelphilipp"), eine starke Impulsivität (das Kind kann nicht abwarten, bis es beim Spiel an der Reihe ist, platzt in Aktivitäten anderer hinein, stört in der Schule den Unterricht) sowie eine geringe Aufmerksamkeitsspanne (Schwierigkeiten, der Aufgabenstellung zu folgen, Aufgaben zu Ende zu führen). Die Symptome können in verschiedenen Lebensbereichen in unterschiedlicher Intensität auftreten oder auch ganz ausbleiben, wenn das Kind etwas Spannendes erlebt oder wenn es für sein Verhalten gelobt wird. Dies kann auch während des Interviews der Fall sein. Altersspezifisch fällt bei jüngeren Kindern vor allem die motorische Unruhe, bei älteren Kindern eher die Störung der Aufmerksamkeit auf. Jungen sind von der Aufmerksamkeits- und Hyperaktivitätsstörung häufiger betroffen als Mädchen. Insbesondere wenn die Kinder durch ihr Verhalten Schwierigkeiten im Umgang mit Gleichaltrigen oder Erwachsenen haben oder auch in ihrer schulischen Leistungsfähigkeit eingeschränkt sind, besteht häufig ein erheblicher Leidensdruck bei den betroffenen Kindern und Jugendlichen.

Störung mit Oppositionellem Trotzverhalten
(DSM-IV: 313.81)
Störung des Sozialverhaltens mit oppositionellem aufsässigem Verhalten
(ICD-10: F91.3)

Kinder mit dieser Störung sind oft trotzig, streitsüchtig und verlieren schnell die Nerven. Die meisten der für die Diagnosestellung relevanten Verhaltensweisen bzw. Symptome treten insbesondere in bestimmten Lebensphasen bei allen Kindern auf. Die Störung sollte also nur dann diagnostiziert werden, wenn die Häufigkeit der Symptome das übliche Ausmaß deutlich überschreitet und zu Behinderungen im Alltag führt. In vielen Fällen ist es so, daß die Symptome vor allem im Umgang mit vertrauten Personen auftreten (z.B. wenn das Kind zu Hause ist) und sich das Kind dagegen z.B. in der Schule völlig adäquat verhält.

Störung des Sozialverhaltens
(DSM-IV: 312.80, ICD-10: F91)

Diese Störung ist gekennzeichnet durch wiederholt auftretende, vor allem aggressive und delinquente Verhaltensweisen, die entweder alleine oder in einer Gruppe ausgeführt werden und durch die die gesellschaftlichen Normen bzw. die Rechte anderer Personen mißachtet werden. Dies unterscheidet die Störung von der Störung mit Oppositionellem Trotzverhalten. Bei vielen Patienten sind weitere psychische Störungen, vor allem Angststörungen und depressive Störungen, gleichzeitig vorhanden.

Funktionelle Enuresis
(DSM-IV: 307.60, 787.60, ICD-10: F98.0)
Funktionelle Enkopresis
(DSM-IV: 307.70, ICD-10: F98.1)

Diese beiden Störungen der Ausscheidungsfunktionen sind gekennzeichnet durch wiederholtes Einnässen bzw. Einkoten tagsüber oder in der Nacht, ohne daß eine organische Ursache hierfür vorliegt. Funktionelle Enuresis und Funktionelle Enkopresis treten häufig im Rahmen von belastenden Situationen, mit anderen psychischen Problemen oder psychischen Störungen auf, insbesondere mit Alpträumen, Ängsten und Angststörungen oder mit oppositionellen Verhaltensweisen bzw. Expansiven Verhaltensstörungen. Jungen sind offenbar von beiden Störungen häufiger betroffen als Mädchen.

Schweres Depressives Syndrom
(DSM-IV: 296.2 und 296.3, ICD-10: F32 und F33)
Dysthymes Syndrom
(DSM-IV: 300.40, ICD-10: F34.1)

Diese Diagnosen kennzeichnen eine Stimmungs- und Antriebsstörung, bei der spezifische Auslösefaktoren nicht immer zu erkennen sind und die weit über eine normale Reaktion (z.B. Trauerreaktion) hinausgeht. Das Hauptkennzeichen beider Störungen ist eine gedrückte, traurige Stimmung und zusätzlich meistens ein massiver Interesseverlust an Dingen, die normalerweise Freude machen. Bei Kindern steht statt einer gedrückten traurigen Stimmung häufig eine übermäßige Reizbarkeit und innere Unruhe im Vordergrund. Daneben sind typischerweise der Schlaf und der Appetit verändert, und die Patienten klagen über Konzentrations- und Entscheidungsschwierigkeiten. Gefühle der Schuld und Wertlosigkeit können in schweren Fällen wahnhaften Charakter annehmen (z.B. Schuldwahn, nihilistischer Wahn). Der Verlauf der Störung ist oft episodisch. Beim Schweren Depressiven Syndrom können mehrere kurze, aber schwere Episoden vorkommen, während das Dysthyme Syndrom durch einen langanhaltenden, aber vergleichsweise milderen Verlauf gekenn-zeichnet ist. Im DSM-IV wird ein Dysthymes Syndrom bei Kindern schon nach einer Symptomdauer von 1 Jahr (Erwachsene: 2 Jahre) diagnostiziert.

Störung mit Trennungsangst
(DSM-IV: 309.21)
Emotionale Störung mit Trennungsangst des Kindesalters
(ICD-10: F93.0)

Das Hauptmerkmal der Störung mit Trennungsangst ist eine übermäßig starke Angst - bei älteren Kindern schon in Erwartung - oder unmittelbar bei einer Trennung von Bezugspersonen. Die Kinder befürchten, den Eltern oder ihnen selbst könnte in solchen Situationen etwas Schlimmes zustoßen, was sie dauerhaft voneinander trennen würde. Das Kind vermeidet es, abends alleine, ohne Licht oder bei geschlossener Tür einzuschlafen, alleine zu Hause zu bleiben, bei Freunden zu übernachten oder zur Schule zu gehen. In Verbindung mit Trennungssituationen kommt es zu einer gereizten, aggressiven oder auch apathischen Stimmung sowie körperlichen Symptomen wie Bauch- oder Kopfschmerzen. Häufig erst wenn der Schulbesuch des Kindes gefährdet ist, wird professionelle Hilfe in Anspruch genommen. Die Störung mit Trennungsangst weist eine hohe Komorbidität mit dem Generalisierten Angstsyndrom (DSM-III-R: Störung mit Überängstlichkeit) und mit Affektiven Störungen auf.

Paniksyndrom ohne Agoraphobie
(DSM-IV: 300.01, ICD-10: F41.0))
Paniksyndrom mit Agoraphobie
(DSM-IV: 300.21, ICD-10: F40.01)
Agoraphobie ohne Anamnese eines Paniksyndroms
(DSM-IV: 300.22,ICD-10: F40.0)

Patienten mit einem Paniksyndrom erleben wiederholt auftretende, zeitlich umschriebene und meist als spontan erlebte Angst- bzw. Panikanfälle oder haben eine anhaltende Erwartungsangst, daß solche Anfälle erneut auftreten können. Die Angstanfälle äußern sich als ein Zustand intensiver Furcht und sind mit einer Vielzahl körperlicher (u.a. Herzklopfen, -stolpern, -rasen, Benommenheit bzw. Schwindel, Dyspnoe, Magen-Darm-Beschwerden) und kognitiver Symptome (Angst zu sterben, verrückt zu werden oder die Kontrolle zu verlieren) verbunden. Der Angstanstieg findet sehr schnell statt, die durchschnittliche Dauer von Angstanfällen beträgt 30 Minuten. Viele Patienten vermeiden im Laufe der Zeit Situationen, in denen Angstanfälle aufgetreten sind oder von denen sie fürchten, daß dort Angstanfälle auftreten könnten. In diesen Fällen diagnostiziert man ein Paniksyndrom mit Agora-phobie. Typische agoraphobische Situationen sind öffentliche Orte, bei denen im Falle eines Angstanfalls die Flucht besonders schwierig oder peinlich wäre. Die Annahme, daß vor allem jüngere Kinder aufgrund ihres kognitiven Ent-wicklungsstandes keine Angstanfälle erleben, ist inzwischen in zahlreichen empirischen Studien widerlegt worden.

Spezifische (Isolierte) Phobie
(DSM-IV: 300.29, ICD-10: F40.2)
Phobische Störung des Kindesalters
(ICD-10: F93.1)

Spezifische Phobien sind gekennzeichnet durch eine dauerhafte, von den Patienten selbst als unangemessen erlebte, intensive Furcht und Vermeidung spezifischer Objekte oder Situationen. Die häufigsten Phobien betreffen Tiere (z.B. Spinnen, Schlangen, Hunde), Höhen, enge Räume, Spritzen oder den Anblick von Blut oder Verletzungen. Die Diagnose sollte insbesondere bei

Kindern sorgfältig abgewogen und nur dann gegeben werden, wenn die Angst über ein normales bzw. weit verbreitetes und altersentsprechendes Maß deutlich hinausgeht und bei den Betroffenen ein erhebliches Ausmaß an Behinderung und Leiden verursacht.

Schulphobie

Die Schulphobie ist an sich keine eigenständige Störung im DSM-IV und in der ICD-10. Sie wird im Kinder-DIPS jedoch im Rahmen der spezifischen Phobie gesondert aufgeführt und erfragt, weil diese Störung häufig nur ungenügend von der Störung mit Trennungsangst, der Sozialphobie oder der Schulverweigerung (z.B. im Rahmen der Störung des Sozialverhaltens) abgegrenzt wird. Kinder mit einer Schulphobie haben große Angst vor spezifischen Dingen, Situationen (bestimmte Unterrichtsstunden) oder Personen (Lehrer, Mitschüler) in der Schule. Aus diesem Grund versuchen sie, den Schulbesuch möglichst zu vermeiden bzw. können ihn nur unter großer Angst aushalten.

Sozialphobie
(DSM-IV: 300.23, ICD-10: F40.1)

Die Sozialphobie ist gekennzeichnet durch eine dauerhafte, von den Patienten selbst als unangemessen erlebte Furcht vor einer möglichen Bewertung durch andere Personen. Die Patienten befürchten in solchen Situationen zu versagen, sich lächerlich zu machen oder gedemütigt zu werden. Aus diesem Grund versuchen sie, ängstigenden Situationen ganz aus dem Wege zu gehen. In der Regel ist dadurch die soziale Kontaktfähigkeit eingeschränkt, und es besteht ein erheblicher Leidensdruck. Insbesondere bei jüngeren Kindern kann es sein, daß die Einsicht bezüglich der Unangemessenheit ihrer Ängste noch nicht vorhanden ist. Bei ihnen steht eine ausgeprägte und anhaltende Scheu und Angst bei Kontakten mit unbekannten, vor allen Dingen auch gleichaltrigen Personen, im Vordergrund. Dagegen besteht zu Familienmitgliedern häufig ein recht inniges Verhältnis.

Zwangssyndrom
(DSM-IV: 300.30, ICD-10: F42)

Zwänge können Gedanken und Handlungen betreffen. Zwangsgedanken sind anhaltende bzw. sich wiederholende Ideen, Gedanken, Vorstellungen oder Impulse, die den Betroffenen als sehr aufdringlich und zumindest anfangs auch als lästig oder unsinnig erscheinen (z.B. eine geliebte Person umbringen, Blasphemien). In Abgrenzung zu psychotischen Symptomen erkennen die Betroffenen, daß dies ihre eigenen Gedanken sind und ihnen nicht etwa von außen eingegeben wurden. Die Patienten versuchen, die Zwangsgedanken zu ignorieren oder durch Rituale (häufig in Form von Zwangshandlungen) zu neutralisieren. Zwangshandlungen sind wiederholte, absichtliche und nach festgelegten Regeln bzw. stereotyp ausgeführte Verhaltensweisen, meistens verbunden mit der Absicht, gefürchtete Unannehmlichkeiten oder Katastrophen zu verhindern (z.B. zwanghaftes Händewaschen aus Angst vor einer Infektion). Während Zwangsgedanken also in der Regel Angst induzieren, werden Zwangshandlungen mit dem Ziel der Angstreduktion ausgeführt. Obwohl das Zwangsverhalten zunächst zu einer Spannungsreduktion führt, wird es dennoch als übertrieben, sinnlos und wenig lustvoll erlebt. Die häufigsten Zwangshandlungen betreffen Säubern, Kontrollieren, Zählen.

Generalisiertes Angstsyndrom
(DSM-IV: 300.02)
Generalisierte Angststörung des Kindesalters
(ICD-10: F93.80)

Kinder oder Jugendliche mit dieser Störung machen sich übermäßig starke oder unbegründete und nichtkontrollierbare Sorgen über verschiedene Situationen und Lebensbereiche: Sorgen über "Kleinigkeiten" wie Unpünktlichkeit, Sorgen darüber, sich richtig verhalten zu haben, gut genug im Sport zu sein oder genug Freunde zu haben. Viele Kinder haben ein starkes Bedürfnis nach Anerkennung und Rückmeldung über erbrachte Leistungen oder ihr sonstiges Verhalten. Kennzeichnend für die Störung ist weiterhin das Auftreten körperlicher Symptome der Nervosität und Anspannung.

Posttraumatische Belastungsstörung
(DSM-IV: 309.81, ICD-10: F43.1)

Die Posttraumatische Belastungsstörung ist gekennzeichnet durch eine länger als einen Monat andauernde Symptomatik, die nach einer außergewöhnlichen Belastungssituation bzw. Belastungsphase auftritt (z.B. Natur- oder durch Menschen absichtlich verursachte Katastrophen, Unfälle, Mißhandlungen, Vergewaltigung, sexueller Mißbrauch). Das traumatische Ereignis wird z.B. durch (Alp)träume oder durch Spiele, die das Trauma thematisieren, wiedererlebt. Daneben werden Reize vermieden, die mit dem belastenden Ereignis zusammenhängen. Dies kann bis zur psychogenen Amnesie reichen. Weitere typische Symptome sind einerseits emotionale Taubheit ("Abstumpfung"), andererseits aber auch Symptome einer erhöhten Sensitivität und Anspannung. Das Gefühl, eine eingeschränkte Zukunft zu haben, kann sich bei Kindern auch darin äußern, daß sie glauben, zukünftige negative Geschehnisse vorhersagen zu können.

Anorexia nervosa
(DSM-IV: 307.10, ICD-10: F50.0)

Hauptmerkmal der Anorexia nervosa ist eine anhaltende Weigerung, genügend zu essen, um ein auch nur annähernd angemessenes Körpergewicht aufrecht zu erhalten, was sich in einem schweren Untergewicht sowie bei Mädchen und Frauen Amenorrhoe (es sei denn, die Patientinnen nehmen orale Kontrazeptiva) äußert. Die Betroffenen haben trotz Untergewicht eine erhebliche Furcht, zuzunehmen und empfinden sich auch in diesem Zustand an bestimmten Teilen des Körpers als zu dick. Häufig versuchen die Patienten mit übertriebenem Sport, Mißbrauch von Abführmitteln oder Appetitzüglern ihr Gewicht noch weiter zu reduzieren. Von dieser Störung sind vor allem junge Frauen betroffen. Viele der Patienten zeigen keine Krankheitseinsicht. Viele entwickeln im Laufe der Zeit zusätzliche bulimische Symptome. Auch der Übergang in eine Bulimia nervosa ist häufig.

Bulimia nervosa
(DSM-IV: 307.51, ICD-10: F50.2)

Hauptkennzeichen dieser Eßstörung sind wiederholte Eßanfälle, bei denen in sehr kurzer Zeit sehr viel und meist hochkalorische Nahrung gegessen wird. Während des Eßanfalls kommt es zum Gefühl des Kontrollverlusts (nicht mehr aufhören zu können). Auch Patienten mit Bulimia nervosa haben eine starke Angst vor dem Dickerwerden und greifen daher zu drastischen Gegenmaßnahmen, um eine Gewichtszunahme durch die Eßanfälle zu verhindern: willentlich herbeigeführtes Erbrechen, Mißbrauch von Abführmitteln oder Appetitzüglern, rigoroses Fasten. Die Eßanfälle finden meist heimlich statt. Zu Beginn des Eßanfalls erleben die Patienten häufig das Gefühl einer Spannungsreduktion, nach Beendigung des Eßanfalls und vor allem nach dem Erbrechen herrschen dagegen eine depressive Stimmung und massive Schuldgefühle vor. Auch von dieser Störung sind in der Mehrzahl junge Frauen betroffen. Die Patienten sind (in Abgrenzung zur Anorexia nervosa) meist normalgewichtig.

Differentialdiagnostische Aspekte

DSM-IV und ICD-10 verfolgen das Prinzip der Komorbidität, d.h. bei einer Person können gleichzeitig mehrere psychische Störungen diagnostiziert werden. Es gilt jedoch die Regel, daß eine Diagnose dann nicht gestellt wird, wenn die Symptomatik eindeutig als Teil einer anderen Störung aufgefaßt werden kann. Treffen z.B. die Kriterien für eine Spezifische Phobie (z.B. Höhenangst) zu, gleichzeitig aber auch die Kriterien für eine Agoraphobie, würde nur eine Agoraphobie diagnostiziert. Nachfolgend werden die wichtigsten dieser hierarchischen Regeln sowie weitere differentialdiagnostische Aspekte dargestellt. An dieser Stelle sei auch auf die Entscheidungsbäume im DSM-IV verwiesen, die ebenfalls eine wertvolle Hilfestellung bei differentialdiagnostischen Fragen geben können.

Störung mit Oppositionellem Trotzverhalten - Störung des Sozialverhaltens

Bei der Störung mit Oppositionellem Trotzverhalten werden im Gegensatz zur Störung des Sozialverhaltens die gesellschaftlichen Normen nicht über-schritten. Treffen bei einer Person die Kriterien für beide Störungen zu, so wird nur die Diagnose Störung des Sozialverhaltens gegeben.

Schweres Depressives Syndrom (SDS) - Dysthymes Syndrom (DS)

Diese Diagnosekategorien sollen die bisherige Unterscheidung zwischen endogener (psychotischer) und reaktiver (neurotischer) Depression ablösen, die sich in zahlreichen empirischen Studien als wenig reliabel und valide herausgestellt hat. Insbesondere im DSM-IV wird lediglich zwischen der Intensität und dem zeitlichen Verlauf der Symptomatik unterschieden. Man nimmt keinen qualitativen Unterschied beider Syndrome an. Auch bei diesem Vorgehen hat sich jedoch die Abgrenzung beider Störungen in vielen Fällen als schwierig herausgestellt.

Schweres Depressives Syndrom (SDS) oder Dysthymes Syndrom (DS) - Aufmerksamkeits- und Hyperaktivitätsstörung

Ein Schweres Depressives Syndrom oder eine Dysthyme Störung kann sich insbesondere bei Kindern und Jugendlichen in innerer Unruhe, Gereiztheit, Konzentrationsschwäche äußern, also Symptomen, die der Hyperaktivität entsprechen. Sind sowohl die Kriterien für ein Schweres Depressives Syndrom oder Dysthymes Syndrom als auch die Kriterien für die Aufmerksamkeits- und Hyperaktivitätsstörung erfüllt, so wird die Hyperaktivitätsstörung unter das SDS oder das DS subsumiert.

Schweres Depressives Syndrom (SDS) oder Dysthymes Syndrom (DS) - Störung mit Oppositionellem Trotzverhalten

Viele Symptome der Störung mit Oppositionellem Trotzverhalten charakterisieren ebenso die affektiven Störungen, wenn sich die Depression durch Symptome wie Gereiztheit, Unruhe etc. äußert. Auch hier würde dann das Oppositionelle Trotzverhalten unter das SDS oder DS subsumiert.

Schweres Depressives Syndrom (SDS) oder Dysthymes Syndrom (DS) - Generalisiertes Angstsyndrom

Bei Patienten mit einem Schweren Depressiven Syndrom oder einer Dysthymen Störung können ebenfalls die Kriterien für das Generalisierte Angstsyndrom erfüllt sein. Ist dies der Fall, so wird das Generalisierte Angstsyndrom unter das Schwere Depressive Syndrom oder das Dysthyme Syndrom subsumiert.

Störung mit Trennungsangst - Schulphobie

Viele Kinder mit Trennungsangst weigern sich, zur Schule zu gehen. Sie fürchten sich jedoch nicht, wie schulängstliche bzw. -phobische Kinder, ausschließlich vor bestimmten Aspekten der Schulsituation, sondern ihre Angst konzentriert sich auf die dadurch hervorgerufene Trennung vom Elternhaus. Bei einem schulphobischen Kind tritt die Angst z.B. auch dann auf, wenn ein Elternteil das Kind in die Schule begleitet, während dies bei trennungsängstlichen Kindern nicht der Fall ist.

Paniksyndrom - Spezifische Phobie, Sozialphobie oder Zwangssyndrom

Phobie bedeutet, daß die Angst immer in Zusammenhang mit einem bestimmten Objekt oder einer Situation auftritt, d.h. entweder schon in Antizipation des gefürchteten Objekts bzw. der gefürchteten Situation oder direkt bei Konfrontation mit dem phobischem Objekt bzw. der phobischen Situation. Angstanfälle dagegen sind dadurch charakterisiert, daß sie unerwartet, aus heiterem Himmel, auftreten. Auch Patienten mit einem Zwangssyndrom erleben häufig Angstanfälle, z.B. bei Kontamination mit Schmutz, ohne sofortige Möglichkeit des Händewaschens. Auch in diesen Fällen sind die Angstanfälle im Rahmen der Zwangssymptomatik einzuordnen, die Diagnose Paniksyndrom wird also nicht gestellt.

Schulphobie - Sozialphobie

Obwohl beide Störungen einen Überlappungsbereich aufweisen, konzentriert sich die Angst bei der Sozialphobie nicht ausschließlich auf die Schulsituation wie das bei der Schulphobie der Fall ist. Treffen bei einem Kind die Kriterien für die Sozialphobie zu und ist gleichzeitig der Schulbesuch gefährdet, so sollten beide Diagnosen gegeben werden.

Angststörungen - Depressive Störungen

Alle Angststörungen weisen eine hohe Komorbidität mit Depressiven Störungen auf. Der umgekehrte Fall, d.h. die Komorbidität von Depressiven Störungen mit Angststörungen, ist weniger häufig. In jedem Fall ist es sinnvoll, den zeitlichen Zusammenhang beider Syndrombereiche zu bestimmen. Häufig ist die depressive Symptomatik eine Folgeerscheinung und sollte dann als Zusatzdiagnose neben der Primären Angstdiagnose gegeben werden.

Anhang: Tabellen zur Reliabilität und Validität des Kinder-DIPS

Retest-Reliabilität: Primärdiagnosen

Im folgenden sind die Ergebnisse zur Retest-Reliabilität der Primärdiagnosen aufgeführt. Bei den Primärdiagnosen handelt es sich immer um eine derzeitige Diagnose, die vom Interviewer als im Vordergrund stehend gewichtet wurde. Falls also ein Interviewer die Diagnose Störung mit Trennungsangst mit Funktioneller Enuresis, der andere aber Funktionelle Enuresis mit zusätzlicher Störung mit Trennungsangst gegeben hatte, so wurde dies bei der vorliegenden Analyse als Nichtübereinstimmung gewertet (Tabellen 21-26).

Tabelle 21. Kinderversion: Retest-Reliabilität (Oberklassen, Primärdiagnosen)

DSM-III-R Oberklassen	Häufigkeiten		%	Kappa	Yule's Y
	+/+ +/-	-/+ -/-			
Expansive Verhaltens-störungen	12 11	6 66	83	.50	55
Ausscheidungs-störungen	14 5	1 75	94	.79	.87
Depressive Störungen	1 1	1 92	98	(.50)	.81
Angststörungen der Kindheit	3 7	3 82	89	(.32)	.55
Sonstige Angststörungen	2 4	0 89	96	(.48)	--
Eßstörungen	1 0	0 94	100	(1.0)	--
Keine Diagnose	32 4	20 39	75	.51	.60

Tabelle 22. Kinderversion: Retest-Reliabilität (einzelne Störungskategorien, Primärdiagnosen)

DSM-III-R Oberklassen	Häufigkeiten		%	Kappa	Yule's Y
	+/+ -/+				
	+/- -/-				
Störung mit Trennungsangst	1 2	1 91	97	(.38)	.74
Störung mit Überängstlichkeit	0 2	1 92	97	(-.01)	--
Störung mit Kontaktvermeidung	2 3	1 89	96	(.48)	.77
Paniksyndrom	1 0	0 94	100	(1.0)	--
Agoraphobie	0 1	0 94	99	--	--
Spezifische Phobie	0 1	0 94	99	--	--
Sozialphobie	1 2	0 92	98	(.49)	--
Zwangssyndrom	0 0	0 95	100	--	--

Tabelle 23. Kinderversion: Retest-Reliabilität (einzelne Störungskategorien, Primärdiagnosen)

DSM-III-R Oberklassen	Häufigkeiten		%	Kappa	Yule's Y
	+/+ -/+				
	+/- -/-				
Aufmerksamkeits- und Hyperaktivitätsstörung	4 1	5 85	94	(.60)	.78
Oppositionelles Trotzverhalten	3 3	7 82	90	(.31)	.55
Störung des Sozialverhaltens	3 4	2 86	94	(.50)	.70
Funktionelle Enuresis	13 6	1 75	93	.74	.85
Funktionelle Enkopresis	3 1	0 91	99	(.85)	--
Schweres Depressives Syndrom	0 2	0 93	98	--	--
Dysthymes Syndrom	0 0	2 93	98	--	--
Anorexia nervosa	1 0	0 94	100	(1.0)	(1.0)
Bulimia nervosa	0 0	0 95	100	--	--

Tabelle 24. Elternversion: Retest-Reliabilität (Oberklassen, Primärdiagnosen)

DSM-III-R Oberklassen	Häufigkeiten		%	Kappa	Yule's Y
	+/+ -/+				
	+/- -/-				
Expansive Verhaltens-störungen	14 4	4 32	86	.66	.66
Ausscheidungs-störungen	9 0	3 41	94	.82	--
Depressive Störungen	1 0	0 53	100	(1.0)	(1.0)
Angststörungen der Kindheit	3 1	1 48	96	(.73)	.85
Sonstige Angststörungen	0 2	1 50	94	(-.03)	--
Eßstörungen	0 0	0 54	100	--	--
Keine Diagnose	17 3	3 31	89	.77	.77

Tabelle 25. Elternversion: Retest-Reliabilität (einzelne Störungskategorien, Primärdiagnosen)

DSM-III-R Oberklassen	Häufigkeiten		%	Kappa	Yule's Y
	+/+ -/+				
	+/- -/-				
Störung mit Trennungsangst	0 0 0 53		100	--	--
Störung mit Überängstlichkeit	1 0 0 52		100	(1.0)	--
Störung mit Kontaktvermeidung	2 1 1 49		96	(.65)	.82
Paniksyndrom	0 0 0 53		100	--	--
Agoraphobie	0 0 0 53		100	--	--
Spezifische Phobie	0 0 1 52		98	--	--
Sozialphobie	0 2 0 51		96	--	--
Zwangssyndrom	0 0 0 53		100	--	--

Tabelle 26. Elternversion: Retest-Reliabilität (einzelne Störungskategorien, Primärdiagnosen)

DSM-III-R Oberklassen	Häufigkeiten		%	Kappa	Yule's Y
	+/+ -/+				
	+/- -/-				
Aufmerksamkeits- und Hyperaktivitätsstörung	7 2	1 44	95	.78	.85
Oppositionelles Trotzverhalten	5 3	3 43	89	.56	.66
Störung des Sozialverhaltens	0 0	2 52	97	--	--
Funktionelle Enuresis	8 0	3 42	94	.81	--
Funktionelle Enkopresis	3 0	1 49	98	(.85)	--
Schweres Depressives Syndrom	0 0	0 54	100	--	--
Dysthymes Syndrom	1 0	0 53	100	(1.0)	(1.0)
Anorexia nervosa	0 0	0 54	100	--	--
Bulimia nervosa	0 0	0 54	100	--	--

Retest-Reliabilität: Lebenszeitdiagnosen

Bei dieser Retest-Reliabilitätsbestimmung wurden alle Diagnosen der Kinder gleichzeitig betrachtet. Das heißt, hier lag auch dann eine Übereinstimmung vor, wenn Interviewer A eine Sozialphobie als Zusatzdiagnose und Interviewer B die Sozialphobie als frühere Diagnose kodiert hatte (Tabellen 27-32).

Tabelle 27. Kinderversion: Retest-Reliabilität (Oberklassen, Lebenszeitdiagnosen)

DSM-III-R Oberklassen	Häufigkeiten		%	Kappa	Yule's Y
	+/+ -/+				
	+/- -/-				
Expansive Verhaltensstörungen	19 6		83	.56	.61
	11 59				
Ausscheidungsstörungen	32 3		88	.76	.79
	8 52				
Depressive Störungen	4 1		95	.62	.81
	4 86				
Angststörungen der Kindheit	9 4		85	.48	.60
	10 72				
Sonstige Angststörungen	5 4		88	.41	.58
	7 79				
Eßstörungen	1 0		100	1.0	--
	0 94				
Keine Diagnose	17 19		74	.40	.48
	6 53				

Tabelle 28. Kinderversion: Retest-Reliabilität (einzelne Störungskategorien, Lebenszeitdiagnosen)

DSM-III-R Oberklassen	Häufigkeiten		%	Kappa	Yule's Y
	+/+ +/-	-/+ -/-			
Störung mit Trennungsangst	4 4	2 85	94	(.54)	.73
Störung mit Überängstlichkeit	1 4	1 89	95	(.26)	.65
Störung mit Kontaktvermeidung	4 5	2 84	93	(.50)	.71
Paniksyndrom	1 1	0 93	99	(.66)	--
Agoraphobie	2 1	1 91	98	(.66)	.86
Spezifische Phobie	2 6	4 83	89	(.23)	.45
Sozialphobie	1 3	0 91	97	(.39)	--
Zwangssyndrom	0 0	0 95	100	--	--

Tabelle 29. Kinderversion: Retest-Reliabilität (einzelne Störungskategorien, Lebenszeitdiagnosen)

DSM-III-R Oberklassen	Häufigkeiten		%	Kappa	Yule's Y
	+/+ +/-	-/+ -/-			
Aufmerksamkeits- und Hyperaktivitätsstörung	5 4	10 76	86	.32	.64
Oppositionelles Trotzverhalten	5 5	5 80	90	.42	.60
Störung des Sozialverhaltens	8 4	3 80	93	.67	.77
Funktionelle Enuresis	32 8	3 52	88	.76	.79
Funktionelle Enkopresis	6 1	2 86	97	(.78)	.88
Schweres Depressives Syndrom	1 2	3 89	95	(.30)	.51
Dysthymes Syndrom	0 1	3 91	96	(-1.0)	(-1.0)
Anorexia nervosa	1 0	0 94	100	(1.0)	(1.0)
Bulimia nervosa	0 0	0 95	100	--	--

Tabelle 30. Elternversion: Retest-Reliabilität (Oberklassen, Lebenszeitdiagnosen)

DSM-III-R Oberklassen	Häufigkeiten		%	Kappa	Yule's Y
	+/+ -/+				
	+/- -/-				
Expansive Verhaltensstörungen	18 2 32		93	.85	.85
Ausscheidungsstörungen	16 2 0 40		97	.92	--
Depressive Störungen	3 2 2 47		93	.59	.71
Angststörungen der Kindheit	4 3 2 44		91	.56	.69
Sonstige Angststörungen	1 2 2 48		92	(.29)	.55
Eßstörungen	0 0 0 54		100	--	--
Keine Diagnose	13 3 6 32		84	.61	.66

Tabelle 31. Elternversion: Retest-Reliabilität (einzelne Störungskategorien, Lebenszeitdiagnosen)

DSM-III-R Oberklassen	Häufigkeiten		%	Kappa	Yule's Y
	+/+ -/+				
	+/- -/-				
Störung mit Trennungsangst	0 0		98	--	--
	1 52				
Störung mit Überängstlichkeit	1 0		100	(1.0)	--
	0 52				
Störung mit Kontaktvermeidung	3 3		91	(.49)	.65
	2 45				
Paniksyndrom	0 0		100	--	--
	0 53				
Agoraphobie	0 0		100	--	--
	0 53				
Spezifische Phobie	0 1		96	(-.02)	--
	1 51				
Sozialphobie	1 1		96	(.48)	.75
	1 50				
Zwangssyndrom	0 0		100	--	--
	0 53				

Tabelle 32. Elternversion: Retest-Reliabilität (einzelne Störungskategorien, Lebenszeitdiagnosen)

DSM-III-R Oberklassen	Häufigkeiten		%	Kappa	Yule's Y
	+/+ +/-	-/+ -/-			
Aufmerksamkeits- und Hyperaktivitätsstörung	9 2	0 43	97	.87	1.0
Oppositionelles Trotzverhalten	8 3	4 39	87	.62	.67
Störung des Sozialverhaltens	3 1	0 50	99	(.87)	(1.0)
Funktionelle Enuresis	15 0	2 36	96	.91	--
Funktionelle Enkopresis	4 0	0 49	100	(1.0)	--
Schweres Depressives Syndrom	2 0	1 51	99	(.71)	(1.0)
Dysthymes Syndrom	1 2	0 51	97	(.43)	(1.0)
Anorexia nervosa	0 0	0 54	100	--	--
Bulimia nervosa	0 0	0 54	100	--	--

Interrater-Reliabilität

Die Bestimmung der Interrater-Reliabilität führte eine unabhängige Raterin durch. Hierzu kodierte die Raterin insgesamt 180 Kassettenaufnahmen von Interviews und erstellte im Anschluß daran die Diagnose. Die Interrater-Reliabilität wurde entsprechend der Retest-Reliabilität anhand der 3 folgenden Maße bestimmt: die prozentuale Übereinstimmung der beiden Diagnostiker, der Kappa-Koeffizient (Cohen 1960), der Y-Koeffizient (Yule 1912). Auch hier werden Kappa-Koeffizienten, die auf einer Basisrate von unter 10 % beruhen, in Klammern und Y-Koeffizienten, in deren Berechnung eine leere Zelle mit einging, nicht angeben. Da die Bestimmung der Interrater-Reliabilität vor allem ein Maß zur Beurteilung der Auswertungs-objektikvität eines Verfahrens ist, wurde im Unterschied zur Retest-Reliabilität hier nicht zwischen Kinder- und Elternversion unterschieden (Tabellen 33-41).

Tabelle 33. Interrater-Reliabilität des Kinder-DIPS (Oberklassen, derzeitige Diagnosen)

DSM-III-R Oberklassen	Häufigkeiten		%	Kappa	Yule's Y
	+/+	-/+			
	+/-	-/-			
Expansive Verhaltens-störungen	25 21	5 123	85	.57	.69
Ausscheidungs-störungen	41 7	6 120	93	.81	.83
Depressive Störungen	4 3	3 164	96	(.55)	.79
Angststörungen[a]	14 9	25 126	87	.60	.67
Eßstörungen	1 0	1 172	99	(.67)	--
Keine Diagnose	60 9	18 87	85	.68	70

[a] Die Oberklasse Angststörungen enthält alle Angststörungen der Kindheit und Adoleszenz und alle anderen im Kinder-DIPS erfaßten Angststörungen.

Tabelle 34. Interrater-Reliabilität des Kinder-DIPS (einzelne Störungskategorien, derzeitige Diagnosen)

DSM-III-R Oberklassen	Häufigkeiten		%	Kappa	Yule's Y
	+/+ -/+				
	+/- -/-				
Störung mit Trennungsangst	3 4 1 166		97	(.53)	.84
Störung mit Überängstlichkeit	3 2 5 164		96	(.44)	.75
Störung mit Kontaktvermeidung	14 7 5 148		93	.66	.77
Paniksyndrom	1 0 1 172		99	(.67)	--
Agoraphobie	2 1 2 169		98	(-.83)	.86
Spezifische Phobie	4 5 3 162		95	(.48)	.74
Sozialphobie	2 1 4 167		97	(.43)	.80
Zwangssyndrom	0 0 0 174		100	--	--

Tabelle 35. Interrater-Reliabilität des Kinder-DIPS (einzelne Störungskategorien, derzeitige Diagnosen)

DSM-III-R Oberklassen	Häufigkeiten		%	Kappa	Yule's Y
	+/+ -/+				
	+/- -/-				
Aufmerksamkeits- und Hyperaktivitätsstörung	13 6 8 147		92	.60	.73
Oppositionelles Trotzverhalten	10 5 9 150		92	(.38)	.71
Störung des Sozialverhaltens	5 3 8 158		94	(.45)	.70
Funktionelle Enuresis	39 6 6 123		93	.82	.84
Funktionelle Enkopresis	14 1 2 157		98	(.89)	.94
Schweres Depressives Syndrom	0 3 2 169		97	(-.01)	--
Dysthymes Syndrom	4 0 1 169		99	(.89)	--
Anorexia nervosa	1 0 0 173		100	--	--
Bulimia nervosa	0 1 0 173		99	--	--

Tabelle 36. Interrater-Reliabilität des Kinder-DIPS (Oberklassen, Primärdiagnosen)

DSM-III-R Oberklassen	Häufigkeiten		%	Kappa	Yule's Y
	+/+ -/+				
	+/- -/-				
Expansive Verhaltensstörungen	18 7		86	.51	.63
	17 132				
Ausscheidungsstörungen	28 14		87	.64	.70
	8 124				
Depressive Störungen	2 4		95	(.31)	.64
	4 164				
Angststörungen[a]	12 10		88	.46	.59
	11 141				
Eßstörungen	1 1		99	(.67)	--
	0 172				
Keine Diagnose	65 16		86	.71	.72
	9 84				

[a] Die Oberklasse Angststörungen enthält alle Angststörungen der Kindheit und Adoleszenz und alle anderen im Kinder-DIPS erfaßten Angststörungen.

Tabelle 37. Interrater-Reliabilität des Kinder-DIPS (einzelne Störungskategorien, Primärdiagnosen)

DSM-III-R Oberklassen	Häufigkeiten		%	Kappa	Yule's Y
	+/+ -/+				
	+/- -/-				
Störung mit Trennungsangst	2 3 1 168		98	(.49)	.83
Störung mit Überängstlichkeit	1 0 2 171		99	(.50)	--
Störung mit Kontaktvermeidung	7 5 5 157		94	(.55)	.74
Paniksyndrom	1 0 0 173		100	--	--
Agoraphobie	0 0 1 173		99	--	--
Spezifische Phobie	0 6 0 168		97	--	--
Sozialphobie	1 0 5 168		97	(.28)	--
Zwangssyndrom	0 0 0 174		100	--	--

Tabelle 38. Interrater-Reliabilität des Kinder-DIPS (einzelne Störungskategorien, Primärdiagnosen)

DSM-III-R Oberklassen	Häufigkeiten		%	Kappa	Yule's Y
	+/+ -/+				
	+/- -/-				
Aufmerksamkeits- und Hyperaktivitätsstörung	10 6 5 153		94	(.61)	.75
Oppositionelles Trotzverhalten	8 0 8 158		95	(.65)	--
Störung des Sozialverhaltens	2 1 3 165		96	(.34)	--
Funktionelle Enuresis	26 15 7 126		87	.62	.67
Funktionelle Enkopresis	11 3 1 159		98	(.83)	.92
Schweres Depressives Syndrom	0 3 2 169		97	(-.01)	--
Dysthymes Syndrom	2 1 2 169		98	(.56)	.86
Anorexia nervosa	0 0 0 173		100	--	--
Bulimia nervosa	0 1 0 173		99	--	--

Tabelle 39. Interrater-Reliabilität des Kinder-DIPS (Oberklassen, Lebenszeitdiagnosen)

DSM-III-R Oberklassen	Häufigkeiten		%	Kappa	Yule's Y
	+/+ -/+				
	+/- -/-				
Expansive Verhaltensstörungen	27 5		87	.63	.86
	17 125				
Ausscheidungsstörungen	67 7		94	.88	.89
	3 97				
Depressive Störungen	9 4		96	(.70)	.83
	3 158				
Angststörungen[a]	30 15		82	.54	.58
	16 113				
Eßstörungen	1 1		99	(.67)	--
	0 172				
Keine Diagnose	42 17		86	.67	.70
	8 107				

[a] Die Oberklasse Angststörungen enthält alle Angststörungen der Kindheit und Adoleszenz und alle anderen im Kinder-DIPS erfaßten Angststörungen.

Tabelle 40. Interrater-Reliabilität des Kinder-DIPS (einzelne Störungskategorien, Lebenszeitdiagnosen)

DSM-III-R Oberklassen	Häufigkeiten		%	Kappa	Yule's Y
	+/+ +/-	-/+ -/-			
Störung mit Trennungsangst	5 5	8 156	93	(.40)	.63
Störung mit Überängstlichkeit	4 5	1 164	97	(.56)	.84
Störung mit Kontaktvermeidung	15 9	5 145	92	.64	.75
Paniksyndrom	1 1	0 172	99	(.66)	--
Agoraphobie	2 2	1 169	98	(.56)	.86
Spezifische Phobie	4 3	5 162	95	(.48)	.74
Sozialphobie	3 4	0 167	98	(.59)	--
Zwangssyndrom	0 0	0 174	100	--	--

Tabelle 41. Interrater-Reliabilität des Kinder-DIPS (einzelne Störungskategorien, Lebenszeitdiagnosen)

DSM-III-R Oberklassen	Häufigkeiten		%	Kappa	Yule's Y
	+/+ -/+				
	+/- -/-				
Aufmerksamkeits- und Hyperaktivitätsstörung	16 7 9 142		91	.61	.72
Oppositionelles Trotzverhalten	11 5 11 147		91	.53	.69
Störung des Sozialverhaltens	7 3 5 159		95	(.61)	.79
Funktionelle Enuresis	65 12 3 94		91	.82	.86
Funktionelle Enkopresis	16 4 3 151		96	.80	.87
Schweres Depressives Syndrom	3 2 2 167		98	(.59)	.84
Dysthymes Syndrom	6 2 5 156		98	(.79)	.91
Anorexia nervosa	1 0 0 173		100	--	--
Bulimia nervosa	0 1 0 173		99	--	--

Eltern-Kind-Übereinstimmung

Im folgenden sind die Ergebnisse zur Eltern-Kind-Übereinstimmung mit dem Kinder-DIPS für Primärdiagnosen (Tabellen 42 - 44) und für Lebenszeitdiagnosen (Tabellen 45 - 47) dargestellt. Bei der Betrachtung der Primärdiagnosen wurden nur die Diagnosen in die Analyse miteinbezogen, die von den Diagnostikern im Anschluß an das Kinder-DIPS als im Vordergrund ("primär") stehend eingeschätzt wurde. Bei der Betrachtung der Lebenszeitdiagnosen wurden alle Diagnosen (alle Primär- und derzeitigen Diagnosen sowie alle Lebenszeit-diagnosen) gleichzeitig in Berechnung mit aufgenommen.

Tabelle 42. Eltern-Kind-Übereinstimmung (Oberklassen, Primärdiagnosen)

DSM-III-R Oberklassen	Häufigkeiten		%	Kappa	Yule's Y
	+/+ +/-	-/+ -/-			
Expansive Verhaltensstörungen	13 4	10 62	84	.54	.64
Ausscheidungsstörungen	12 5	5 67	89	.64	.70
Depressive Störungen	0 2	2 85	96	(-.02)	--
Angststörungen der Kindheit	4 6	4 75	89	.38	.56
Sonstige Angststörungen	2 4	0 82	94	(.42)	--
Eßstörungen	0 1	0 88	99	--	--
Keine Diagnose	22 13	14 40	70	.38	.37

Tabelle 43. Eltern-Kind-Übereinstimmung (einzelne Störungskategorien, Primärdiagnosen)

DSM-III-R Oberklassen	Häufigkeiten		%	Kappa	Yule's Y
	+/+ -/+				
	+/- -/-				
Störung mit Trennungsangst	1 0	2 86	98	(.49)	--
Störung mit Überängstlichkeit	1 0	1 87	99	(.66)	--
Störung mit Kontaktvermeidung	2 4	3 80	92	(.32)	.57
Paniksyndrom	0 0	1 88	99	--	--
Agoraphobie	0 0	1 88	99	--	--
Spezifische Phobie	1 0	1 87	99	(.66)	--
Sozialphobie	1 0	1 87	99	(.66)	--
Zwangssyndrom	0 0	0 89	100	--	--

Tabelle 44. Eltern-Kind-Übereinstimmung (einzelne Störungskategorien, Primärdiagnosen)

DSM-III-R Oberklassen	Häufigkeiten		%	Kappa	Yule's Y
	+/+ +/-	-/+ -/-			
Aufmerksamkeits- und Hyperaktivitätsstörung	4 2	7 76	90	(.43)	.48
Oppositionelles Trotzverhalten	4 4	6 75	89	.40	.56
Störung des Sozialverhaltens	1 2	0 86	98	(.55)	--
Funktionelle Enuresis	12 5	4 68	90	.67	.73
Funktionelle Enkopresis	1 2	1 85	96	(.38)	.73
Schweres Depressives Syndrom	0 0	1 88	99	--	--
Dysthymes Syndrom	0 2	1 86	97	(.10)	--
Anorexia nervosa	0 1	0 88	99	--	--
Bulimia nervosa	0 0	0 89	100	--	--

Tabelle 45. Eltern-Kind-Übereinstimmung (Oberklassen, Lebenszeitdiagnosen)

DSM-III-R Oberklassen	Häufigkeiten		%	Kappa	Yule's Y
	+/+ -/+				
	+/- -/-				
Expansive Verhaltens-störungen	15 13 8 53		76	.41	.47
Ausscheidungs-störungen	22 5 11 51		82	.60	.64
Depressive Störungen	2 5 5 77		87	(.10)	.43
Angststörungen der Kindheit	7 3 11 64		80	.32	.57
Sonstige Angststörungen	4 3 8 74		88	.36	.56
Eßstörungen	0 0 1 88		99	--	--
Keine Diagnose	15 12 9 53		76	.42	.55

Tabelle 46. Eltern-Kind-Übereinstimmung (einzelne Störungskategorien, Lebenszeitdiagnosen)

DSM-III-R Oberklassen	Häufigkeiten		%	Kappa	Yule's Y
	+/+ −/+				
	+/− −/−				
Störung mit Trennungsangst	1 2		90	(.14)	.41
	7 79				
Störung mit Überängstlichkeit	1 2		94	(.26)	.58
	3 83				
Störung mit Kontaktvermeidung	3 6		87	.26	.43
	6 74				
Paniksyndrom	0 0		98	--	--
	2 88				
Agoraphobie	0 0		98	--	--
	2 88				
Spezifische Phobie	3 2		92	(.42)	.66
	5 79				
Sozialphobie	2 1		97	(.55)	.80
	2 84				
Zwangssyndrom	0 0		100	--	--
	0 89				

Tabelle 47. Eltern-Kind-Übereinstimmung (einzelne Störungskategorien, Lebenszeitdiagnosen)

DSM-III-R Oberklassen	Häufigkeiten		%	Kappa	Yule's Y
	+/+ -/+				
	+/- -/-				
Aufmerksamkeits- und Hyperaktivitätsstörung	6 4	12 67	82	.33	.49
Oppositionelles Trotzverhalten	5 5	10 69	83	.30	.45
Störung des Sozialverhaltens	3 6	3 77	90	(.35)	.56
Funktionelle Enuresis	20 13	5 51	80	.54	.60
Funktionelle Enkopresis	3 4	2 80	93	(.47)	.69
Schweres Depressives Syndrom	2 2	3 82	94	(.38)	.68
Dysthymes Syndrom	0 3	2 84	94	(-.10)	--
Anorexia nervosa	0 1	0 88	99	--	--
Bulimia nervosa	0 0	0 89	100	--	--

Literatur

Ambrosini, P.J., Metz, C. Prabucki, K., Lee, C.J. 1989. Videotape reliability of the third revised edition of the K-SADS. Journal of the American Academy of Child and Adolescent Psychiatry, 28, 723-728.

American Psychiatric Association (Hrsg.) 1980. Diagnostic and statistical manual of mental disorders. Third edition (DSM-III). Washington, DC: American Psychiatric Association.

American Psychiatric Association (Hrsg.) 1987. Diagnostic and statistical manual of mental disorders. Third edition - revised (DSM-III-R). Washington, DC: American Psychiatric Association.

American Psychiatric Association (Hrsg.) 1994. Diagnostic and statistical manual of mental disorders. Fourth edition (DSM-IV). Washington, DC: American Psychiatric Association.

Angold, A., Rutter, M., Cox, A., Prendergest, M., Harrington, R. 1990. Unpublished Interview Schedule, Institute of Psychiatry, London and Duke University, Durham, NC.

Asendorpf, J., Wallbott, H.G. 1979. Maße der Beobachtungsübereinstim-mung: Ein systematischer Vergleich. Zeitschrift für Sozialpsychologie, 10, 243-252.

Blanz, B., Schmidt, M.H., Esser, G., Niemeyer, G. 1993. Das Mannheimer Schweregradschema für kinder- und jugendpsychiatrische Störungsbilder. Kindheit und Entwicklung, 2, 173-176.

Chambers, W.J., Puig-Antich, J., Hirsch, M., Paez, P., Ambrosini, P.J., Tabrizi, M.A., Davies, M. 1985. The assessment of affective disorders in children and adolescents by semistructured interview. Archives of General Psychiatry, 42, 696-702.

Cohen, J. 1960. A coefficient of agreement for nominal scales. Educational and Psychological Measurement, 20, 37-46.

Costello, E.J., Edelbrock, C. S., Costello, A. J. 1984. Validity of the NIMH Diagnostic Interview Schedule of Children: A comparison between psychiatric and pediatric referrals. Journal of Abnormal and Child Psychology, 13, 579-595.

Costello, E.J., Edelbrock, C.S. 1985. Detection of psychiatric disorders in pediatric primary care: a preliminary report. Journal of the American Academy of Child and Adolescent Psychiatry, 24, 771-774.

Dilling, H., Mombour, W., Schmidt, M.H. (Hrsg.) 1991. Internationale Klassifikation psychischer Störungen (ICD-10). Bern: Huber.

Dilling, H., Mombour, W., Schmidt, M.H., Schulte-Markwort (Hrsg.) 1994. Internationale Klassifikation psychischer Störungen. ICD-10 Kapitel V (F) Forschungskriterien. Bern: Huber.

DiNardo, P.A., Barlow, D.H. 1988. Anxiety Disorder Interview Schedule - Revised. Unveröffentlichtes Manuskript, Center for Anxiety and Stress Disorders, Albany, NY.

Edelbrock, C., Costello, A.J., Dulcan, M.K., Conover, N.C:, Kalas, R. 1986. Parent-child agreement on child psychiatric symptoms assesses via structured interview. Journal of Child Psychology and Psychiatry, 27, 181-190.

Esser, G., Blanz, B., Geisel, B., Laucht, M. 1989. Mannheimer Elterninterview (MEI). Weinheim: Beltz.

Graham, P., Rutter, M. 1968. The Reliability and Validity of the Psychiatric Assessment of the Child: II. Interview with the parent. British Journal of Psychiatry, 114, 581-592.

Groeger, W. 1976. Fear Survey Schedule (FSS-FC). Deutsche Übersetzung des Fear Survey Schedule (FSS-FC). In: D. Schulte (Hrsg.) 1976. Diagnostik in der Verhaltenstherapie. München-Berlin-Wien: Urban und Schwarzenberg

Grove, W.M., Andreason, N.C., McDonald-Scott, P., Keller, M.B., Shapiro, E.W. 1981. Reliability studies of psychiatric diagnosis. Archives of General Psychiatry, 38, 408-413.

Gutterman, E.M., O'Brien, J.D., Young, J.G. 1987. Structured diagnostic interviews for children and adolescents: Current status and future directions. Journal of American Academy of Child and Adolescent Psychiatry, 26, 621-630.

Herjanic, B., Campbell, W. 1977. Differentiating psychiatrically disturbed children on the basis of a structured interview. Journal of Abnormal Child Psychology, 5, 127-134.

Herjanic, B., Hudson, R., Kotloff, K. 1976. Does interviewing harm children? Research Communications in Psychology, Psychiatry and Behavior, 1, 523-531.

Herjanic, B., Reich, W. 1982. Development of a structured psychiatric interview for children: Agreement between child and parent on individual symptoms. Journal of Abnormal Child Psychiatry, 10, 307-324.

Hodges, K., Kline, J., Stern, L., Cytryn, L., McKnew, D. 1982. The development of a child assessment interview for research and clinical use. Journal of Abnormal Child Psychology, 10, 173-189.

Hron, A.: Interview. In Huber, G.L., Mandl, M. (Hrsg.) 1982. Verbale Daten. Basel: Beltz.

Klein, R.G. 1991. Parent-child agreement in clinical assessment of anxiety and other psychopathology: a review. Journal of Anxiety Disorders, 5, 187-198.

Kovacs, M. 1985. The interview schedule for children (ISC). Psychopharmacology, 21, 991-994.

Lapouse, R., Monk, M.A. 1959. Fears and worries in a representative sample of children. American Journal of Orthopsychiatry, 29, 223-248.

Lapouse, R., Monk, M.A. 1964. Behavior deviations in a representative sample of children: Variations by sex, age, race, social class, and family size. American Journal of Orthopsychiatry, 34, 436-446.

Marcus, A., Blanz, B., Esser, G., Niemeyer, J., Schmidt, M.H. 1993. Beurteilung des Funktionsniveaus bei Kindern und Jugendlichen mit psychischen Störungen. Kindheit und Entwicklung, 2, 166-172.

Margraf, J., Schneider, S., Ehlers, A. 1991. Diagnostisches Interview bei psychischen Störungen (DIPS). Berlin: Springer.

Margraf, J., Schneider, S., Spörkel, H. 1991. Therapiebezogene Diagnostik: Validität des Diagnostischen Interviews für psychische Störungen (DIPS). Verhaltenstherapie, 1, 110-119.

Piacentini, J., Shaffer, D., Fisher, P., Schwab-Stone, M., Davies, M., Gioia, P. 1993. The diagnostic interview schedule for children-revised version (DISC-R): III. Concurrent validity. Journal of the American Academy of Child and Adolescent Psychiatry, 32, 658-665.

Poustka, F., Bästlein, M. 1990. Elterninterview zur Achse V: Assoziierte aktuelle abnorme Umstände des Mulitiaxialen Klassifikationsschemas für psychiatrische Erkrankungen im Kindes- und Jugendalter (nach dem Glossar des WHO-Dokuments: MNH/PRO/86.1, 1. Rev., Genf, 1988). Rev. Fassung vom 31.3.1987/Nov. 1988/März 1989/Januar 1990.

Pudel, V., Westenhöfer, J. 1989. Fragebogen zum Eßverhalten. Göttingen: Hogrefe.

Puig-Antich, J., Chambers, W. 1978. The schedule for affective disorders and schizophrenia for school-aged children. New York: New York State Psychiatric Institute.

Remschmidt, H., Schmidt, M. (Hrsg.) 1993. Multiaxiales Klassifikationsschema für psychiatrische Erkrankungen im Kindes- und Jugendalter nach ICD-10. Bern: Huber.

Remschmidt, H., Walter, R. 1990. Psychische Auffälligkeiten bei Schulkindern. Hogrefe: Göttingen.

Rutter, M., Graham, P. 1968. The reliability and validity of the psychiatric assessment of the Child: I. Interview with the Child. British Journal of Psychiatry, 114, 563-579.

Scherer, M.W., Nakumara, C.Y. 1986. A fear survey schedule for children (FSS-FC): A factor analytic comparison with manifest anxiety (MAS). Behaviour Research and Therapy, 6, 173-182.

Schneider, S., Margraf, J., Spörkel, H., Franzen, U. 1992. Therapiebezogene Diagnostik: Reliabilität des Diagnostischen Interviews für psychische Störungen (DIPS). Diagnostica, 38, 209-227.

Schneider, S., Florin, I., Fiegenbaum, W. 1993. Phobien. In: Steinhausen, H.-C., von Aster M. (Hrsg.). Handbuch Verhaltenstherapie und Verhaltensmedizin bei Kindern und Jugendlichen. Weinheim: Beltz Psychologie Verlags Union.

Schneider, S., Unnewehr, S., Pook, M. Validität des Kinder-DIPS. In Vorbereitung

Scott, W. A. 1955. Reliability of content analysis: The case of nominal scale coding. Public Opinion Quarterly, 19, 321-325.

Shaffer, D., Schwab-Stone, M., Fisher, P., Cohen, P., Piacentini, J., Davies, M., Conners, C.K., Regier, D. 1993. The diagnostic interview schedule for children - revised version (DISC-R): I. Preparation, field testing, interrater reliability, and acceptability. Journal of the American Academy of Child and Adolescent Psychiatry, 32, 643-650.

Silverman, W.K. 1991. Anxiety disorders interview schedule for children-revised. Albany (N.Y.): Graywind Publication.

Silverman, W.K. 1991. Diagnostic reliability of anxiety disorders in children using structured interviews. Journal of Anxiety Disorders, 5, 105-124.

Spielberger, C.D. 1973. STAIC. Preminary manual for the State-Trait-Anxiety for Children. Palo Alto: Consulting Psychologists Press.

Spitznagel, E.L., Helzer, J.E. 1985. A proposed solution to the base rate problem in the kappa statistic. Archives of General Psychiatry, 42, 725-729.

Stiensmeier-Pelster, J., Schürmann, M., Duda, K. 1989. Depressions-Inventar für Kinder und Jugendliche (DIKJ). Göttingen: Hogrefe.

Unnewehr, S., Schneider, S., Margraf, J. 1992. State-Trait Angst-Inventar für Kinder (STAIK). Deutsche Übersetzung des State-Trait Anxiety Inventory for Children (STAIC). Unveröffentlichtes Manuskript.

Unnewehr, S. Diagnostik Psychischer Störungen bei Kindern und Jugendlichen mit Hilfe strukturierter Interviews. In Vorbereitung.

Welner, Z., Reich, W., Herjanic, B., Jung, K.G., Amado, H. 1987. Reliability, validity, and parent-child agreement studies of the diagnostic interview for children and adolescents (DICA). Journal of the American Academy of Child and Adolescent Psychiatry, 26, 649-653.

Wittchen, H.-U., Semler, G., Schramm, E., Spengler, P. 1988. Diagnostik psychischer Störungen mit strukturierten und standardisierten Intervierws: Konzepte und Vorgehensweisen. Diagnostica, 34, 58-84.

Wittchen, H.-U., Semler, G. 1990. Deutsche Bearbeitung des "Composite International Diagnostic Interview" der World Health Organization. Weinheim: Beltz-Test.

Wittchen, H.-U., Unland, H. 1991. Neue Ansätze zur Symptomerfassung und Diagnosestellung nach ICD-10 und DSM-III-R: Strukturierte und standardisierte Interviews. Zeitschrift für Klinische Psychologie, 20, 321-342.

Wittchen, H.-U., Zaudig, M., Schramm, E., Spengler, P., Mombour, W., Klug, J., Horn, R. 1991. Strukturiertes Klinisches Interview für DSM-III-R (SKID). Weinheim: Beltz Test.

Wittchen, H.-U., Zaudig, M., Köhler, K., Sass, H. (Hrsg.) 1989. Diagnostisches und Statistisches Manual für psychische Störungen DSM-III-R. Weinheim: Beltz Test Gesellschaft.

Wittchen, H.-U., Zaudig, M., Köhler, K., Sass, H. (Hrsg.) 1995. Diagnostisches und Statistisches Manual für psychische Störungen DSM-IV. Weinheim: Beltz Test Gesellschaft (in Vorbereitung).

Young, J.G., O'Brien, J.D., Gutterman, E.M., Cohen, P. 1987. Structured diagnostic interviews for children and adolescents. Introduction. Journal of the American Academy for Child and Adolescent Psychiatry, 26, 611-612.

Yule, G.U. 1912. On the methods of association between two attributes. Journal of the Royal Statistical Society, 75, 579-642.

Kinder-DIPS

Diagnostisches Interview
bei psychischen Störungen
im Kindes- und Jugendalter

Kinderversion

Interviewleitfaden

S. Unnewehr S. Schneider J. Margraf

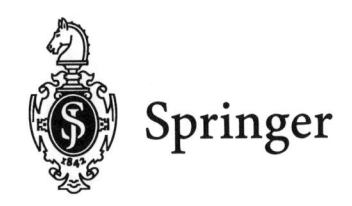

Springer

Dr. SUZAN UNNEWEHR
Freie Universität Berlin
Psychiatrische Klinik
Eschenallee 3, 14050 Berlin
Deutschland

Dr. SILVIA SCHNEIDER
Institut Dresden der
Christoph-Dornier-Stiftung
für Klinische Psychologie
an der Technischen Universität
Hohe Straße 53, 01187 Dresden
Deutschland

Prof. Dr. JÜRGEN MARGRAF
Technische Universität Dresden
Christoph-Dornier-Stiftung
für Klinische Psychologie
Mommsenstraße 13, 01062 Dresden
Deutschland

ISBN 3-540-57018-7 Springer-Verlag Berlin Heidelberg New York

Dieses Werk ist urheberrechtlich geschützt. Die dadurch begründeten Rechte, insbesondere die der Übersetzung, des Nachdrucks, des Vortrags, der Entnahme von Abbildungen und Tabellen, der Funksendung, der Mikroverfilmung oder der Vervielfältigung auf anderen Wegen und der Speicherung in Datenverarbeitungsanlagen, bleiben, auch bei nur auszugsweiser Verwertung, vorbehalten. Eine Vervielfältigung dieses Werkes oder von Teilen dieses Werkes ist auch im Einzelfall nur in den Grenzen der gesetzlichen Bestimmungen des Urheberrechtsgesetzes der Bundesrepublik Deutschland vom 9. September 1965 in der jeweils geltenden Fassung zulässig. Sie ist grundsätzlich vergütungspflichtig. Zuwiderhandlungen unterliegen den Strafbestimmungen des Urheberrechtsgesetzes.

© Springer-Verlag Berlin Heidelberg 1995
Printed in Germany

Die Wiedergabe von Gebrauchsnamen, Handelsnamen, Warenbezeichnungen usw. in diesem Werk berechtigt auch ohne besondere Kennzeichnung nicht zu der Annahme, daß solche Namen im Sinne der Warenzeichen- und Markenschutz-Gesetzgebung als frei zu betrachten wären und daher von jedermann benutzt werden dürften.

Produkthaftung: Für Angaben über Dosierungsanweisungen und Applikationsformen kann vom Verlag keine Gewähr übernommen werden. Derartige Angaben müssen vom jeweiligen Anwender im Einzelfall anhand anderer Literaturstellen auf ihre Richtigkeit überprüft werden.

Einbandgestaltung: Struve & Partner, Heidelberg
Satz: Reproduktionsfertige Vorlage vom Autor
Druck: Appl, Wemding
Bindearbeiten: Landenberger, Altlußheim
26/3134-5 4 3 2 1 0 – Gedruckt auf säurefreiem Papier

Inhaltsverzeichnis

Überblick 1

Allgemeines Screening 2

Expansive Verhaltensstörungen
    Aufmerksamkeits- und Hyperaktivitätsstörung 4
    Störung mit Oppositionellem Trotzverhalten 6
    Störung des Sozialverhaltens 8
    Funktionelle Enuresis/Enkopresis 10

Affektive Störungen
    Schweres Depressives Syndrom 11
    Dysthymes Syndrom 14

Angststörungen
    Störung mit Trennungsangst 16
    Panikanfall 18
    Paniksyndrom 20
    Agoraphobie ohne Anamnese eines Paniksyndroms/
    Paniksyndrom mit Agoraphobie 22
    Spezifische Phobie 25
    Sozialphobie 27
    Zwangssyndrom 30
    Generalisiertes Angstsyndrom 33
    Posttraumatische Belastungsstörung 35

Eßstörungen
    Anorexia nervosa 37
    Bulimia nervosa 39

Alkoholismus und Drogenmißbrauch (Screening) 41

Nicht-organische Psychose (Screening) 43

Allgemeine Anamnese
    Vergangene psychiatrische Geschichte 43
    Familiengeschichte psychischer Störungen 43
    Medikation 44
    Zusammenfassung 44
    Geistiger Zustand/Intelligenz 44
    Interviewverhalten, Notizen 45

Erzählende Zusammenfassung 46

Diagnosekriterien 47

Klinische Einschätzungen und Diagnosen 81

Zusammengesetzte Diagnose 82

Kinderversion　　　　　　　　　　　　　　　　　　　　　　　　　　　　　Überblick

ÜBERBLICK

Angaben zum Kind:

Name: _____   Datum: _____

Adresse: _____   Interviewer/in: _____

_____   Größe: _____

_____   Gewicht: _____

Art der Schule: _____   Geburtsdatum: _____

Schulklasse: _____   Geschlecht: _____

Das Kind lebt bei: ___ biologischen Eltern
                    ___ Adoptiv- bzw. Pflegeeltern
                    ___ sonstigen Erziehungspersonen (Wer: _____)

Wer hat das Sorgerecht? _____

Angaben zu den Eltern/Erziehungspersonen, bei denen das Kind lebt:

Name (Mutter): _____   Geburtsdatum: _____

Tel. privat: _____   Beruf: _____

berufl.: _____

Name (Vater): _____   Geburtsdatum: _____

Tel. privat: _____   Beruf: _____

berufl.: _____

Familienstand der Eltern/Erziehungspersonen, bei denen das Kind lebt:

_____ verheiratet _____ Datum   Frühere Ehen: **JA** ____ **NEIN** ____
_____ ledig   Daten: _____
_____ feste Partnerschaft ___ Datum
_____ getrennt _____ Datum
_____ geschieden _____ Datum
_____ verwitwet _____ Datum
_____ sonstiges

Geschwister:

Alter	Geschlecht	Zu Hause	Wann ausgezogen
_____	_____	_____	_____
_____	_____	_____	_____
_____	_____	_____	_____
_____	_____	_____	_____

Religion: _____

Kinderversion Überblick

Das Interview beginnt mit einer kurzen Einführung und einer Erklärung des Zweckes des Interviews. Zunächst sollte eine knappe Beschreibung des Vorstellungsgrundes erfaßt werden. In diesem Abschnitt wird vorläufig festgestellt, ob Ängste vor Trennung, phobische Ängste, Angstanfälle, depressive Verstimmungen, Hyperaktivität oder andere Probleme vorliegen.

Ich werde Dir eine Anzahl von Fragen zu unterschiedlichen Bereichen stellen, in denen Kinder und Jugendliche häufig Schwierigkeiten oder Probleme haben. Zunächst würde ich gerne einen Überblick darüber bekommen, welche Art von Problemen bei Dir in letzter Zeit im Vordergrund stehen. Was waren oder sind Deine Hauptschwierigkeiten?

_____
_____
_____

Gab es bei Dir in jüngster Zeit (im letzten halben Jahr) Veränderungen oder Schwierigkeiten mit

Familie, Freunden, Schulkameraden: _____
_____

Schule, Ausbildung, Beruf: _____
_____

Gesundheit: _____
_____

Gesetzlichen Angelegenheiten: _____
_____

ALLGEMEINES SCREENING

Nach dieser kurzen Befragung:

Jetzt möchte ich gerne weitere Fragen über bestimmte Problembereiche stellen, die auf Dich zutreffen können oder auch nicht. Über einige dieser Probleme haben wir bereits allgemein gesprochen, doch würde ich gerne noch genauere Informationen darüber bekommen.

Screening

1. *Trägst Du eine Brille?* JA____ NEIN____

2. *Hast Du Schwierigkeiten, andere Leute zu hören?* JA____ NEIN____

3. *Leidest Du an einer bestimmten Krankheit (z.B. Asthma, neurologische Erkrankungen wie Epilepsie, Hauterkrankungen, etc.)?* JA____ NEIN____

   Falls JA, bestimmen Sie Art und Dauer der Erkrankung:

3.1 *An welcher Krankheit leidest Du?*
_____

3.2 *Seit wann hast Du diese Krankheit?*
_____

Kinderversion   Überblick

> Falls das Kind noch nicht in die Schule geht,
> gehen Sie weiter zu Aufmerksamkeits- und
> Hyperaktivitätsstörung (S. 4)

4. *Fällt Dir das Rechnen, Schreiben oder Lesen schwerer als anderen Kindern?*

   JA____ NEIN____

> Falls NEIN, weiter zu Aufmerksamkeits- und
> Hyperaktivitätsstörung (S. 4)

4.1 *Welche Tätigkeit fällt Dir schwer?*

   Rechnen   ____
   Schreiben ____
   Lesen   ____
   Beschreiben: _____

4.2 *Bist Du dadurch schlechter in der Schule?*   JA____ NEIN____

5. *Kommt es vor, daß Du stotterst, oder kam es früher einmal vor, daß Du gestottert hast oder daß Dir das Sprechen schwergefallen ist?*   JA____ NEIN____

5.1 *In welchen Situationen kommt es vor, daß Du stotterst oder Sprachschwierigkeiten hast?*
   Beschreiben: _____

5.2 *Seit wann ist das so?*
   Beschreiben: _____

****

Nachfolgend werden zeitliche Anker exploriert, die die Bestimmung der Dauer bestimmter Symptome insbesondere bei jüngeren Kindern erleichtern können. Auch im Laufe des Interviews können vom Interviewer an entsprechenden Stellen immer wieder solche zeitlichen "prompts" gesetzt werden (z.B. "Hast Du diese Angst seit den Sommerferien, nachdem Du Röteln hattest", etc.).

Ich werde Dich nun zu einer Reihe von Verhaltensweisen befragen. Für mich ist es nicht nur wichtig zu erfahren, ob sie bei Dir vorkommen, sondern auch seit wann dies so ist. Es ist häufig einfacher, sich an frühere Zeiten zu erinnern, wenn man sich an bestimmten Ereignissen zu dieser Zeit orientiert.

Kannst Du Dich an ein besonderes Ereignis vor einem Jahr erinnern (z.B. letzter Geburtstag, Ferienbeginn, Krankheit etc.)?
Beschreiben: _____

Kinderversion Hyperaktivitätsstörung

AUFMERKSAMKEITS- UND HYPERAKTIVITÄTSSTÖRUNG

Für die nachfolgenden Symptome muß jeweils bestimmt werden, wie lange das Symptom besteht. Für die Diagnosestellung nach DSM-IV und ICD-10 werden die nachfolgenden Symptome nur dann als zutreffend kodiert, wenn sie über einen Zeitraum von mindestens 6 Monaten andauern bzw. andauerten. In anderen Fällen oder bei minimalen Abweichungen der geforderten Zeitdauer sollte dies notiert werden.

1. *Bist Du oft sehr unruhig oder fällt es Dir schwer, aufmerksam zu sein?* JA____ NEIN____

   Falls gegenwärtig NEIN, *Früher?* JA____ NEIN____

   In welchen Situationen tritt das auf?
   Beschreiben: _____

> Falls NEIN, weiter zu Störung mit Oppositionellem Trotzverhalten (S. 6)

Schätzen Sie anhand der folgenden Skala die Häufigkeit der Symptome ein (zur Diagnosestellung werden nur Symptome herangezogen, die ab 2 kodiert werden):

```
0 . . . . . . . . . . 1 . . . . . . . . . . 2 . . . . . . . . . . 3
nie/selten        manchmal           oft            sehr oft
```

	gegenwärtige Phase	frühere Phase
1.1 Wenn Du z.B. Schulaufgaben machst, wie sieht es da mit Flüchtigkeitsfehlern aus?	____	____
1.2 Fällt es Dir schwer, Dich auf ein Spiel oder eine Aufgabe länger zu konzentrieren?	____	____
1.3 Kommt es vor, daß Du nicht zuhörst, wenn Deine Eltern oder andere Personen mit Dir sprechen?	____	____
1.4 Führst Du Dinge, wie z.B. Deine Schulaufgaben oder auch Dinge, die Du für Deine Eltern tun sollst, nicht bis zu Ende durch?	____	____
1.5 Wechselst Du sehr schnell von einer Aktivität zur nächsten, ohne diese Aktivitäten zu beenden (z.B. beim Spielen oder bei Schulaufgaben)?	____	____
1.6 Wie ist es mit Aufgaben oder Spielen, bei denen man aufmerksam sein muß: Hast Du Spaß daran? (Vermeidest Du solche Aktivitäten?)	____	____
1.7 Verlierst Du Gegenstände, die Du zum Spielen oder auch für die Schule brauchst?	____	____
1.8 Wirst Du sehr leicht durch andere Dinge abgelenkt?	____	____
1.9 Bist Du bei manchen Aktivitäten vergeßlich, z.B. daß Du im Geschäft vergißt, was Du kaufen sollst?	____	____
1.10 Zappelst Du z.B. mit den Händen oder Füßen?	____	____
1.11 Kannst Du nur schwer sitzen bleiben, wenn es von Dir verlangt wird?	____	____
1.12 In Situationen, in denen von Dir erwartet wird, daß Du Dich ruhig verhältst, läufst Du da hin und her oder kletterst auf Möbel?	____	____
1.13 Kannst Du nur schwer ruhig spielen?	____	____

Kinderversion   Hyperaktivitätsstörung

	gegenwärtige Phase	frühere Phase

1.14 Bewegst Du Dich insgesamt viel mehr, als es Deinen Eltern oder anderen Menschen recht ist?

1.15 Redest Du mehr, als es Deinen Eltern oder Lehrern recht ist?

1.16 Platzt Du mit einer Antwort heraus, bevor die Fragen vollständig gestellt sind?

1.17 Kannst Du beim Spielen oder in einer Gruppe nur sehr schwer abwarten, bis Du an der Reihe bist?

1.18 Kommt es vor, daß Du andere Kinder störst, wenn sie spielen, oder daß Du andere bedrängst?

> Falls NEIN bei allen Fragen, weiter zu Störung mit Oppositionellem Trotzverhalten (S. 6)

2. *Seit wann ist es so, daß Du oft unruhig bist oder daß es Dir schwerfällt, aufmerksam zu sein?*
   Beschreiben: _____

3. *Als es anfing, was geschah zu dieser Zeit in Deinem Leben?* (Auslöser explorieren)
   Beschreiben: _____

4. *Hielten die Symptome mindestens über 6 Monate hinweg an?*   JA____ NEIN____

5. *Bist Du durch diese Unruhe oder Schwierigkeiten, aufmerksam zu sein, schlechter in der Schule?*
                                                                    JA____ NEIN____

6. *Hast Du durch diese Unruhe oder Schwierigkeiten, aufmerksam zu sein, oft Ärger oder Streit mit Deinen Eltern, Deinen Freunden, Deinen Lehrern oder anderen Personen?*   JA____ NEIN____

7. *Wie stark fühlst Du Dich durch diese Unruhe, Schwierigkeiten aufmerksam zu sein, insgesamt in Deinem Leben beeinträchtigt?*

   Schätzen Sie die Beeinträchtigung auf einer Skala von 0-4 ein:

   ....0.........1.........2.........3.........4
      gar nicht ein wenig mäßig schwer sehr schwer/
                     massiv beeinträchtigt

   ****

   Die DSM-IV und ICD-10 Kriterien befinden sich auf S. 47f.

STÖRUNG MIT OPPOSITIONELLEM TROTZVERHALTEN

Für alle nachfolgenden Symptome muß jeweils bestimmt werden, wie lange das Symptom besteht. Für die Diagnosestellung nach DSM-IV und ICD-10 werden die Symptome nur dann als zutreffend kodiert, wenn sie über einen Zeitraum von mindestens 6 Monaten andauern bzw. andauerten. In anderen Fällen oder bei minimalen Abweichungen der geforderten Zeitdauer sollte dies notiert werden.

1. *Jeder ist irgendwann einmal trotzig oder zum Streiten aufgelegt. Kommt es bei Dir sehr häufig vor, daß Du trotzig bist und andere Leute, z.B. Deine Eltern oder Geschwister, ärgerst?*
JA___ NEIN___

Falls JA: *In welchen Situationen verhältst Du Dich so?*
Nur zu Hause gegenüber Eltern/Geschwistern ___
Nur in der Schule ___
Überall ___

Falls gegenwärtig NEIN: *Früher?* JA___ NEIN___

Hinweis: Es kommt bei dieser Störung häufig vor, daß das symptomatische Verhalten nur zu Hause bei den Eltern auftritt, nicht aber in der Schule, gegenüber Lehrern oder Gleichaltrigen.

> Falls NEIN, weiter zu Störung des Sozialverhaltens (S. 8)

Schätzen Sie anhand der folgenden Skala die Häufigkeit der Symptome ein (zur Diagnosestellung werden nur Symptome herangezogen, die ab 2 kodiert werden):

```
0 . . . . . . . . . . . 1 . . . . . . . . . . . 2 . . . . . . . . . . . 3
nie/selten        manchmal              oft              sehr oft
```

	gegenwärtige Phase	frühere Phase
1.1 *Kommt es vor, daß Du die Nerven verlierst?*	___	___
1.2 *Kommt es vor, daß Du Dich mit Erwachsenen streitest?*	___	___
1.3 *Widersetzt Du Dich Anweisungen, die Dir Erwachsene geben?*	___	___
1.4 *Tust Du mit Absicht etwas, was andere Personen verärgert?*	___	___
1.5 *Wenn Du mal einen Fehler machst, fällt es Dir schwer, ihn zuzugeben? Sagst Du dann eher, daß andere Schuld haben?*	___	___
1.6 *Kommt es vor, daß Du oft gereizt bist oder ärgerst Du Dich über andere Personen?*	___	___
1.7 *Kommt es vor, daß Du oft wütend oder beleidigt bist?*	___	___
1.8 *Kommt es vor, daß Du boshaft oder nachtragend bist?*	___	___

> Falls weniger als vier Symptome erfüllt sind, weiter zu Störung des Sozialverhaltens (S. 8)

2. *Seit wann ist es so, daß Du oft streitest, wütend bist, etc.?*
Beschreiben: _____

Kinderversion   Trotzverhalten

3. *Gab es ein bestimmtes Ereignis, seit wann das so ist?*   **JA**____ **NEIN**____
    Beschreiben:_____

4. *Wie stark fühlst Du Dich durch dieses Verhalten in Deinem Leben, in der Schule, in der Freizeit, im Umgang mit Freunden, usw. beeinträchtigt?*

    Schätzen Sie die Beeinträchtigung auf einer Skala von 0-4 ein:

    . . . . 0 . . . . 1 . . . . 2 . . . . 3 4
              gar nicht   ein wenig   mäßig   schwer   sehr schwer/
                                                                          massiv beeinträchtigt

    ****

    Die DSM-IV und ICD-10 Kriterien befinden sich auf S. 49.

Kinderversion   Sozialverhalten

STÖRUNG DES SOZIALVERHALTENS

1. *Bist Du sehr aggressiv oder ungehorsam anderen Personen gegenüber? Ich meine damit Dinge wie z.B., daß Du stiehlst, häufiger wegläufst, in Schlägereien verwickelt bist?* **JA**___ **NEIN**___
   Beschreiben: _____

   Falls gegenwärtig NEIN: *Früher?* **JA**___ **NEIN**___

   > Falls NEIN, weiter zu Funktionelle
   > Enuresis/Enkopresis (S. 10)

2. *Ich werde Dir jetzt einige Verhaltensweisen aufzählen und Dich jeweils fragen, wie oft diese Verhaltensweisen bei Dir aufgetreten sind:*

   Erfassen Sie anhand der folgenden Skala die Häufigkeit, mit der die genannten Verhaltensweisen aufgetreten sind:

   ```
   0 . . . . . . . . . . 1 . . . . . . . . . . 2 . . . . . . . . . . 3
   nie/selten         manchmal             oft              sehr oft
   ```

	gegenwärtige Phase	frühere Phase
2.1 *Kommt es vor, daß Du andere Menschen tyrannisierst, ihnen z.B. drohst oder sie anders belästigst?*	____	____
2.2 *Ist es vorgekommen, daß Du Schlägereien angezettelt hast?*	____	____
2.3 *Warst Du schon einmal z.B. in eine Schlägerei verwickelt und hast dabei von einer Waffe Gebrauch gemacht?* **Beschreiben** (Welche Waffe?):_____	____	____
2.4 *Bist Du schon einmal körperlich gewalttätig gegenüber anderen Menschen gewesen?*	____	____
2.5 *Hast Du schon einmal Tiere gequält?*	____	____
2.6 *Hast Du jemals andere Personen in deren Beisein bestohlen?*	____	____
2.7 *Hast Du schon einmal andere Personen gezwungen, Dinge zu tun, die sie nicht tun wollten? Was waren das für Dinge? Waren das auch sexuelle Dinge?*	____	____
2.8 *Hast Du schon einmal irgendwo ein Feuer gelegt?*	____	____
2.9 *Kommt es vor, daß Du fremde Sachen beschädigst oder mit Absicht etwas kaputtmachst?*	____	____
2.10 *Hast Du schon einmal eingebrochen, z.B. in fremde Wohnungen oder Autos?*	____	____
2.11 *Kommt es vor, daß Du nicht die Wahrheit sagst?* (Betroffene/r tut dies nicht, um körperliche oder sexuelle Mißhandlung abzuwenden)	____	____
2.12 *Hast Du schon einmal etwas gestohlen?* **Beschreiben:** _____	____	____
2.13 *Kommt es vor, daß Du, wenn es schon dunkel ist oder nachts, länger von zu Hause fort bleibst als es Deine Eltern Dir erlaubt haben?*	____	____

Kinderversion   Sozialverhalten

	gegenwärtige Phase	frühere Phase

2.14 *Ist es schon einmal vorgekommen, daß Du von zu Hause weggegangen oder weggelaufen bist und dann nachts nicht mehr nach Hause zu Deinen Eltern (anderen Bezugspersonen) zurückgekehrt bist?*
Beschreiben: _____

2.15 *Kommt es vor, daß Du nicht zur Schule/zur Arbeit gehst?*
(außer Krankheit, Urlaub, etc.)
Falls JA: *Warum?* (Trennungsangst/Schulphobie ausschließen)
Beschreiben: _____

3. *Hast Du durch diese Verhaltensweisen Ärger mit Deinen Eltern oder der Schule oder der Polizei bekommen?*   **JA____ NEIN____**

4. *Seit wann ist es so, daß Du häufig* (Verhaltensweisen aufzählen) *tust?*
Beschreiben: _____

5. *Gab es einem bestimmten Auslöser oder Grund für Dein Verhalten?*   **JA____ NEIN____**
Beschreiben: _____

6. *Leidest Du darunter, daß Du Dich so verhältst? Fühlst Du Dich schuldig?*

Schätzen Sie die Beeinträchtigung auf einer Skala von 0-4 ein:

.... 0 .... 1 .... 2 .... 3 4
      gar nicht   ein wenig   mäßig   schwer   sehr schwer/
                                                          massiv beeinträchtigt

****

Die DSM-IV und ICD-10 Kriterien befinden sich auf S. 50f.

Kinderversion   Enuresis/Enkopresis

FUNKTIONELLE ENURESIS/ENKOPRESIS

1. *Kommt es vor, daß Du tagsüber in die Hose oder nachts ins Bett machst?* JA___ NEIN___

   Falls gegenwärtig NEIN, *Früher?* JA___ NEIN___

   > Falls NEIN, weiter zu Schweres
   > Depressives Syndrom (S. 11)

   Falls JA, spezifizieren Sie Enuresis oder Enkopresis:

1.1 *Wenn Du in die Hose machst, machst Du klein oder groß oder beides* (je nach Alter entsprechende Begriffe benutzen)*?*
   Beschreiben: _____

2. *Gibt es einen bestimmten Grund, weswegen Du öfters in die Hose oder ins Bett machst? Hast Du z.B. eine bestimmte Krankheit, wegen der Du auch schon einmal bei einem Arzt warst? Oder kommt das z.B. dann vor, wenn Du schlecht träumst oder Angst hast?* JA___ NEIN___
   Beschreiben: _____

3. *Seit wann ist es so, daß Du in die Hose machst?*
   Beschreiben: _____

4. *Wie häufig kommt es seitdem vor, daß Du in die Hose machst?*
   Einmal pro Monat ___
   Einmal pro Woche ___
   Mindestens zweimal pro Woche ___

5. *Wie stark fühlst Du Dich dadurch, daß Du in die Hose oder ins Bett machst, beeinträchtigt?*

   Schätzen Sie die Beeinträchtigung auf einer Skala von 0-4 ein:

   .... 0 ...... 1 .... 2 .... 3 4
   gar nicht   ein wenig   mäßig   schwer   sehr schwer/
                                                                  massiv beeinträchtigt

   ****

   Die DSM-IV und ICD-10 Kriterien befinden sich auf S. 52f.

Kinderversion　　　　　　　　　　　　　　　　　　　　　　Schweres Depressives Syndrom

SCHWERES DEPRESSIVES SYNDROM

1.1 *Gab es schon einmal eine Zeit, in der Du über eine längere Zeit hinweg ganz traurig oder aber auch ganz ärgerlich, gereizt und unzufrieden mit allem warst?*　　　**JA____　NEIN____**

   Wie ist es zur Zeit?
   Beschreiben: _____

1.2 *Gab es schon einmal eine Zeit, in der Du das Interesse an den meisten Dingen, die Du sonst gerne machst, verloren hast?*　　　**JA____　NEIN____**

   Wie ist es zur Zeit?
   Beschreiben: _____

> Falls NEIN, bei depressiver/gereizter Stimmung und Interesseverlust, weiter zu Dysthymes Syndrom (S. 14)

Falls JA bei depressiver Stimmung oder Interesseverlust:

2.1 *Wann war/seit wann ist das so?* (Genauer beschreiben lassen, mindestens 2 Wochen!)
   Beschreiben: _____

2.2 *Gab es schon mehrere solcher Phasen, in denen Du Dich so gefühlt hast?*　　　**JA____　NEIN____**

   Erste Phase:　　　von _____ bis _____
   Schwerste Phase:　von _____ bis _____
   Weitere Phasen:　von _____ bis _____
   　　　　　　　　　von _____ bis _____

> Falls keine der angegebenen Phasen über mindestens 2 Wochen anhielt, weiter zu Dysthymes Syndrom (S. 14)

3. *Wenn Du solch eine schlechte Stimmung hast oder an vielen Dingen kein Interesse mehr hast:*

   Schätzen Sie den Schweregrad der Symptome während der gegenwärtigen oder letzten und der schwersten Episode (mindestens zwei Wochen) auf einer Skala von 0-4 ein:

   ```
   .......... 0 ........ 1 ........ 2 ........ 3 ........ 4
           gar nicht  ein wenig  mäßig    schwer   sehr schwer
   ```

	gegenwärtige/ letzte Phase	schwerste Phase
3.1 *Magst Du dann auch gar nichts mehr essen, oder ißt Du dann ganz viel? Hast Du an Gewicht zu- oder abgenommen?*	_____	_____
3.2 *Wie ist dann Dein Schlaf? Schläfst Du dann ganz wenig oder ganz viel?*	_____	_____
3.3 *Bist Du dann sehr unruhig, oder umgekehrt, fällt es Dir dann schwer, Dich überhaupt zu bewegen, so daß Du nur noch dasitzt und nichts mehr tust?*	_____	_____

Kinderversion   Schweres Depressives Syndrom

	gegenwärtige/ letzte Phase	schwerste Phase

3.4 *Bist Du dann ganz erschöpft, müde und ohne Energie?* _____ _____

3.5 *Fühlst Du Dich dann wertlos oder hast Du Schuldgefühle, die Du eigentlich gar nicht zu haben brauchst?* _____ _____

3.6 *Fällt es Dir dann schwer, Dich (z.B. in der Schule) zu konzentrieren oder Entscheidungen zu treffen?* _____ _____

3.7 *Denkst Du dann öfters an den Tod oder daran, Dir etwas anzutun; oder hast Du schon einmal einen Selbstmordversuch begangen?* _____ _____

4. *Bist Du an solchen Tagen den größten Teil des Tages traurig und interesselos?* **JA____ NEIN____**

5. *Gab es schon einmal Tage, an denen Du Dich extrem gut gelaunt oder eine besondere Hochstimmung fühltest, ohne daß dies für andere so nachvollziehbar war?* **JA____ NEIN____**
   Beschreiben: _____

   Falls JA:

5.1 *Wechselten sich diese Tage mit Tagen ab, an denen Du Dich depressiv (traurig, gereizt, interesselos) fühltest?* **JA____ NEIN____**
    Beschreiben: _____

> Falls nur Phasen mit gemischter depressiver und manischer Symptomatik vorliegen oder Phasen mit manischer oder hypomanischer Symptomatik vorlagen, weiter zu Störung mit Trennungsangst (S. 16)

6. *Als diese traurige oder gereizte Stimmung anfing, warst Du da krank, oder nahmst Du Medikamente oder Drogen ein?* **JA____ NEIN____**
   Beschreiben: _____

7. *Bevor diese Stimmung begann, ist da eine Dir wichtige Person (z.B. ein Familienangehöriger) gestorben und warst Du deswegen traurig? War sonst etwas Außergewöhnliches passiert?* **JA____ NEIN____**
   Beschreiben: _____

8. <u>Psychotische Symptome</u>
8.1 Synthym
    Hast Du in Zeiten, in denen Du depressiv bist, bestimmte Überzeugungen (auch wenn dies nicht der Realität entspricht), z.B. ...

   a. *körperlich schwer krank zu sein?* **JA____ NEIN____**

   b. *drohendes Unheil oder Katastrophen herbeizuführen?* **JA____ NEIN____**

   c. *Dich durch bestimmte Dinge stark versündigt/schuldig gemacht zu haben?* **JA____ NEIN____**

   d. *eigentlich gar nicht mehr zu leben?* **JA____ NEIN____**

   e. *Sonstiges?* **Beschreiben:** _____

Kinderversion   Schweres Depressives Syndrom

8.2 Parathym
Oder hast Du in solchen depressiven Phasen ungewöhnliche Erfahrungen gemacht wie...

    a. *Hören oder Sehen von Dingen, die andere Menschen nicht bemerken?*
                                                                                                        JA____ NEIN____

    b. *Hören von Stimmen oder Gesprächen, wenn niemand in Deiner Nähe ist?*
                                                                                                          JA____ NEIN____

    c. *Erscheinungen, die niemand anders sieht?*   JA____ NEIN____

    d. *das Gefühl, daß etwas Eigenartiges um Dich herum vorgeht, daß Menschen Dinge tun, um Dich zu testen, um gegen Dich anzugehen oder Dir zu schaden, so daß Du das Gefühl hast, ständig aufpassen zu müssen?*   JA____ NEIN____

    e. *daß Menschen Schwierigkeiten haben, Dich zu verstehen, weil Deine Sprache so durcheinander ist, oder weil die Art und Weise, in der Du sprichst, keinen Sinn machte?*
                                                                                                          JA____ NEIN____

8.3 *Hielten diese Symptome auch außerhalb der depressiven bzw. gereizten Stimmung an?*
                                                                                                                        JA____ NEIN____

9. *Wie stark fühlst Du Dich durch diese depressive bzw. gereizte Stimmung in Deinem Leben, in der Schule, in der Freizeit, im Umgang mit Freunden, usw. beeinträchtigt?*

    Schätzen Sie die Beeinträchtigung auf einer Skala von 0-4 ein:

```
. . . . . . . . . . 0 . . . . . . . . 1 . . . . . . . . 2 . . . . . . . . . 3 . . . . . . . . 4
              gar nicht    ein wenig      mäßig         schwer      sehr schwer/
                                                                massiv beeinträchtigt
```

****

Die DSM-IV und ICD-10 Kriterien befinden sich auf S. 54ff.

Kinderversion   Dysthymes Syndrom

DYSTHYMES SYNDROM

1. *Gab es schon einmal eine Zeit, in der Du über mindestens ein Jahr hinweg in der Mehrzahl aller Tage traurig, niedergeschlagen oder aber auch sehr reizbar warst?*   **JA**____ **NEIN**____

   Wie ist es zur Zeit?
   Beschreiben: _____

   > Falls NEIN, weiter zu Störung mit
   > Trennungsangst (S. 16)

2. *Wann/seit wann war/ist das so?*
   Beschreiben: _____

3. *Wenn Du solch eine schlechte Stimmung hast/hattest:*

   Schätzen Sie den Schweregrad der Symptome auf einer Skala von 0-4 ein:

   ```
   . . . . . . . . . 0 . . . . . . . . 1 . . . . . . . . 2 . . . . . . . . 3 . . . . . . . . 4
              gar nicht    ein wenig    mäßig       schwer      sehr schwer
   ```

	gegenwärtige Phase	frühere Phase
3.1 *Magst Du dann auch gar nichts mehr essen, oder ißt Du dann ganz viel? Hast Du an Gewicht zu- oder abgenommen?*	____	____
3.2 *Wie ist dann Dein Schlaf? Schläfst Du dann ganz wenig oder ganz viel?*	____	____
3.3 *Bist Du dann ganz erschöpft, müde und ohne Energie?*	____	____
3.4 *Fühlst Du Dich dann wertlos; denkst Du dann schlecht über Dich?*	____	____
3.5 *Fällt es Dir dann schwer, Dich (z.B. in der Schule) zu konzentrieren oder Entscheidungen zu treffen?*	____	____
3.6 *Hast Du dann das Gefühl, alles ist ganz hoffnungslos?*	____	____
3.7 *Weinst Du dann häufig?*	____	____
3.8 *Fällt es Dir dann insgesamt schwer, den Alltag (z.B. Deine Schulaufgaben) zu bewältigen?*	____	____
3.9 *Spielst Du oder unternimmst Du dann weniger mit Freunden oder Freundinnen? Hat Dein Interesse an sozialen Aktivitäten nachgelassen?*	____	____
3.10 *Bist Du insgesamt weniger an Gesprächen oder an Unternehmungen mit anderen interessiert?*	____	____
3.11 *Hast Du insgesamt das Interesse an Dingen verloren, die Du sonst gerne tust?*	____	____

4. *Bist Du an solchen Tagen den größten Teil des Tages traurig und interesselos?*   **JA**____ **NEIN**____

   4.1 *Wie lange hast Du solch eine Stimmung schon / wie lange hattest Du damals solch eine Stimmung?*
   Erste Phase: von ____ bis ____
   Schwerste Phase: von ____ bis ____
   Weitere Phasen: von ____ bis ____

Kinderversion   Dysthymes Syndrom

> Falls depressive Stimmung weniger als ein Jahr
> anhielt, weiter zu Störung mit Trennungs-
> angst (S. 16)

4.2 *Gab es zwischendurch einmal eine Zeit, in der es Dir besser ging?*

                                                                                                                                          JA____ NEIN____

    Falls JA: Wie lange dauerte das an?
                  < 2 Monate ___
                  > 2 Monate ___

5. *Gab es schon einmal Tage, an denen Du Dich extrem gut gelaunt oder eine besondere Hochstimmung fühltest, ohne daß dies für andere so nachvollziehbar war?*   **JA____ NEIN____**
    Beschreiben: _____

6. *Trat die depressive oder gereizte Stimmung nur in Phasen auf, in denen Du ungewöhnliche Erfahrungen machtest, wie z.B. Stimmenhören, Erscheinungen sehen oder das Gefühl hattest, daß Eigenartiges um Dich herum geschieht?*   **JA____ NEIN____**
    Beschreiben: _____

7. *Was geschah in Deinem Leben unmittelbar bevor diese Gefühle auftraten? Hattest Du einen Dir nahestehenden Menschen verloren? Hattest Du einen Unfall oder Probleme? Warst Du krank, mußtest Du über längere Zeit hinweg Medikamente einnehmen? Hast Du Drogen genommen?*
                                                                                                                                                                                                     JA____ NEIN____
    Beschreiben: _____

8. *Wie stark fühlst Du Dich durch diese depressive Stimmung in Deinem Leben, in der Schule, in der Freizeit, im Umgang mit Freunden, usw. beeinträchtigt?*

    Schätzen Sie die Beeinträchtigung auf einer Skala von 0-4 ein:

    . . . . 0 . . . . 1 . . . . 2 . . . . 3 4
                 gar nicht   ein wenig   mäßig   schwer   sehr schwer/
                                                                                                  massiv beeinträchtigt

    ****

    Die DSM-IV und ICD-10 Kriterien befinden sich auf S. 58f.

Kinderversion Trennungsangst

STÖRUNG MIT TRENNUNGSANGST

Für die Diagnose einer Störung mit Trennungsangst werden die nachfolgenden Symptome nur dann als zutreffend kodiert, wenn sie über einen Zeitraum von mindestens 4 Wochen andauern bzw. andauerten. In anderen Fällen oder bei minimalen Abweichungen der geforderten Zeitdauer sollte dies notiert werden.

1. *Hast Du große Angst, Dich von Deinen Eltern (anderen Bezugspersonen) zu trennen? Z.B. wenn Du einmal abends alleine zu Hause bleiben sollst, oder wenn Du einmal woanders als zu Hause schlafen sollst? Hast Du dann Angst, Deinen Eltern oder Dir selbst könnte in dieser Zeit etwas zustoßen?*

JA____ NEIN____

Falls gegenwärtig NEIN, *Früher?*   JA____ NEIN____

| Falls NEIN, weiter zu Panikanfall (S. 18) |

Schätzen Sie anhand der folgenden Skala die Häufigkeit der Symptome ein (zur Diagnosestellung werden nur Symptome herangezogen, die ab 2 kodiert werden):

```
0 . . . . . . . . . . 1 . . . . . . . . . . 2 . . . . . . . . . . 3
nie/selten      manchmal        oft         sehr oft
```

	gegenwärtige Phase	frühere Phase
1.1 *Sorgst Du dich darum, daß Deinen Eltern etwas zustoßen könnte?*	____	____
1.2 *Hast Du Angst, ein schlimmes Ereignis (z.B. ein Unfall, eine Entführung) könnte Dich von Deinen Eltern trennen?*	____	____
1.3 *Gehst Du nur ungern in die Schule, weil Du lieber zu Hause bei Deinen Eltern bleiben möchtest?*	____	____
1.4 *Gehst Du abends ungern alleine schlafen, möchtest Du, daß Deine Eltern solange bei Dir sind, bis Du eingeschlafen bist?*	____	____
1.5 *Bist Du zu Hause am liebsten immer ganz in der Nähe von Deinen Eltern (spielst Du nur ungern alleine in Deinem Zimmer)?*	____	____
1.6 *Träumst Du davon, daß Du von Deinen Eltern getrennt bist oder getrennt werden könntest?*	____	____
1.7 *Hast Du an Tagen, an denen Du zur Schule mußt, oft Kopfweh oder Bauchschmerzen, oder ist Dir übel?*	____	____

| Falls NEIN bei allen Fragen, weiter zu Panikanfall (S. 18). DSM-IV und ICD-10 verlangen mindestens 3 der genannten Symptome. |

1.8 *Bist Du ganz traurig oder auch ganz ärgerlich, wenn es Tage gibt, an denen Du nicht bei Deinen Eltern sein kannst (z.B. auch, wenn Du zur Schule mußt)?*   ____   ____

Kinderversion   Trennungsangst

	gegenwärtige Phase	frühere Phase

1.9 *Wenn Du von Deinen Eltern getrennt bist, sagst Du dann,*
z.B. daß Du nach Hause zurück möchtest, oder rufst Du nach
Deinen Eltern, wenn sie nicht da sind?   _____   _____

2. *Dauern die genannten Symptome über mindestens 4 Wochen hinweg an?*   **JA**____ **NEIN**____

3. *Seit wann hast Du diese Angst, Dich von Deinen Eltern zu trennen oder alleine zu sein?*
   Beschreiben: _____

4. *War etwas Außergewöhnliches passiert, kurz bevor Du diese Angst bekommen hast?*
                                                                      JA____ **NEIN**____
   Beschreiben: _____

5. *Wie stark fühlst Du Dich durch diese Ängste in Deinem Leben, in der Schule, in der Freizeit, im Umgang mit Freunden, usw. beeinträchtigt?*

   Schätzen Sie die Beeinträchtigung auf einer Skala von 0-4 ein:

   . . . . 0 . . . . 1 . . . . 2 . . . . 3 4
              gar nicht   ein wenig   mäßig   schwer   sehr schwer/
                                                                        massiv beeinträchtigt

   ****

   Die DSM-IV und ICD-10 Kriterien befinden sich auf S. 60f.

Kinderversion　　　　　　　　　　　　　　　　　　　　　　　　　　Panikanfall

PANIKANFALL

Nach dem DSM-IV ist ein Panikanfall keine kodierbare Diagnose. Diagnostiziert wird die spezifische Diagnose, innerhalb der Panikanfälle auftreten. Nach dem DSM-IV können Panikanfälle im Rahmen von Paniksyndrom und Agoraphobie sowie z.B. im Rahmen einer Sozialphobie, Spezifischen Phobie oder Posttraumatischen Belastungsstörung auftreten.

<u>Hinweis:</u> Da der Begriff "Panik" im deutschen Sprachgebrauch meist mit sehr intensiver, schwerer Angst in Verbindung gebracht wird, verwenden wir im folgenden im Unterschied zur DSM-IV-Terminologie den Begriff Angstanfall.

1. *Kommt es vor, daß Du innerhalb kurzer Zeit starke Angst bekommst oder daß Dir ganz unwohl wird? Evtl. weiter erläutern: Solche Angstzustände können ganz unerwartet auftreten, sie können aber auch immer in Zusammenhang mit bestimmten Situationen wie beispielsweise im Kaufhaus, in Gesprächen mit anderen Menschen auftreten.*　　　　　　　　　　**JA___ NEIN___**

    Falls gegenwärtig NEIN: *Früher?*　　　　　　　　　　　　　　　**JA___ NEIN___**

    > Falls NEIN, weiter zu Agoraphobie ohne
    > Anamnese eines Paniksyndroms (S. 22)

2. *Wenn Du diese Angst hast, hast Du dann üblicherweise Empfindungen/Symptome wie...*

    Schätzen Sie auf der folgenden Skala den Schweregrad der typischen Symptome während eines Panikanfalls ein

    ```
    .........0 ........1 ........2 ........3 ........4
          gar nicht   ein wenig   mäßig     schwer   sehr schwer
    ```

    1. *Herzklopfen, -rasen, -stolpern* _____
    2. *Schwitzen* _____
    3. *Zittern oder Beben* _____
    4. *Empfindungen der Kurzatmigkeit oder Atemnot* _____
    5. *Erstickungs- oder Würgegefühle* _____
    6. *Schmerzen oder Beklemmungsgefühle in der Brust* _____
    7. *Übelkeit oder Magen-Darmbeschwerden* _____
    8. *Schwindel, Unsicherheit, Benommenheit oder der Ohnmacht nahe sein* _____
    9. *Gefühle der Unwirklichkeit oder sich losgelöst fühlen* _____
    10. *Angst, Kontrolle zu verlieren oder verrückt zu werden* _____
    11. *Angst zu sterben* _____
    12. *Taubheit oder Kribbeln in Körperteilen* _____
    13. *Hitzewallungen oder Kälteschauer* _____
    14. *trockener Mund*

    <u>Hinweis:</u> Falls keine vier Symptome genannt wurden, die Symptome des schwersten Anfalls erfragen.

3. *Wie lange dauert es, bis diese Angst ganz stark ist?*
    Beschreiben: _____

    > Falls Angstgipfel nie innerhalb von 10 Minuten erreicht
    > wurde, weiter zu Agoraphobie ohne Anamnese eines
    > Paniksyndroms (S. 22)

4. *In welchen Situationen treten die Angstanfälle auf?*
   Beschreiben: _____

   ****

   Die DSM-IV und ICD-10 Kriterien befinden sich auf S. 62.

Kinderversion Paniksyndrom

PANIKSYNDROM

1. *Treten die eben besprochenen Angstanfälle meistens unerwartet, aus heiterem Himmel auf?*
   JA____ NEIN____

   Falls gegenwärtig NEIN: *Früher?* JA____ NEIN____

   > Falls NEIN, weiter zu Agoraphobie ohne
   > Anamnese eines Paniksyndroms (S. 22)

2. *Wie häufig kommt es zur Zeit vor, daß Du solche unerwarteten Angstanfälle hast?*
   Beschreiben: _____

3. *Hast Du im Anschluß an mindestens einen der unerwarteten Angstanfälle...*
   a. *anhaltende Sorgen gehabt, daß weitere Angstanfälle auftreten könnten?* JA____ NEIN____
   b. *Sorgen darüber entwickelt, was der Anfall wohl bedeuten könnte, z.B. die Kontrolle zu verlieren, einen Herzinfarkt zu bekommen oder verrückt zu werden?* JA____ NEIN____
   c. *Dein Verhalten wegen der Angstanfälle deutlich verändert, z.B. Dich geschont, keine koffeinhaltigen Getränke mehr getrunken?* JA____ NEIN____

4. *Gibt es bestimmte Situationen, in denen die Angstanfälle besonders häufig auftreten?* (Prüfen, ob Panikanfälle nicht besser durch andere Psychische Störungen z.B. Sozialphobie oder Spezifische Phobie erklärt werden können.)
   Beschreiben: _____

   > Falls keine unerwarteten Angstanfälle, weiter
   > zu Agoraphobie ohne Anamnese eines
   > Paniksyndroms (S. 22)

5. *Wann hast Du zum ersten Mal solch eine unerwartete Angst verspürt?*
   Beschreiben: _____

6. *Unmittelbar bevor Du das erste Mal einen Angstanfall hattest, warst Du da krank oder nahmst Du Medikamente oder Drogen ein?* JA____ NEIN____
   Beschreiben: _____

   Hinweis: Falls diese Frage mit JA beantwortet wurde, sollten die DSM-IV-Diagnosen "Angststörung infolge organischer Erkrankung" oder "Substanzinduzierte Angststörung" (vgl. S. 75f) oder die ICD-10-Diagnose "Organische Angststörung" (F06.4) in Erwägung gezogen werden.

7. *War sonst unmittelbar vor dem ersten Angstanfall etwas Außergewöhnliches passiert? Oder gab es etwas wovon Du denkst, daß es den ersten Angstanfall begünstigt hat?* JA____ NEIN____
   Beschreiben: _____

8. *Wie stark fühlst Du Dich durch die Angstanfälle in Deinem Leben, in der Schule, in der Freizeit, im Umgang mit Freunden, usw. beeinträchtigt?*

Schätzen Sie die Beeinträchtigung auf einer Skala von 0-4 ein:

```
. . . . . . . . . . 0 . . . . . . . 1 . . . . . . . 2 . . . . . . . . 3 . . . . . . . 4
           gar nicht   ein wenig    mäßig         schwer      sehr schwer/
                                                              massiv beeinträchtigt
```

****

Die DSM-IV und ICD-10 Kriterien befinden sich auf S. 62f.

Kinderversion Agoraphobie

AGORAPHOBIE OHNE ANAMNESE EINES PANIKSYNDROMS/ PANIKSYNDROM MIT AGORAPHOBIE

Nach dem DSM-IV wird unterschieden, ob eine Agoraphobie im Rahmen eines Paniksyndroms oder ohne eine solche Anamnese vorliegt.

1. *Hast Du Angst oder gehst Du nicht gerne an Orte wie z.B Geschäfte, Fahrstühle, Menschenmengen? Befürchtest Du da, daß dort etwas Schlimmes oder etwas Peinliches passieren könnte (z.B. daß Du ohnmächtig wirst oder daß Du Angst oder panikähnliche Symptome bekommst)?*
 JA____ NEIN____

 Falls gegenwärtig NEIN: *Früher?* JA____ NEIN____

> Falls NEIN, gehen Sie weiter zu
> Spezifische Phobie (S. 25)

Bestimmen Sie den Aktivitätsspielraum, z.B. die Zeit, die in den Situationen verbracht wird, die Häufigkeit, mit der sie aufgesucht werden, Entfernung von zu Hause, sowie Faktoren, die die Fähigkeit, die Situation aufzusuchen oder in ihr zu bleiben, beeinflussen. Bestimmen Sie den Aktivitätsspielraum, wenn die Patienten alleine oder in Begleitung anderer sind, und notieren Sie dies in den dafür vorgesehenen Spalten. Benutzen Sie die folgende Skala, um Angst und Vermeidung einzuschätzen, die auftreten, wenn die Patienten die Situationen <u>allein</u> aufsuchen.

1.1 *Macht es einen Unterschied, ob Du in Begleitung bist? Gibt es bestimmte Personen, in deren Begleitung Du Dich sicher fühlst?* JA ____ NEIN ____
 Falls JA: *Wer?*_____

1.2 *Ich werde Dir gleich eine Reihe von Situationen nennen. Wieviel Angst hast Du in diesen Situationen, wenn Du sie alleine, also ohne Begleitung, aufsuchst? Wie oft vermeidest Du solche Situationen?*

 Bestimmen Sie nachfolgend das Ausmaß der Angst und Vermeidung, die auftritt, wenn die Person die genannten Situationen alleine aufsucht. Benutzen Sie dazu die folgende Skala und vermerken Sie die Zahlen in den beiden letzten Spalten:

0	1	2	3	4
keine Vermeidung oder Flucht/ keine Angst	gelegentliche Vermeidung/ leichte Angst	mäßig: kann Situation allein aufsuchen/ mäßige Angst	schwer: muß begleitet sein/ schwere Angst	sehr schwer: sucht Situation nicht einmal mit "sicherer" Person auf/ sehr schwere Angst

> Wenn keine Hinweise auf Angst oder Vermeidung einer dieser
> Situationen besteht, weiter zu Spezifische Phobie (S. 25). Bei einer
> Agoraphobie ist in der Regel mehr als eine Situation betroffen. Falls
> nur eine oder wenige spezifische Situationen betroffen sind, sollte
> alternativ die Diagnose Spezifische Phobie erwogen werden.

Protokollieren Sie auf der nächsten Seite, welche Situationen gefürchtet bzw. vermieden werden.
<u>Hinweis:</u> Die Bestimmung des Aktivitätsspielraum (Spalte 2 und 3) dient in erster Linie der Therapieplanung. Sie kann fortgelassen werden, wenn das Interview zu rein diagnostischen Zwecken durchgeführt wird.

Situation	Aktivitätspielraum allein	Aktivitätsspielraum in Begleitung	Angst allein	Vermeidung allein
Im Auto mitfahren				
Geschäfte/ Supermärkte				
Kaufhäuser/ Einkaufszentren				
Menschenmengen				
Flugzeug				
Öffentl. Verkehrsmittel: Bus, Zug, U-Bahn, etc.				
Zu Fuß gehen (wie weit?)				
Fahrstühle				
Brücken				
Zuhause sein				
Weit weg von Zuhause sein				
Öffentliche Orte: Kinos/Theater, etc.				
Restaurants				
Kirchen, Gottesdienste				
Geschlossene, enge Räume, Tunnel				
Große, offene Plätze, Parks				
Schlange stehen				
Schule/Arbeitsplatz				
Sonstiges				

Falls Panikanfälle in agoraphobischen Situationen diagnostiziert wurden, kann Frage 2 übersprungen werden.

2. *Wenn Du in solchen Situationen bist, hast Du dann Symptome wie . . .*
   1. *Herzklopfen, -rasen, -stolpern* _____
   2. *Hitzewallungen oder Kälteschauer* _____
   3. *Zittern oder Beben* _____
   4. *trockener Mund* _____
   5. *Gefühl, Kontrolle zu verlieren oder verrückt zu werden* _____
   6. *Schmerzen oder Beklemmungsgefühle in der Brust* _____
   7. *Kurzatmigkeit oder Atemnot* _____
   8. *Schwindel, Benommenheit oder Schwäche* _____
   9. *Gefühle der Unwirklichkeit oder des Losgelöstseins* _____

3. *Was befürchtest Du, was Dir in den oben genannten Situationen passieren könnte?*
   Beschreiben: _____

4. *Seit wann bestehen diese Ängste? Begann die Angst, nachdem Du einmal unerwartet Angst bekommen hast?*   JA____ NEIN____
   Beschreiben: _____

5. *Unmittelbar bevor Du das erste Mal in einer der oben genannten Situationen Angst hattest, warst Du da krank oder nahmst Du Medikamente oder Drogen ein?*   JA____ NEIN____
   Beschreiben: _____

Falls organische Erkrankung vorliegt, weiter mit Frage 5.1:

5.1 *Sind die Symptome bzw. ist die Angst stärker als man aufgrund Deiner Erkrankung erwarten würde?*
                                                                                                             JA____ NEIN____
Beschreiben: _____

<u>Hinweis:</u> Falls diese Frage mit NEIN beantwortet wurde, sollten die Diagnosen für "Angststörung infolge organischer Erkrankung" oder "Substanzinduzierte Angststörung" in Erwägung gezogen werden (vgl. S.75f.).

6. *Wie stark fühlst Du Dich durch diese Ängste/das Vermeidungsverhalten in Deinem Leben, in der Schule, in der Freizeit, im Umgang mit Freunden, usw. beeinträchtigt?*

Schätzen Sie die Beeinträchtigung auf einer Skala von 0-4 ein:

. . . . 0 . . . . 1 . . . . 2 . . . . 3 4
           gar nicht   ein wenig   mäßig   schwer   sehr schwer/
                                                                                                           massiv beeinträchtigt

****

Die DSM-IV und ICD-10 Kriterien befinden sich auf S. 64f.

Kinderversion Spezifische Phobie

SPEZIFISCHE PHOBIE

1. *Fürchtest Du Dich vor Dingen oder Situationen wie...*

   Schätzen Sie nachfolgend das Ausmaß von Angst und Vermeidung auf einer Skala von 0-4 ein:

0	1	2	3	4
gar nicht/	ein wenig/	mäßig/	schwer/	sehr schwer/
vermeidet	vermeidet	vermeidet	vermeidet	vermeidet
nie	selten	gelegentlich	häufig	immer

	Angst	Vermeidung
Höhen	___	___
Mit dem Flugzeug fliegen	___	___
Autofahren	___	___
Bestimmten Tieren (wenn ja, welches_____)	___	___
Blut oder Verletzungen bei Dir selbst	___	___
Blut oder Verletzungen bei anderen	___	___
Untersuchungen beim Arzt/Zahnarzt	___	___
Spritzen	___	___
Dunkelheit oder Geister	___	___
Wasser (z.B. Seen, Meer)	___	___
Unwetter (z.B. Gewitter, Stürme)	___	___
Schule	___	___
Sonstiges (Wenn ja, was? _____)	___	___

   Falls gegenwärtig NEIN: *Früher?* ___ ___

   > Falls NEIN, weiter zu Sozialphobie (S.27)

   Falls unter Frage 1 nur Angst oder Vermeidung des Schulbesuchs angegeben wird, weiter mit Frage 2; falls Angst oder Vermeidung vor anderen Dingen, weiter mit Frage 4.

2. *Hast Du Angst oder gehst Du nicht mehr zur Schule,...*

   2.1 ...*weil Du dort vor bestimmten Dingen Angst hast?* JA___ NEIN___
   2.2 ...*weil Du keine Lust hast?* JA___ NEIN___
   2.3 ...*weil Du Angst vor einer Trennung von Deinen Eltern* (sonstigen *Bezugspersonen*) *hast?* JA___ NEIN___

   > Falls Vermeidung des Schulbesuchs ausschließlich wegen JA bei 2.2 oder 2.3 und keine Angst vor weiteren Situationen besteht, weiter zu Sozialphobie (S. 27)

   <u>Hinweis:</u> Falls ausschließlich Angst wegen Trennung von Erziehungspersonen, sollte Vorliegen einer Störung mit Trennungsangst geprüft werden.

Kinderversion   Spezifische Phobie

3. *Warum hast Du solche Angst vor der Schule? Hast Du Angst...*

   ...vor einem bestimmten Lehrer/Lehrerin?   JA____ NEIN____
   ...vor bestimmten Klassenkameraden?   JA____ NEIN____
   ...davor, Dich im Unterricht zu melden oder vor der Klasse etwas sagen
      zu müssen? (Sozialphobie abklären)   JA____ NEIN____
   ...Sonstiges?   JA____ NEIN____
   Beschreiben: _____

4. *Hast Du fast immer Angst, wenn Du (...) begegnest?*   JA____ NEIN____

5. *Meinst Du, daß Deine Angst vor (...) übertrieben ist und daß Du eigentlich gar nicht soviel Angst haben müßtest?*   JA____ NEIN____

6. *Seit wann hast Du diese Angst vor (...)?*
   Beschreiben: _____

6.1 *Gab es ein bestimmtes Ereignis, nach dem diese Angst bei Dir aufgetreten ist?*
                                                                 JA____ NEIN____
   Beschreiben: _____

   Hinweis: Falls hier Hinweise auf Drogen- oder Medikamentenmißbrauch auftauchen, sollte die Diagnose "Substanzinduzierte Angststörung" in Erwägung gezogen werden (vgl. S. 75f.).

7. *Wie stark fühlst Du Dich durch diese Angst in Deinem Leben, in der Schule, in der Freizeit, im Umgang mit Freunden, usw. beeinträchtigt?*

   Schätzen Sie die Beeinträchtigung auf einer Skala von 0-4 ein:

   ....0 ....1 ....2 ....3 4
            gar nicht ein wenig mäßig   schwer   sehr schwer/
                                                    massiv beeinträchtigt

   ****

   Die DSM-IV und ICD-10 Kriterien befinden sich auf S. 66.

Kinderversion Sozialphobie

SOZIALPHOBIE

1.1 *Fühlst Du Dich in Situationen, in denen Du mit anderen Menschen zusammen bist oder in denen Du von anderen bewertet wirst, oft ängstlich, nervös oder sehr aufgeregt?*
JA____ NEIN____

1.2 *Machst Du Dir dann große Sorgen, daß Du etwas tun oder sagen könntest, das Dir peinlich sein könnte oder Dich vor anderen demütigen könnte, oder daß andere schlecht von Dir denken könnten?*
JA____ NEIN____

Falls gegenwärtig NEIN: *Früher?*
JA____ NEIN____

> Falls NEIN, weiter zu Zwangssyndrom (S. 30)

2. *Tritt diese Angst oder Scheu nur bei Erwachsenen auf, die Dir fremd sind, die Du nicht kennst?*
JA____ NEIN____

3. *Bist Du gerne mit Deinen Eltern oder Geschwistern zusammen?*
JA____ NEIN____

4. *Hast Du Freundinnen oder Freunde, mit denen Du spielst oder sonst etwas unternimmst?*
JA____ NEIN____

4.1 *Falls JA: Wieviele Freunde/Freundinnen hast Du?* _____

4.2 *Würdest Du gerne (mehr) Freunde oder Freundinnen haben?*
JA____ NEIN____

4.3 *Fällt es Dir schwer, neue Freunde oder Freundinnen zu finden?*
JA____ NEIN____

Beschreiben: _____

> Falls das Kind über keine altersgemäßen Beziehungen mit vertrauten Personen verfügt und die Angst nur bei Erwachsenen auftritt, weiter zu Zwangssyndrom (S. 30)

5. *Ich werde Dir nun einige Situationen beschreiben und Dich fragen, wie Du Dich in jeder Situation fühlst:*

Schätzen Sie für jede Situation die Stärke der Angst und das Ausmaß der Vermeidung mit Hilfe der folgenden Skala ein:

```
......... 0 ....... 1 ....... 2 ....... 3 ....... 4
         vermeidet   vermeidet    vermeidet    vermeidet    vermeidet
         nie/        selten/      gelegentlich/ häufig/     immer/
         keine Angst leichte Angst mäßige Angst schwere Angst sehr schwere
                                                              Angst
```

	Angst	Ver-meidung	Kommentare
a. *Geburtstagsfeiern/Parties*	____	____	_____
b. *In der Schulklasse etwas sagen*	____	____	_____

SP

Kinderversion   Sozialphobie

	Angst	Vermeidung	Kommentare
c. *Essen mit anderen Kindern/Jugendlichen oder Erwachsenen*	____	____	_____
d. *Vor einer Gruppe sprechen*	____	____	_____
e. *Vor anderen Schreiben (in der Schule etwas an die Tafel schreiben, Schulaufgaben machen, etwas ausfüllen)*	____	____	_____
f. *Treffen mit anderen Kindern/Jugendlichen*	____	____	_____
g. *Mit fremden Erwachsenen sprechen*	____	____	_____
h. *Mit Autoritätspersonen (Arzt, Lehrer) sprechen*	____	____	_____
i. *Selbstsicher sein, z.B.:*			
1) *unvernünftige Ansprüche zurückweisen* ...	____	____	_____
2) *andere bitten, ihr Verhalten zu ändern* ...	____	____	_____
j. *Vor der Schulklasse geprüft werden*	____	____	_____
k. *Andere Situationen*			
1) _____ ...	____	____	_____
2) _____ ...	____	____	_____

> Falls kein Hinweis auf Angst/Vermeidung besteht ODER falls die Angst/Vermeidung eindeutig mit Angstanfällen zusammenhängt, die bereits im Abschnitt zum Paniksyndrom erfaßt wurden, gehen Sie weiter zu Zwangssyndrom (S. 30)

Bezüglich der wichtigsten Situation:

6. *Treten in solchen Situationen auch körperliche Anzeichen der Angst auf?* (insbesondere Erröten oder Zittern, Angst zu erbrechen, Miktions- oder Defäktionsdrang)   **JA**____ **NEIN**____

   Falls JA: *Welche?* _____

7. *Was erwartest Du, bevor Du Dich in (...) begibst? Was denkst Du, wird geschehen, bevor oder während (...)?*
   Beschreiben: _____

8. *Denkst Du, daß Du vor (...) mehr Angst hast, als Du haben solltest (oder als Dir angemessen erscheint)?*   **JA**____ **NEIN**____

9. *Erlebst Du die Angst nahezu jedesmal, wenn Du (...) begegnest?*   **JA**____ **NEIN**____

> Falls NEIN bei Frage 9, weiter zu Zwangssyndrom (S. 30)

10. *Seit wann hast Du diese Angst?*
    Falls die Kinder/Jugendlichen antworten "mein ganzes Leben", versuchen Sie, den ungefähren Zeitraum des Beginns herauszufinden, z.B. in welcher Schulklasse, Adoleszenz usw.
    Beginn (z.B. Lebensalter, Datum, Lebensphase): _____

Kinderversion   Sozialphobie

10.1 *Gab es ein bestimmtes Ereignis, nach dem diese Angst bei Dir aufgetreten ist?*
                                                                            JA____ NEIN____
   Beschreiben: _____

10.2 *Als diese Angst begann, warst Du da krank; nahmst Du Medikamente oder Drogen ein?*
                                                                            JA____ NEIN____
   Beschreiben: _____

   Hinweis: Falls hier Hinweise auf Drogen- oder Medikamentenmißbrauch auftauchen, sollte die Diagnose "Substanzinduzierte Angststörung" in Erwägung gezogen werden (vgl. S. 75f).

11. *Wie stark fühlst Du Dich durch diese Schüchternheit/Ängstlichkeit in Deinem Leben, in der Schule, in der Freizeit, im Umgang mit Freunden, usw. beeinträchtigt?*

   Schätzen Sie die Beeinträchtigung auf einer 0-4 Skala ein:

   .... 0 .... 1 .... 2 .... 3 4
            gar nicht   ein wenig   mäßig   schwer   sehr schwer/
                                                       massiv beeinträchtigt

   ****

   Die DSM-IV und ICD-10 Kriterien befinden sich auf S. 68f.

Kinderversion

ZWANGSSYNDROM

A1. ZWANGSGEDANKEN

1. *Wirst Du durch Gedanken, Impulse oder Vorstellungen gestört, die immer wiederkehren und die Du nicht aus Deinem Kopf verbannen kannst, obwohl Sie unvernünftig oder unsinnig sind?*

    Falls weitere Erläuterungen notwendig sind, hinzufügen: Damit meine ich nicht einfach, daß man sich Sorgen macht über Dinge, die passieren könnten. Ich meine z.B. solche Dinge, daß Du immer wieder denken mußt, Du könntest jemanden verletzen oder vergiften, oder daß Du den Impuls hast, irgend etwas in der Öffentlichkeit auszurufen, was Du eigentlich nicht möchtest, oder schreckliche Vorstellungen wie die, daß Deine Familie in einen Autounfall verwickelt ist. **JA____ NEIN____**

    Falls gegenwärtig NEIN: *Früher?* **JA____ NEIN____**

    > Falls NEIN, weiter zu A2. Zwangs-
    > handlungen (S. 31)

2. *Welchen Inhalt haben diese Gedanken, Impulse oder Vorstellungen?*
    Gedanke _____
    Vorstellung _____
    Impuls _____

3. *Empfindest Du (...) zumindest zeitweise als aufdringlich und unangemessen?*
    JA____ NEIN____

4. <u>Schweregrad</u>
    4.1 *Wie häufig denkst Du bzw. stellst Du Dir vor (...)?* _____ **pro Tag**

    4.2 *Wie lange hält dieser Gedanke bzw. diese Vorstellung an?* _____ **Minuten**

5. <u>Überzeugungen</u>
    5.1 *Während Du durch (...) geplagt wirst, wie stark glaubst Du dann daran, daß das, was Du denkst wahr ist, oder daß Du wirklich die Handlung ausführen wirst?*

    0 (überhaupt nicht) - 100 (vollständig) _____

    5.2 *Wie stark glaubst Du zu Zeiten, in denen (...) sich nicht aufdrängt (wie vielleicht jetzt), daß dies tatsächlich passiert?*

    0 (überhaupt nicht) - 100 (vollständig) _____

6. <u>Widerstand/Vermeidung</u>
    6.1 *Versuchst Du (...) loszuwerden oder Dir selbst Dinge zu sagen oder bestimmte Vorstellungen zu gebrauchen, die (...) neutralisieren oder unterdrücken können?* **JA____ NEIN____**
    Beschreiben: _____

    6.2 *Versuchst Du (...) zu unterdrücken, indem Du andere Dinge tust, Dich mit etwas anderem beschäftigst?* **JA____ NEIN____**
    Beschreiben: _____

    6.3 *Vermeidest Du bestimmte Situationen oder Gegenstände, weil sie (...) auslösen könnten?*
    JA____ NEIN____
    Beschreiben: _____

Kinderversion Zwangssyndrom

7. *Was denkst Du, wie (...) in Deinen Sinn kommt?*
   Überprüfen Sie Ideen von Gedankeneingebung oder von außen auferlegten Impulsen.
   Beschreiben: _____

8. *Wie stark wirst Du durch diese Gedanken gestört? Wie beeinflussen sie Deinen normalen Tagesablauf, Deine schulischen (oder beruflichen) Leistungen oder Deine Freizeit?*
   Beschreiben: _____

Schätzen Sie die Beeinträchtigung auf einer Skala von 0-4 ein:

.... 0 .... 1 .... 2 .... 3 4
         gar nicht   ein wenig   mäßig   schwer   sehr schwer/
                                                                               massiv beeinträchtigt

A2. ZWANGSHANDLUNGEN

1. *Mußt Du bestimmte Verhaltensweisen immer wieder wiederholen, obwohl Du das eigentlich nicht willst? Zum Beispiel, daß Du immer wieder Deine Hände waschen mußt oder Dinge zählen mußt oder beten mußt oder etwas wiederholt kontrollieren mußt (z.B. ob die Tür zu ist oder der Herd aus)?*   JA____ NEIN____

   Falls gegenwärtig NEIN: *Früher?*   JA____ NEIN____

   > Falls NEIN bei Frage A1, 1. und A2, 1.,
   > weiter zu Generalisiertes Angstsyndrom (S. 33). Falls NEIN bei Frage A2, 1. und wenn Kriterien für Zwangsgedanken erfüllt sind, weiter zu Frage 9, S.32

2. *Was mußt Du tun?*
   Beschreiben: _____

3. <u>Schweregrad</u>
3.1 *Wie oft tust Du dies?*   _____ **pro Tag**

3.2 *Wieviel Zeit verwendest Du für (...)?*   _____ **Minuten**

4. *Dient (...) dazu, extreme Unannehmlichkeiten zu verhindern oder zu reduzieren oder gefürchtete Ereignisse oder Situationen zu verhindern?*   JA____ NEIN____
   Beschreiben: _____

5. <u>Widerstand/Vermeidung</u>

5.1 *Versuchst Du, dieser Sache zu widerstehen, oder hast Du anfänglich versucht, ihr zu widerstehen?*   JA____ NEIN____

5.2 *Vermeidest Du bestimmte Situationen oder Gegenstände (z.B. anzufassen), weil sie dazu führen könnten, daß Du (...) immer wieder tun mußt?*   JA____ NEIN____
   Beschreiben: _____

5.3 *Läßt Du andere Menschen Dinge für Dich tun, damit Du selbst nicht in Kontakt mit (...) gelangst?*   JA____ NEIN____

6. *Wie ängstlich fühlst Du Dich, wenn Du diese Handlungen unterläßt oder sie nicht ausführen kannst?*
   Schätzen Sie die Stärke der Angst mit Hilfe der folgenden Skala ein:

   ....0 ....1 ....2 ....3 4
   　　　keine Angst　leichte Angst　mäßige Angst　schwere Angst　sehr schwere
   　　　　　　　　　　　　　　　　　　　　　　　　　　　　　　　　Angst

7. *Was denkst Du, was passieren würde, wenn Du diese Handlungen nicht ausführen würdest?*
   Beschreiben: _____

8. *Wie stark fühlst Du Dich durch (...) gestört? Zu welchen Problemen führt dies in der Schule, zu Hause, beim Umgang mit Menschen?*
   Beschreiben: _____

   Schätzen Sie die Beeinträchtigung auf einer Skala von 0-4 ein:

   ....0 ....1 ....2 ....3 4
   　　　gar nicht　ein wenig　mäßig　　schwer　sehr schwer/
   　　　　　　　　　　　　　　　　　　　　　　　　massiv beeinträchtigt

   > Falls die Patienten die Kriterien für das
   > Zwangssyndrom nicht erfüllen, gehen Sie
   > weiter zu Generalisiertes Angstsyndrom (S. 33)

9. *Denkst Du (zumindest zeitweise), daß Dein Verhalten übertrieben oder unsinnig ist?*
   　　　　　　　　　　　　　　　　　　　　　　　　　　　　　　　　JA___ NEIN___

10.1 *Wann hast Du diese Probleme zum ersten Mal wahrgenommen?*
   Beschreiben: _____

10.2 *Was geschah zu dieser Zeit in Deinem Leben?*
   Beschreiben: _____

11. Ausschluß organischer Ursachen: *Nahmst Du unmittelbar bevor dies begann irgendwelche Drogen oder Medikamente? Warst Du krank?*　　　　　　　　　JA___ NEIN___
   Beschreiben: _____

   Hinweis: Falls diese Frage mit JA beantwortet wurde, sollten die Diagnosen "Angststörung infolge organischer Erkrankung" oder "Substanzinduzierte Angststörung" in Erwägung gezogen werden (vgl. S. 75f).

   ****

   Die DSM-IV und ICD-10 Kriterien befinden sich auf S. 70f.

GENERALISIERTES ANGSTSYNDROM

Die Fragen dieses Abschnittes dienen zur Exploration von Anspannung bzw. Angst ohne für die Patienten ersichtlichen Grund oder von Angst in Zusammenhang mit <u>exzessiver</u> Sorge. Bei Kindern und Jugendlichen betreffen diese Sorgen häufig Schul- oder Sportleistungen (selbst, wenn diese nicht von anderen beurteilt werden) oder Pünktlichkeit. Aber auch ausgeprägte Sorgen über das Auftreten von Katastrophen, wie etwa Erdbeben oder Atomkrieg, können Bestandteil des Generalisierten Angstsyndroms sein. Die Anspannung oder Angst ist <u>nicht</u> Teil bzw. entsteht nicht in Antizipation von Angstanfällen oder phobischen Ängsten. Die Sorgen und die Anspannung sind auch <u>nicht</u> Teil einer Affektiven oder Psychotischen Störung.

1. *Machst Du Dir häufig Sorgen über ganz verschiedene Dinge, vielleicht mehr Sorgen als eigentlich nötig wären?*   JA____ NEIN____

   Falls JA: *Welche Sorgen sind das?*
   Beschreiben: _____

   Falls die Patienten als eine hauptsächliche Quelle ihrer Angst Anspannungen oder Befürchtungen nennen, die <u>in Erwartung</u> von Angstanfällen oder der Konfrontation mit phobischen Situationen entstehen, z.B. "Ich befürchte, einen Angstanfall zu bekommen; Ich mache mir Sorgen, sobald ich weiß, daß ich eine Brücke zu überqueren habe", zusätzlich fragen:

   Gibt es andere Dinge als (...), die bei Dir Spannungsgefühle, Angst oder Sorge hervorrufen?
       JA____ NEIN____

   Falls JA: *Welche Dinge sind dies?*
   Beschreiben: _____

   Falls gegenwärtig NEIN: *Früher?*   JA____ NEIN____

   > Falls NEIN, weiter zu Posttraumatische Belastungsstörung (S. 35)

2. *Fällt es Dir schwer, die Sorgen zu kontrollieren (abzustellen, einzuschränken)?*
       JA____ NEIN____

3. *Leidest Du schon seit mindestens sechs Monaten in der <u>Mehrzahl</u> der Tage unter diesen Sorgen?*
       JA____ NEIN____

4. *Wann hat es begonnen?*   von ____ bis ____   **Dauer in Monaten** ____

   Hinweis: Falls die Patienten antworten "mein ganzes Leben", weiter nachfragen, z.B. *Hast Du Dich bereits während der Kindergartenzeit so gefühlt? Ab welcher Schulklasse hast Du Dich so gefühlt?*

5. *Wenn Du einen durchschnittlichen Tag betrachtest, zu wieviel Prozent (welchen Teil) des Tages fühlst Du Dich angespannt, ängstlich, besorgt?*   _____%

Kinderversion Generalisiertes Angstsyndrom

6. *Hast Du über sechs Monate hinweg oft unter (...) gelitten?*

Schätzen Sie anhand der folgenden Skala die Häufigkeit der Symptome ein (zur Diagnosestellung werden nur Symptome herangezogen, die ab 2 kodiert werden). Für alle Symptome muß jeweils bestimmt werden, wie lange das Symptom besteht. Zumindest ein Symptom muß über sechs Monate an der Mehrzahl der Tage aufgetreten sein.

```
0 . . . . . . . . . . 1 . . . . . . . . . . 2 . . . . . . . . . . 3
nie/selten    manchmal         oft         sehr oft
```

	gegenwärtige Phase	frühere Phase
1. *Nervosität und Ruhelosigkeit*	____	____
2. *Müdigkeit und Erschöpfung*	____	____
3. *Konzentrationsschwierigkeiten oder dem Gefühl einer Leere im Kopf*	____	____
4. *Reizbarkeit*	____	____
5. *Muskelverspannungen*	____	____
6. *Schlafstörungen*	____	____

7. *Hast Du Dich zu dieser Zeit sehr traurig, hoffnungslos oder auch sehr reizbar gefühlt, oder hattest Du kein Interesse an Dingen, die Du sonst gerne getan hast?* JA____ NEIN____

Hinweis: Falls die Patienten die Frage 7 mit JA beantworten, aber nicht alle Kriterien eines Dysthymen oder eines Schweren Depressiven Syndroms erfüllt sind (vgl. entsprechende Abschnitte), weiter mit Frage 8.

> Falls die Sorgen nur in Phasen eines Dysthymen oder Schweren Depressiven Syndroms auftreten, weiter zu Posttraumatische Belastungsstörung (S. 35)

8. *Als dieses Sorgenmachen anfing, war unmittelbar vorher etwas Außergewöhnliches passiert, warst Du krank oder hast Du Medikamente oder Drogen eingenommen?* JA____ NEIN____
Beschreiben: _____

Hinweis: Falls diese Frage mit JA beantwortet wurde, sollten die Diagnosen "Angststörung infolge organischer Erkrankung" oder "Substanzinduzierte Angststörung" in Erwägung gezogen werden (vgl. S. 75f).

9. *Wie stark fühlst Du Dich durch diese Sorgen/Ängste in Deinem Leben, in der Schule, in der Freizeit, im Umgang mit Freunden, usw. beeinträchtigt?*

Schätzen Sie die Beeinträchtigung auf einer Skala von 0-4 ein:

```
. . . . . . . . . 0 . . . . . . . 1 . . . . . . 2 . . . . . . . 3 . . . . . . . 4
         gar nicht   ein wenig   mäßig     schwer    sehr schwer/
                                                     massiv beeinträchtigt
```

****

Die DSM-IV und ICD-10 Kriterien befinden sich auf S. 72.

Kinderversion   Generalisiertes Angstsyndrom

6. *Hast Du über sechs Monate hinweg oft unter (...) gelitten?*

   Schätzen Sie anhand der folgenden Skala die Häufigkeit der Symptome ein (zur Diagnosestellung werden nur Symptome herangezogen, die ab 2 kodiert werden). Für alle Symptome muß jeweils bestimmt werden, wie lange das Symptom besteht. Zumindest ein Symptom muß über sechs Monate an der Mehrzahl der Tage aufgetreten sein.

   ```
   0 . . . . . . . . . . 1 . . . . . . . . . 2 . . . . . . . . . 3
   nie/selten      manchmal        oft         sehr oft
   ```

	gegenwärtige Phase	frühere Phase
1. *Nervosität und Ruhelosigkeit*	____	____
2. *Müdigkeit und Erschöpfung*	____	____
3. *Konzentrationsschwierigkeiten oder dem Gefühl einer Leere im Kopf*	____	____
4. *Reizbarkeit*	____	____
5. *Muskelverspannungen*	____	____
6. *Schlafstörungen*	____	____

7. *Hast Du Dich zu dieser Zeit sehr traurig, hoffnungslos oder auch sehr reizbar gefühlt, oder hattest Du kein Interesse an Dingen, die Du sonst gerne getan hast?*   **JA**____ **NEIN**____

   Hinweis: Falls die Patienten die Frage 7 mit JA beantworten, aber nicht alle Kriterien eines Dysthymen oder eines Schweren Depressiven Syndroms erfüllt sind (vgl. entsprechende Abschnitte), weiter mit Frage 8.

   > Falls die Sorgen nur in Phasen eines Dysthymen oder Schweren Depressiven Syndroms auftreten, weiter zu Posttraumatische Belastungsstörung (S. 35)

8. *Als dieses Sorgenmachen anfing, war unmittelbar vorher etwas Außergewöhnliches passiert, warst Du krank oder hast Du Medikamente oder Drogen eingenommen?*   **JA**____ **NEIN**____
   Beschreiben: _____

   Hinweis: Falls diese Frage mit JA beantwortet wurde, sollten die Diagnosen "Angststörung infolge organischer Erkrankung" oder "Substanzinduzierte Angststörung" in Erwägung gezogen werden (vgl. S. 75f).

9. *Wie stark fühlst Du Dich durch diese Sorgen/Ängste in Deinem Leben, in der Schule, in der Freizeit, im Umgang mit Freunden, usw. beeinträchtigt?*

   Schätzen Sie die Beeinträchtigung auf einer Skala von 0-4 ein:

   ```
   . . . . . . . . . 0 . . . . . . . 1 . . . . . . 2 . . . . . . . 3 . . . . . . . 4
              gar nicht    ein wenig    mäßig      schwer    sehr schwer/
                                                             massiv beeinträchtigt
   ```

   ****

   Die DSM-IV und ICD-10 Kriterien befinden sich auf S. 72.

Kinderversion   Posttraumatische Belastungsstörung

gegenwärtig   früher

_____   _____   6) *eingeschränkte Gefühle, z.B. Unfähigkeit zu Gefühlen von Freude oder Trauer*

_____   _____   7) *Eindruck einer eingeschränkten Zukunft (z.B. im Hinblick auf Schule, Beruf, Freunde, langes Leben)*

5. Ständig erhöhte Erregung (<u>nicht</u> vorhanden vor dem Trauma): *Hast Du Veränderungen bei Dir bemerkt, wie:*

gegenwärtig   früher   <u>Zwei Symptome notwendig für die Diagnose</u>
_____   _____   1) *Schwierigkeiten einzuschlafen oder durchzuschlafen*
_____   _____   2) *Reizbarkeit, Wutausbrüche*
_____   _____   3) *Konzentrationsschwierigkeiten*
_____   _____   4) *übermäßige Wachsamkeit*
_____   _____   5) *übermäßige Schreckreaktionen*

<u>Hinweis:</u> Dauern die Symptome kürzer an als für die Diagnose einer Posttraumatischen Belastungsstörung erforderlich, so sollten die Diagnosen einer Akuten Belastungsreaktion (DSM-IV: 308.3, ICD-10: F43.0) oder Anpassungsstörung (ICD-10: F43.3) in Erwägung gezogen werden.

> Falls nicht genügend Symptome bei Frage 3 - 5 genannt wurden, weiter zu Anorexia Nervosa (S. 37)

6. Ausschluß organischer Ursachen: *Nahmst Du unmittelbar, bevor diese Angst begann, irgendwelche Drogen oder Medikamente? Warst Du krank oder hast Du ungewöhnlich viel getrunken?*
   **   JA____   NEIN____**
   Beschreiben: _____

7. *Wie stark fühlst Du Dich beeinträchtigt/zu welchen Problemen führt dieses Erlebnis und seine Auswirkungen auf Dich in der Schule, zu Hause, beim Umgang mit Freunden?*
   Beschreiben: _____

Schätzen Sie die Beeinträchtigung auf einer Skala von 0-4 ein:

. . . . 0 . . . . 1 . . . . 2 . . . . 3 4
           gar nicht   ein wenig   mäßig   schwer   sehr schwer/
                                                                massiv beeinträchtigt

****

Die DSM-IV und ICD-10-Kriterien befinden sich auf S. 73f.

Kinderversion   Anorexie

ANOREXIA NERVOSA

1. *Ich habe nun noch einige Fragen zu Deinem Gewicht und Deinen Eßgewohnheiten:*
    Wie groß bist Du? _____
    Wieviel wiegst Du zur Zeit? _____

1.1 *Hast Du in der letzten Zeit abgenommen?*   JA____ NEIN____

   Falls JA: *Wieviel hast Du abgenommen?* _____ kg

   Stellen Sie fest, ob mindestens 15 % Untergewicht vorliegt.

   Falls gegenwärtig kein Untergewicht besteht: *Früher?*   JA____ NEIN____

   > Falls NEIN, weiter zu Bulimia nervosa (S. 39)

2. *Hast Du große Angst davor, dick zu sein oder zu werden?*   JA____ NEIN____

2.1 *Wieviel Angst/Unbehagen macht Dir die Vorstellung, 3 bis 5 kg zuzunehmen?*

   ```
   0 . . . . . . 1 . . . . . . . 2 . . . . . . . 3 . . . . . . 4
   gar nicht   ein wenig     mäßig           schwer     massiv
                                                        beängstigend/schlimm
   ```

3. *Beschreibe bitte, was und wieviel Du typischerweise im Laufe eines Tages ißt.*
    Beschreiben: _____
    _____

4. *Nimmst Du Abführ- oder Diätmittel ein, oder erbrichst Du im Anschluß an eine Mahlzeit, um nicht zuzunehmen?*   JA____ NEIN____
    Beschreiben: _____

5. *Hast Du das Gefühl, insgesamt oder an Teilen Deines Körpers zu dick zu sein?*
                                                                 JA____ NEIN____
    Nur für Mädchen/Frauen:
6. *Hat Deine Regelblutung ausgesetzt?*   JA____ NEIN____

    Falls JA:
6.1 *Hat sie mindestens dreimal hintereinander ausgesetzt?*   JA____ NEIN____

    Falls NEIN:
6.2 *Nimmst Du die Pille?*   JA____ NEIN____

7. Geschichte:
    1. *Wann begann Dein Eßproblem?*   Monat _____ Jahr _____
    2. *Standest Du unter irgendeiner Art von Streß?*   JA____ NEIN____
    3. *Was geschah in Deinem Leben zu dieser Zeit?*
    Beschreiben: _____

8. Ausschluß organischer Ursachen: *Nahmst Du unmittelbar, bevor Du abgenommen hast, irgendwelche Drogen oder Medikamente? Warst Du krank oder trankst Du ungewöhnlich viel?*
                                                                 JA____ NEIN____
    Beschreiben: _____

9. *Wie stark fühlst Du Dich durch dieses Problem in Deinem Leben, in der Schule, in der Freizeit, im Umgang mit Freunden, usw. beeinträchtigt?*

Schätzen Sie die Beeinträchtigung auf einer Skala von 0-4 ein:

. . . . 0 . . . . 1 . . . . 2 . . . . 3 4
          gar nicht   ein wenig   mäßig   schwer   sehr schwer/
                                                                                 massiv beeinträchtigt

****

Die DSM-IV und ICD-10-Kriterien befinden sich auf S. 77f.

Kinderversion Bulimie

BULIMIA NERVOSA

1. *Hast Du Eßanfälle oder Heißhungerphasen, bei denen Du in kurzer Zeit sehr viel ißt?*

   JA____ NEIN____

   Falls gegenwärtig NEIN: *Früher?* JA____ NEIN____

   > Wenn NEIN, weiter zu Alkoholismus und Drogenmißbrauch (S. 41)

1.1 *Beschreibe bitte, was und wieviel Du bei einem typischen Eßanfall zu Dir nimmst.* (Während eines Eßanfalls werden typischerweise kalorienreiche, süße und leicht zu "verschlingende" Nahrungsmittel eingenommen. Das Essen wird vor anderen möglichst geheim gehalten.)
   Beschreiben: _____

2. *Hast Du während dieser Eßanfälle das Gefühl, Du kannst nicht kontrollieren, was oder wieviel Du ißt?* JA____ NEIN____

3. *Unternimmst Du etwas, um nicht durch die Eßanfälle zuzunehmen, wie beispielsweise Abführ- oder Diätmittel einnehmen, fasten oder erbrechen?* JA____ NEIN____
   Beschreiben: _____

4. *Beschreibe bitte, was und wieviel Du typischerweise im Laufe eines Tages ißt:*
   Beschreiben: _____

5. *Machst Du Dir Sorgen um Dein Gewicht oder Dein Aussehen?* JA____ NEIN____

5.1 *Wieviel Angst/Unbehagen macht Dir die Vorstellung, 3 bis 5 kg zuzunehmen?*

```
....... 0 ....... 1 ........ 2 ......... 3 ....... 4
     gar nicht  ein wenig   mäßig      schwer   massiv
                                                beängstigend/schlimm
```

6. *Hast Du schon einmal über drei Monate hinweg mindestens zweimal pro Woche einen solchen Eßanfall gehabt und anschließend etwas unternommen, damit Du nicht zunimmst?*
   JA____ NEIN____

6.1 *Wieviele Eßanfälle hast Du zur Zeit?*
   pro Tag ____
   pro Woche ____

7. <u>Geschichte</u>
   1. Wann hattest Du Deinen ersten Eßanfall? Monat _____ Jahr _____
   2. Wo warst Du? _____
   3. Mit wem warst Du zusammen? _____
   4. Wie fing es an? _____
   5. Standest Du unter irgendeiner Art von Streß? JA____ NEIN____
   6. Was geschah in Deinem Leben zu dieser Zeit?
   Beschreiben: _____
   7. Wann hast Du zum ersten Mal Gegenmaßnahmen (z.B. Erbrechen) durchgeführt?
   Monat _____ Jahr _____

   8. Welche Gegenmaßnahme hast Du durchgeführt?
   Beschreiben: _____

8. *Nahmst Du unmittelbar bevor die Eßanfälle auftraten irgendwelche Drogen oder Medikamente? Warst Du krank oder trankst Du ungewöhnlich viel? Hast Du eine Diät gemacht?* __JA__ **NEIN**____
   Beschreiben: _____

9. *Wie stark fühlst Du Dich durch das Eßproblem in Deinem Leben, in der Schule, in der Freizeit, im Umgang mit Freunden, usw. beeinträchtigt?*

   Schätzen Sie die Beeinträchtigung auf einer Skala von 0-4 ein:

   ```
   .......... 0 ....... 1 ....... 2 ........ 3 ....... 4
              gar nicht   ein wenig   mäßig    schwer   sehr schwer/
                                                       massiv beeinträchtigt
   ```

   ****

   Die DSM-IV und ICD-10-Kriterien befinden sich auf S. 79f.

Kinderversion   Alkoholismus/Drogenmißbrauch

ALKOHOLISMUS UND DROGENMISSBRAUCH (Screening)

1. *Trinkst Du Alkohol? Wieviel trinkst Du normalerweise?*
   Nimmst Du irgend etwas (Medikamente oder Drogen), um Deine Stimmung zu beeinflussen oder um Dich aufzuputschen? Nimmst Du Drogen wie Haschisch, Marihuana, Kokain oder Heroin? Wie häufig nimmst Du diese Substanzen?   **JA**____   **NEIN**____
   Beschreiben: _____

   Geben Sie an, auf welche Substanz/en sich die weitere Beurteilung bezieht
   _____
   _____

   Falls gegenwärtig NEIN: *Früher?*   **JA**____   **NEIN**____

   > Falls kein Gebrauch von Alkohol/Drogen/Medikamenten,
   > weiter zu Nicht-organische Psychose (S. 43)

1.1 *Wann trinkst Du (nimmst Du Drogen/Medikamente)? Hast Du schon einmal zu viel getrunken (Drogen/Medikamente genommen)?*
   Hast Du die Droge/das Medikament mehr als 20 mal (auf eigene Verantwortung) eingenommen? Hast Du irgendeine dieser Substanzen nahezu jeden Tag für eine Woche oder länger eingenommen? Vor dem Frühstück, Trinkgelage, Parties, soziale Zusammenkünfte etc.? Pathologischer Gebrauch ist durch Probleme wie ständige Intoxikation, Trinkgelage, Gebrauch trotz körperlicher Komplikationen, Gedächtnisverlust und ähnliches definiert.

   Mindestens ein Monat mit pathologischem Gebrauch:
                                      Gegenwärtig: **JA**____   **NEIN**____
                                      Vergangenheit: **JA**____   **NEIN**____

1.2 *Hat Dein Trinken/Drogen-/ Medikamentengebrauch jemals für Dich oder Deine Familie Probleme, wie z.B. berufliche oder Probleme mit dem Gesetz verursacht? Hat jemand - ein Freund, jemand in Deiner Familie oder ein Arzt - Dir gesagt, daß Du ein Alkohol-/Drogenproblem hast?* Funktionsbeeinträchtigungen verursacht durch pathologischen Mißbrauch sind z.B. aggressive Impulse, unberechenbares Verhalten, Nicht-Erfüllen von Verbindlichkeiten, Unfähigkeit, sich zur Arbeit/Schule zu bewegen.

   Funktionsbeeinträchtigungen für mindestens einen Monat:
                                      Gegenwärtig: **JA**____   **NEIN**____
                                      Vergangenheit: **JA**____   **NEIN**____

2. *Hast Du schon einmal festgestellt, daß die Menge, die Du trinken/einnehmen mußtest, um betrunken (high etc.) zu werden, stark zugenommen hat?*
   Toleranz ist definiert als vermindertes Ansprechen auf Alkohol/Drogen.

   Erhöhte Toleranz: Gegenwärtig: **JA**____   **NEIN**____
                                      Vergangenheit: **JA**____   **NEIN**____

Kinderversion Alkoholismus/Drogenmißbrauch

3. *Hast Du jemals unangenehme Symptome verspürt, als Du versuchtest, den Gebrauch von Alkohol/Medikamenten/Drogen einzustellen? Falls JA: Welche?*

   Entzugssymptome: _____

                                                         Gegenwärtig: **JA**____ **NEIN**____
                                                         Vergangenheit: **JA**____ **NEIN**____

4. *Falls in der Vergangenheit JA, aber gegenwärtig NEIN:*
   Wie lange ist es her, daß Du aufhörtest Alkohol/Drogen einzunehmen? _____ **MONATE**

5. *Nimmst/trinkst Du Drogen/Medikamente/Alkohol, um Angst zu reduzieren?*
                                                                              JA____ **NEIN**____

   Falls JA:
   In welchem Ausmaß (wieviel Prozent aller Fälle) dient Dein Trinken/Drogen-/Medikamentengebrauch dazu, Angst zu verringern?
   Beschreiben: _____

5.1 *Falls der Patient trinkt oder Medikamente/Drogen gebraucht, um Angst zu reduzieren:*
   Welche Art von Medikamenten/Drogen/Alkohol nimmst Du und in welchen Situationen?
   _____

5.2 *Trinkst/nimmst Du Alkohol/Medikamente/Drogen vor der Situation, während der Situation oder beides?* _____

<u>Hinweis:</u> Die Fragen im Abschnitt Alkoholismus und Drogenmißbrauch dienen lediglich als Hinweis auf das Vorliegen einer Abhängigkeitsstörung. Eine Diagnose im Sinne des DSM-IV und der ICD-10 kann aufgrund der hier erfragten Informationen nicht mit ausreichender Sicherheit gestellt werden.

NICHT-ORGANISCHE PSYCHOSE (Screening)

1. *Hat es schon eimal eine Zeit gegeben, in der Du eigenartige oder ungewöhnliche Erfahrungen gemacht hast, wie z. B.:*
   a. *Hören oder Sehen von Dingen, die andere Menschen nicht bemerkten?*
   JA____ **NEIN**____
   b. *Hören von Stimmen oder Gesprächen, wenn niemand in Deiner Nähe war?*
   JA____ **NEIN**____
   c. *Erscheinungen, die niemand anderes sah?* **JA**____ **NEIN**____

   d. *Hattest Du das Gefühl, daß etwas Eigenartiges um Dich herum vorging, daß Menschen Dinge taten, um Dich zu testen, um gegen Dich anzugehen oder Dir zu schaden, so daß Du das Gefühl hattest, ständig aufpassen zu müssen?* **JA**____ **NEIN**____

   e. *Hatten Menschen Schwierigkeiten, Dich zu verstehen, weil Deine Sprache so durcheinander war, oder weil die Art und Weise, in der Du sprachst, keinen Sinn machte?*
   JA____ **NEIN**____

   f. *Wann geschah dies?* (Hier insbesondere abklären, ob Symptome nach Drogeneinfluß, körperlicher Erkrankung usw. aufgetreten sind.)
   Beschreiben: _____
   _____
   _____

VERGANGENE PSYCHIATRISCHE GESCHICHTE

Wurdest Du jemals wegen Ängsten, Depressionen, Eßproblemen oder anderen psychischen Problemen behandelt oder in eine Klinik eingewiesen? **JA**____ **NEIN**____

Wann?	Welche Einrichtung?	Problem, Behandlung, Medikation

FAMILIENGESCHICHTE PSYCHISCHER STÖRUNGEN

Wurde irgend jemand aus Deiner Familie (Mutter, Vater, Geschwister, Tanten, Onkel, Großeltern) jemals wegen Ängsten, Depressionen, Alkohol- oder Drogenproblemen oder anderer solcher Probleme behandelt oder in eine Klinik eingewiesen? Oder hatte jemand solche Probleme, aber suchte keine Hilfe auf? **JA**____ **NEIN**____

Verwandschaftsgrad	Daten	Beschreibung des Problems	Behandlung

MEDIKATION

Stellen Sie den gegenwärtigen und vergangenen Gebrauch fest.

Nimmst Du gegenwärtig irgendwelche Medikamente? **JA**____ **NEIN**____

Falls JA:

Gegenwärtiger Gebrauch

Art	Dosis	Von wem verschrieben?	Seit wann eingenommen?

Früherer Gebrauch

Art	Dosis	Von wem verschrieben?	Dauer der Einnahme

Hast Du Probleme mit Medikamenten erlebt, wie z. B. Nebenwirkungen oder Entzugserscheinungen? **JA**____ **NEIN**____

Beschreiben: _____

ZUSAMMENFASSUNG

Was ist Dein Hauptproblem (für das Du Hilfe suchst)? (Was ist die Hauptveränderung, die Du machen möchtest?)

_____
_____

Gibt es irgend etwas anderes Wichtiges, wonach ich nicht gefragt habe?

_____
_____

GEISTIGER ZUSTAND / INTELLIGENZ

_____
_____

Kinderversion Abschlußfragen

INTERVIEWVERHALTEN

_____
_____
_____

NOTIZEN

_____
_____

ERZÄHLENDE ZUSAMMENFASSUNG

Hier können Anmerkungen, Besonderheiten des Patienten oder diagnostisch ungeklärte Fragen vermerkt werden:

DIAGNOSEKRITERIEN

DSM-IV: Aufmerksamkeits- und Hyperaktivitätsstörung (314.00, 314.01)

ICD-10: Hyperkinetische Störung (F90)

Hinweis: Da die DSM-IV- und ICD-10-Kriterien bei diesem Störungsbild nahezu identisch sind, werden sie an dieser Stelle zusammengefaßt dargestellt.

A: Entweder (1) oder (2):

(1) Unaufmerksamkeit: Für mindestens sechs Monate mindestens sechs der folgenden Symptome von Unaufmerksamkeit in einem mit dem Entwicklungsstand des Kindes nicht zu vereinbarenden und unangemessenen Ausmaß.
Die Kinder/Jugendlichen:
  (1) sind häufig unaufmerksam gegenüber Details oder machen Sorgfaltsfehler bei den Schularbeiten oder sonstigen Arbeiten und Aktivitäten,
  (2) sind häufig nicht in der Lage, die Aufmerksamkeit bei Aufgaben oder beim Spielen aufrechtzuerhalten,
  (3) hören häufig scheinbar nicht, was ihnen gesagt wird,
  (4) können oft Erklärungen nicht folgen oder ihre Schularbeiten, Aufgaben oder Pflichten am Arbeitsplatz nicht bis zu Ende durchführen (nicht wegen oppositionellem Verhalten oder weil die Erklärungen nicht verstanden werden),
  (5) haben häufig Schwierigkeiten, Aufgaben und Aktivitäten zu organisieren,
  (6) vermeiden oder verweigern häufig Aufgaben, die anhaltende geistige Anstrengung erfordern (wie Hausaufgaben),
  (7) verlieren häufig Gegenstände, die für Aufgaben oder Aktivitäten wichtig sind, z.B. Schulaufgaben, Bleistifte, Bücher, Spielsachen oder Werkzeuge,
  (8) sind häufig von externen Stimuli leicht ablenkbar,
  (9) sind häufig vergeßlich bei alltäglichen Aktivitäten.
  (Fragen 1.1 bis 1.9, 4)   JA____ NEIN____

(2) Überaktivität/Impulsivität: Für mindestens sechs Monate mindestens drei der folgenden Symptome von Überaktivität oder Impulsivität in einem mit dem Entwicklungsstand des Kindes nicht zu vereinbarenden und unangemessenen Ausmaß.

Überaktivität
Die Kinder/Jugendlichen:
  (1) fuchteln häufig mit Händen und Füßen oder zappeln auf den Sitzen,
  (2) verlassen ihren Platz im Klassenraum oder in anderen Situationen, in denen Sitzenbleiben erwartet wird,
  (3) laufen häufig herum oder klettern exzessiv in Situationen, in denen das unpassend ist (kann bei Jugendlichen oder Erwachsenen auf subjektives Gefühl von Unruhe begrenzt sein),
  (4) sind häufig unnötig laut beim Spielen oder haben Schwierigkeiten bei ruhigen Freizeitbeschäftigungen,
  (5) zeigen ein anhaltendes Muster exzessiver motorischer Aktivitäten, die durch den sozialen Kontext oder Verbote nicht durchgreifend beeinflußbar sind,
  (6) reden häufig übermäßig viel.
  (Fragen 1.10 bis 1.15, 4)   JA____ NEIN____

Impulsivität
Die Kinder/Jugendlichen:
  (1) platzen häufig mit der Antwort heraus, bevor die Frage beendet ist,
  (2) können häufig nicht abwarten, bis sie bei Spielen oder in Gruppensituationen an die Reihe kommen,

(3) unterbrechen oder stören andere häufig (z.B. mischen sie sich ins Gespräch oder Spiel anderer ein).
(Fragen 1.16 bis 1.18, 4) JA____ NEIN____

B: Beginn einiger Symptome vor dem siebten Lebensjahr. (Frage 2) JA____ NEIN____

C: Beeinträchtigung durch die Symptome in mindestens zwei Situationen (z.B. zu Hause, Schule oder Arbeitsplatz). (Fragen 5, 6) JA____ NEIN____

D: Es muß klare Belege für eine klinisch bedeutsame Beeinträchtigung der sozialen, akademischen oder beruflichen Funktionsfähigkeit geben. (Frage 7) JA____ NEIN____

E: Die Symptome treten nicht ausschließlich im Verlauf einer Tiefgreifenden Entwicklungsstörung, einer Schizophrenie, oder einer anderen psychotischen Störung auf und sind nicht besser durch eine andere psychische Störung (Affektive Störung, Angststörung, Dissoziative Störung oder Persönlichkeitsstörung) beschrieben.
JA____ NEIN____

Wenn nach DSM-IV diagnostiziert wird, kodieren Sie den Typ:
314.01 Aufmerksamkeits- und Hyperaktivitätsstörung, Kombinierter Typ: Sowohl die Kriterien für A1 und A2 waren für die letzten sechs Monate erfüllt.
314.00 Aufmerksamkeits- und Hyperaktivitätsstörung, vorwiegend Aufmerksamkeitsstörungen: Kriterium A1 ist erfüllt, A2 jedoch nicht für die letzten sechs Monate.
314.01 Aufmerksamkeits- und Hyperaktivitätsstörung, Hyperaktiv-Impulsiver Typ: Kriterium A2, aber nicht Kriterium A1 war für die letzten sechs Monate erfüllt.

Anmerkung: Die Forschungskriterien der ICD-10 verlangen das Vorliegen von sechs Symptomen unter A1, drei Symptomen unter A2 Überaktivität <u>und</u> einem Symptom unter A2 Impulsivität für die Diagnose einer Hyperkinetischen Störung.

DSM-IV: Störung mit Oppositionellem Trotzverhalten (313.81)

A: Ein Muster von negativistischem, feindseligem oder trotzigem Verhalten, das mindestens 6 Monate anhält, wobei mindestens vier der folgenden Merkmale gegeben sein müssen:
Der/die Betroffene
(1) verliert oft die Nerven,
(2) streitet sich oft mit Erwachsenen,
(3) widersetzt sich häufig aktiv den Anweisungen oder Regeln der Erwachsenen, weigert sich z.B. Hausarbeiten zu machen,
(4) tut vorsätzlich etwas, was andere verärgert,
(5) schiebt oft anderen die Schuld für eigene Fehler zu,
(6) ist oft reizbar oder durch andere verärgert,
(7) ist oft wütend und beleidigt,
(8) ist oft boshaft oder nachtragend.
(Fragen 1 bis 1.8, 2) JA____ NEIN____

B: Die Verhaltensstörung verursacht eine klinisch signifikante Beeinträchtigung der sozialen, akademischen oder beruflichen Funktionsfähigkeit. (Frage 4) JA____ NEIN____

C: Das oppositionelle Verhalten tritt nicht nur während Psychotischer oder Affektiver Störungen auf.
JA____ NEIN____

D: Die Kriterien für die Störung des Sozialverhaltens sind nicht erfüllt. Falls die Person mindestens 18 Jahre ist, dürfen die Kriterien für die Antisoziale Persönlichkeitsstörung ebenfalls nicht erfüllt sein.
JA____ NEIN____

ICD-10: Störung des Sozialverhaltens mit oppositionellem, aufsässigem Verhalten (F91.3)

A: Die allgemeinen Kriterien für eine Störung des Sozialverhaltens (F91) müssen erfüllt sein.
JA____ NEIN____

B: Vier oder mehr der unter F91 angegebenen Symptome müssen vorliegen, aber nicht mehr als zwei Symptome von 9-23. (Fragen 1 bis 1.8, S. 6, Fragen 2.1 bis 2.15, S. 8f.) JA____ NEIN____

C: Die Symptome des Kriteriums B müssen für das Entwicklungsalter unangemessen sein.
JA____ NEIN____

D: Mindestens vier Symptome müssen mindestens sechs Monate vorgelegen haben. (Frage 2)
JA____ NEIN____

DSM-IV: Störung des Sozialverhaltens (312.80)

A: Vorliegen eines wiederholten, persistierenden Verhaltensmusters, bei dem die Grundrechte anderer oder bedeutende altersentsprechende soziale Normen oder Regeln verletzt werden. Mindestens drei der folgenden Symptome müssen in den letzten 12, mindestens eins in den letzten 6 Monaten aufgetreten sein (Frage 4):

<u>Aggressives Verhalten gegenüber Menschen und Tieren</u>
 (1) häufiges Tyrannisieren anderer (z.B. durch Drohungen, Belästigungen, Quälen),
 (2) häufiges Beginnen von körperlichen Auseinandersetzungen,
 (3) Gebrauch gefährlicher Waffen (z.B. Schlagholz, Ziegelstein, zerbrochene Flasche, Messer, Gewehr),
 (4) körperliche Grausamkeit gegenüber anderen Menschen,
 (5) Tierquälerei,
 (6) Diebstahl unter direkter Konfrontation mit dem Opfer (z.B. Handtaschenraub, Erpressung, bewaffneter Raub),
 (7) Zwingen einer anderen Person zu sexuellen Aktivitäten.

<u>Zerstörung von Eigentum</u>
 (8) absichtliches Feuerlegen mit der Absicht, ernsthaften Schaden anzurichten,
 (9) absichtliche Destruktivität gegenüber dem Eigentum anderer (außer Brandstiftung).

<u>Unaufrichtigkeit oder Diebstahl</u>
(10) Einbruch in Häuser, Gebäude oder Autos,
(11) häufiges Lügen oder Brechen von Versprechen, um Vorteile oder Begünstigungen zu erhalten oder um Verpflichtungen zu vermeiden,
(12) Stehlen von Wertgegenständen ohne Konfrontation mit dem Opfer (z.B. Ladendiebstahl - ohne Einbruch -, Unterschriftenfälschung).

<u>Schwerwiegende Regelüberschreitungen</u>
(13) häufiges, spätes Fortbleiben trotz elterlicher Verbote mit Beginn vor dem 13. Lebensjahr,
(14) mindestens zweimaliges Weglaufen von zu Hause über Nacht (oder einmal über einen längeren Zeitraum) während des Zusammenlebens mit Eltern oder Erziehungspersonen,
(15) häufiges Schuleschwänzen, vor dem 13. Lebensjahr beginnend.
(Fragen 2.1 bis 2.15)   JA___ NEIN___

B: Die Verhaltensstörung verursacht eine klinisch signifikante Beeinträchtigung des sozialen, akademischen oder beruflichen Funktionsniveaus. (Frage 6)   JA___ NEIN___

C: Bei Personen, die 18 Jahre oder älter sind: Die Kriterien für eine Antisoziale Persönlichkeitsstörung treffen nicht zu.   JA___ NEIN___

Spezifizieren Sie das Alter bei Beginn:
Beginn in der Kindheit: Vorhandensein mindestens eines Kriteriums vor dem 10. Lebensjahr.
Beginn in der Adoleszenz: Abwesenheit jeglicher Kriterien der Störung vor dem 10. Lebensjahr.

<u>Hinweis:</u> Isoliert auftretende antisoziale Verhaltensweisen rechtfertigen nicht die Diagnose einer Störung des Sozialverhaltens, sondern können als Antisoziales Verhalten in der Kindheit oder Adoleszenz kodiert werden. Hier ist demgegenüber ein mindestens 6 Monate andauerndes Verhalten für die Diagnose erforderlich.

ICD-10: Störung des Sozialverhaltens (F91)

A: Vorliegen eines wiederholten, persistierenden Verhaltensmusters, bei dem entweder die Grundrechte anderer oder die wichtigsten altersentsprechenden sozialen Normen oder Gesetze verletzt werden, mindestens sechs Monate anhaltend, mit mindestens drei der unten angegebenen Symptome. (Frage 4)

<u>Hinweis:</u> Die Symptome 11, 13, 15, 16, 20, 21, 23 brauchen nur einmal aufgetreten zu sein, um das Kriterium zu erfüllen.

(1) für das Entwicklungsalter des Kindes ungewöhnlich häufige und schwere Wutausbrüche,
(2) häufiges Streiten mit Erwachsenen,
(3) häufige aktive Ablehnung und Zurückweisung von Wünschen und Vorschriften Erwachsener,
(4) häufiges, offensichtlich wohlüberlegtes Ärgern anderer,
(5) häufiges Verantwortlichmachen anderer für die eigenen Fehler oder für eigenes Fehlverhalten,
(6) häufige Empfindlichkeit oder Sichbelästigtfühlen durch andere,
(7) häufiger Ärger oder Groll,
(8) häufige Gehässigkeit oder Rachsucht,
(9) häufiges Lügen oder Brechen von Versprechen, um materielle Vorteile und Begünstigungen zu erhalten oder um Verpflichtungen zu vermeiden,
(10) häufiges Beginnen von körperlichen Kämpfen (außer Kämpfe mit Geschwistern),
(11) Gebrauch von gefährlichen Waffen (z.B. Schlagholz, Ziegelstein, zerbrochene Flasche, Messer, Gewehr),
(12) häufiges Draußenbleiben in der Dunkelheit, entgegen dem Verbot der Eltern (beginnend vor dem 13. Lebensjahr),
(13) körperliche Grausamkeit gegenüber anderen Menschen (z.B. Fesseln, ein Opfer mit dem Messer oder mit Feuer verletzen),
(14) Tierquälerei,
(15) absichtliche Destruktivität gegenüber dem Eigentum anderer (außer Brandstiftung),
(16) absichtliches Feuerlegen mit dem Risiko oder der Absicht, ernsthaften Schaden anzurichten,
(17) mindestens zweimaliges Stehlen von Wertgegenständen ohne Konfrontation mit dem Opfer, entweder zu Hause oder außerhalb (z.B. Ladendiebstahl, Einbruch, Unterschriftenfälschung),
(18) häufiges Schuleschwänzen, beginnend vor dem 13. Lebensjahr,
(19) Weglaufen von den Eltern oder Erziehungspersonen, mindestens zweimal oder einmal länger als eine Nacht (außer dies geschieht zur Vermeidung körperlicher oder sexueller Mißhandlung),
(20) jede kriminelle Handlung, bei der ein Opfer direkt betroffen ist (einschließlich Handtaschenraub, Erpressung, Straßenraub),
(21) Zwingen einer anderen Person zu sexuellen Aktivitäten,
(22) häufiges Tyrannisieren anderer (z.B. absichtliches Zufügen von Schmerzen oder Verletzungen einschließlich andauernder Einschüchterung, Quälen oder Belästigung),
(23) Einbruch in Häuser, Gebäude oder Autos.
(Fragen 2.1 bis 2.15 und Fragen 1.1 bis 1.8 unter Störung mit Oppositionellem Trotzverhalten)

JA____ NEIN____

B: Die Kriterien für eine Dissoziale Persönlichkeitsstörung, eine Schizophrenie, eine Manische Episode, eine Depressive Episode, eine Tiefgreifende Entwicklungsstörung oder eine Hyperkinetische Störung werden nicht erfüllt. JA____ NEIN____

Spezifizieren Sie den Schweregrad (für DSM-IV und ICD-10 äquivalent):
Leicht: Außer den für die Diagnose geforderten Symptomen liegen wenige oder keine anderen Symptome vor, und die Verhaltensprobleme verursachen bei anderen nur geringfügigen Schaden.
Mittel: Anzahl der Symptome und Auswirkungen auf andere zwischen "leicht" und "schwer".
Schwer: Außer den für die Diagnose geforderten Symptomen liegen viele weitere Symptome vor oder die Verhaltensauffälligkeiten fügen anderen Personen beträchtlichen Schaden zu.

DSM-IV: Funktionelle Enuresis (307.6)

A: Wiederholtes unwillkürliches oder willkürliches Entleeren von Urin ins Bett oder in die Kleidung. (Fragen 1, 1.1) JA____ NEIN____

B: Das Einnässen tritt entweder mindestens zweimal wöchentlich über einen Zeitraum von drei Monaten auf oder verursacht eine klinisch signifikante Beeinträchtigung des sozialen, akademischen (beruflichen) Funktionsniveaus oder anderer relevanter Funktionsbereiche. (Fragen 3, 4, 5)
JA____ NEIN____

C: Das tatsächliche bzw. das Entwicklungsalter des Kindes muß mindestens 5 Jahre betragen.
JA____ NEIN____

D: Die Störung ist nicht durch die direkten physiologischen Auswirkungen einer Substanz oder einer Krankheit wie Diabetes, Entzündung der Harnwege oder Anfallsleiden bedingt. (Frage 2)
JA____ NEIN____

Funktionelle Enkopresis (307.7 und 787.6)

A: Wiederholte unwillkürliche oder willkürliche Entleerung der Fäzes an nicht dafür vorgesehenen Stellen (z.B. Kleidung oder Fußboden). (Fragen 1, 1.1) JA____ NEIN____

B: Solche Ereignisse müssen mindestens einmal monatlich über einen Zeitraum von drei Monaten auftreten. (Fragen 3, 4) JA____ NEIN____

C: Das tatsächliche bzw. Entwicklungsalter des Kindes muß mindestens vier Jahre betragen.
JA____ NEIN____

D: Die Störung ist nicht durch die direkten physiologischen Auswirkungen einer Substanz (z.B. Abführmittel) oder einer körperlichen Krankheit (außer in Zusammenhang mit Verstopfung) bedingt. (Frage 2) JA____ NEIN____

Kodieren Sie:
787.6: Mit Stuhlretention und Überlaufinkontinenz
307.7: Ohne Stuhlretention und Überlaufinkontinenz

ICD-10: Nichtorganische Enuresis (F98.0)

A: Das betroffene Kind ist nach Lebens- und geistigem Alter mindestens fünf Jahre alt.
JA____ NEIN____

B: Unwillkürliche oder beabsichtigte Harnentleerung in das Bett oder die Kleidung mit einer Häufigkeit von mindestens zweimal im Monat bei Kindern unter sieben Jahren, mindestens einmal im Monat bei siebenjährigen oder älteren Kindern. (Fragen 1, 1.1, 4) JA____ NEIN____

C: Die Enuresis ist nicht Folge epileptischer Anfälle, einer neurologisch bedingten Inkontinenz, einer anatomischen Abweichung des Urogenitaltraktes oder Folge irgendeiner anderen nichtpsychiatrischen, medizinischen Gegebenheit. (Frage 2) JA____ NEIN____

D: Es liegen keine psychiatrischen Störungen vor, die die Kriterien für eine andere ICD-10-Kategorie erfüllen. JA____ NEIN____

E: Dauer der Störung mindestens drei Monate. (Frage 3) JA____ NEIN____

Nichtorganische Enkopresis (F98.1)

A: Wiederholtes willkürliches oder unwillkürliches Absetzen von Fäzes an dafür nicht vorgesehene Stellen (z.B. Kleidung, Fußboden). (Die Störung kann als Überlaufinkontinenz infolge eines funktionellen Stuhlverhaltens auftreten.) (Fragen 1, 1.1) JA____ NEIN____

B: Chronologisches und geistiges Alter von mindestens vier Jahren. JA____ NEIN____

C: Mindestens ein Einkoten pro Monat. (Frage 4) JA____ NEIN____

D: Dauer von mindestens sechs Monaten. (Frage 3) JA____ NEIN____

E: Fehlen organischer Gegebenheiten, die einen ausreichenden Grund für das Einkoten darstellen. (Frage 2) JA____ NEIN____

DSM-IV: Schweres Depressives Syndrom (296)

Zunächst Erfassung einer Schweren Depressiven Episode:

A: Mindestens fünf der folgenden Symptome lagen jeweils während desselben Zeitraums von zwei Wochen vor und stellen eine Veränderung zur früheren Funktionsfähigkeit dar; mindestens eines der Symptome ist entweder depressive Verstimmung oder Verlust von Interesse oder Lust.
<u>Hinweis:</u> Es werden keine Symptome mit einbezogen, die eindeutig durch körperliche Krankheit oder stimmungsinkongruente Wahnvorstellungen oder Halluzinationen verursacht sind.
 (1) depressive Verstimmung oder gereizte Stimmung die meiste Zeit des Tages, beinahe jeden Tag, vom Betroffenen selbst berichtet (z.B. fühlt sich traurig oder leer) oder von anderen beobachtet (z.B. erscheint weinerlich),
 (2) deutlich vermindertes Interesse oder Freude an allen oder fast allen Aktivitäten, die meiste Zeit des Tages, nahezu jeden Tag (entweder nach subjektivem Ermessen oder von anderen beobachtet),
 (3) Ausbleiben der zu erwartenden Gewichtszunahme oder deutlicher Gewichtsverlust ohne Diät oder Gewichtszunahme (z.B. Veränderung des Körpergewichts um mehr als 5% im Monat) oder verminderter oder gesteigerter Appetit nahezu jeden Tag,
 (4) Schlaflosigkeit oder vermehrter Schlaf beinahe jeden Tag,
 (5) psychomotorische Unruhe oder Hemmung beinahe jeden Tag (beobachtbar von anderen, nicht nur das subjektive Gefühl der Ruhelosigkeit oder Verlangsamung),
 (6) Müdigkeit oder Energieverlust beinahe jeden Tag,
 (7) Gefühl der Wertlosigkeit oder exzessive oder unangemessene Schuldgefühle (die wahnhaft sein können) beinahe jeden Tag (nicht nur Selbstanklage oder Schuldgefühle wegen des Krankseins),
 (8) verminderte Fähigkeit, zu denken oder sich zu konzentrieren oder Entscheidungsunfähigkeit beinahe jeden Tag (entweder nach subjektivem Ermessen oder von anderen beobachtet),
 (9) wiederkehrende Gedanken an den Tod (nicht nur Angst zu sterben), wiederkehrende Suizidideen ohne einen genauen Plan für einen Suizidversuch oder ein Suizidversuch bzw. ein genauer Plan für einen Suizidversuch.
(Fragen 1.1, 1.2, 3.1 bis 3.7) JA____ NEIN____

B: Die Symptome erfüllen nicht die Kriterien für eine gemischte Episode. (Fragen 5, 5.1)
JA____ NEIN____

C: Die Symptome verursachen klinisch bedeutsames Unwohlsein oder eine Beeinträchtigung in sozialen, schulischen (beruflichen) oder anderen wichtigen Funktionsbereichen. (Frage 9)
JA____ NEIN____

D: Die Symptome werden nicht direkt durch physiologische Effekte einer Substanz (z.B. Drogenmißbrauch, Medikation) oder durch eine organische Erkrankung (z.B. Hyperthyreose) hervorgerufen. (Frage 6) JA____ NEIN____

E: Die Symptome können nicht besser durch eine Trauerreaktion erklärt werden. Das heißt nach dem Tod einer geliebten Person halten die Symptome länger als zwei Monate an oder sind durch erhebliche Beeinträchtigung des allgemeinen Funktionsniveaus, pathologischer Präokkupation mit Wertlosigkeit, Suizidideen, psychotischen Symptomen oder psychomotorischer Verlangsamung gekennzeichnet. (Frage 7) JA____ NEIN____

DSM-IV: Schweres Depressives Syndrom, einzelne Episode (296.2x[1])

A: Es liegt eine einzelne Schwere Depressive Episode vor.   JA____ NEIN____

B: Die Schwere Depressive Episode kann nicht besser durch ein Schizoaffektives Syndrom erklärt werden und ist nicht von anderen Störungen wie Schizophrenie, Schizophrenoformes Syndrom, Wahnhaftes Syndrom oder Psychotisches Syndrom ohne weitere Spezifizierung überlagert. (Fragen 8.1 bis 8.3)   JA____ NEIN____

C: Zu keiner Zeit der Störung lag eine Manische Episode, Gemischte Episode oder eine Hypomanische Episode vor. (Fragen 5, 5.1)
<u>Hinweis:</u> Dieser Ausschluß wird nicht vorgenommen, wenn alle Episoden, die Manischen, Gemischten oder Hypomanischen Episoden ähneln, durch Substanzen oder Behandlungen induziert wurden oder durch die direkten physiologischen Effekte einer organischen Erkrankung hervorgerufen wurden.   JA____ NEIN____

DSM-IV: Schweres Depressives Syndrom, wiederkehrend (296.3x[1])

Falls bei Kriterium A zwei oder mehrere separate Schwere Depressive Episoden diagnostiziert werden, wird die Diagnose Schweres Depressives Syndrom, wiederkehrend (296.3x[1]) gegeben.
<u>Hinweis:</u> Als separat werden Episoden dann betrachtet, wenn ein Intervall von mindestens zwei aufeinanderfolgenden Monaten vorliegt, bei denen die Kriterien für eine Schwere Depressive Episode nicht erfüllt waren.

[1]Spezifizieren Sie (für die derzeitige oder jüngst zurückliegende Episode) den Schweregrad mit **1** = leicht, **2** = mäßig, **3** = schwer ohne psychotische Symptome, **4** = schwer mit psychotischen Symptomen, **5** = in teilweiser Remission, **6** = in voller Remission (wird an fünfter Stelle kodiert).

Spezifizieren Sie **chronisch, mit katatonen Merkmalen, mit melancholischen Merkmalen, mit atypischen Merkmalen, mit Beginn Postpartum.**

ICD-10: Depressive Episode (F32)

A: Die Depressive Episode sollte mindestens zwei Wochen dauern. (Frage 2.1)
JA____ NEIN____

B: In der Anamnese keine manischen oder hypomanischen Symptome, die schwer genug waren, die Kriterien für eine Manische oder Hypomanische Episode (F30) zu erfüllen. (Frage 5)
JA____ NEIN____

C: Die Episode ist nicht auf einen Mißbrauch psychotroper Substanzen oder auf eine Organische Psychische Störung zurückzuführen. (Frage 6) JA____ NEIN____

Leichte depressive Episode (F32.0)

A: Die allgemeinen Kriterien für eine Depressive Episode (F32) sind erfüllt. JA____ NEIN____

B: Mindestens zwei der folgenden drei Symptome liegen vor:
(1) depressive Stimmung, in einem für die Betroffenen deutlich ungewöhnlichen Ausmaß, die meiste Zeit des Tages, fast jeden Tag, im wesentlichen unabhängig von den Umständen und mindestens zwei Wochen anhaltend (Fragen 1.1, 2.1),
(2) Interessen- und Freudeverlust an Aktivitäten, die normalerweise angenehm waren (Frage 1.2),
(3) verminderter Antrieb und gesteigerte Ermüdbarkeit (Frage 3.4)
JA____ NEIN____

C: Mindestens eins der folgenden Symptome:
(1) Verlust des Selbstvertrauens oder des Selbstwertgefühls (Frage 3.5),
(2) unbegründete Selbstvorwürfe und ausgeprägte, unangemessene Schuldgefühle (Frage 3.5),
(3) wiederkehrende Gedanken an den Tod oder an Suizid oder suizidales Verhalten (Frage 3.7),
(4) Klagen über Nachweis eines verminderten Denk- oder Konzentrationsvermögens, Unschlüssigkeit oder Unentschlossenheit (Frage 3.6),
(5) psychomotorische Agitiertheit oder Hemmung (subjektiv oder objektiv) (Frage 3.3),
(6) Schlafstörungen jeder Art (Frage 3.2),
(7) Appetitverlust oder gesteigerter Appetit mit entsprechender Gewichtsveränderung. (Frage 3.1)
JA____ NEIN____

Mittelgradige Depressive Episode (F32.1)

A: Die allgemeinen Kriterien für eine Depressive Episode (F32) sind erfüllt. JA____ NEIN____

B: Mindestens zwei Symptome von F32.0 B. JA____ NEIN____

C: Zusätzliche Symptome von F32.0 C, bis zu einer Gesamtzahl von <u>sechs</u> Symptomen.
JA____ NEIN____

Schwere Depressive Episode ohne psychotische Symptome (F32.2)

<u>Hinweis:</u> Wenn wichtige Symptome, wie Agitiertheit oder Verlangsamung, sehr deutlich ausgeprägt sind, können oder wollen die Betroffenen keine näheren Angaben zu weiteren Symptomen machen. Eine Einordnung als schwere depressive Episode kann unter solchen Umständen dennoch gerechtfertigt sein.
(Kriterien siehe nächste Seite)

A: Die allgemeinen Kriterien für eine Depressive Episode (F32) sind erfüllt.
JA____ NEIN____

B: Alle drei Symptome von F32.0 B. JA____ NEIN____

C: Zusätzliche Symptome von F32.0 C, mit einer Gesamtzahl von mindestens sieben Symptomen.
JA____ NEIN____

D: Keine Halluzinationen, Wahn oder depressiver Stupor. (Fragen 8.1, 8.2) JA____ NEIN____

Schwere Depressive Episode mit psychotischen Symptomen (F32.3)

A: Die allgemeinen Kriterien für eine Depressive Episode (F32) sind erfüllt.
JA____ NEIN____

B: Die Kriterien für eine Schwere Depressive Episode ohne psychotische Symptome (F32.2) sind, mit Ausnahme von Kriterium D, erfüllt.
JA____ NEIN____

C: Die Kriterien für eine Schizophrenie (F20) oder eine Schizodepressive Störung (F25.1) sind nicht erfüllt.
JA____ NEIN____

D: Entweder (1) oder (2):
(1) Wahnideen oder Halluzinationen kommen vor, aber andere als die unter F20 aufgelisteten typisch schizophrenen (d.h. die Wahngedanken sind nicht völlig unmöglich oder kulturell unangemessen; bei den Halluzinationen handelt es sich nicht um kommentierende Stimmen). Am häufigsten sind Schuld-, hypochondrischer, nihilistischer, Beziehungs- oder Verfolgungswahn.
(2) depressiver Stupor.
(Fragen 8.1, 8.2) JA____ NEIN____

Rezidivierende Depressive Störung (F33)

Falls mindestens zwei Depressive Episoden diagnostiziert werden, wird die Diagnose Rezidivierende Depressive Episode diagnostiziert.

DSM-IV: Dysthymes Syndrom (300.4)

A: Über mindestens ein Jahr mehr als 50% der Zeit und die meiste Zeit des Tages depressive oder gereizte Stimmung, die subjektiv wahrgenommen oder von anderen beobachtet wurde. (Frage 1)
JA____ NEIN____

B: Während der Episode bestehen mindestens zwei der folgenden Symptome:
(1) Appetitlosigkeit oder übermäßiges Essen,
(2) Schlaflosigkeit oder übermäßiges Schlafbedürfnis,
(3) wenig Energie oder Erschöpfung,
(4) niedriges Selbstbewußtsein,
(5) geringe Konzentrationsfähigkeit oder Entscheidungsschwierigkeiten,
(6) Gefühl der Hoffnungslosigkeit.
(Fragen 3.1 bis 3.6)
JA____ NEIN____

C: Während der Einjahresepisode war die betreffende Person nie mehr als zwei Monate frei von den unter Kriterium A und B genannten Symptomen. (Frage 4.2)
JA____ NEIN____

D: Während des ersten Jahres waren die Kriterien für eine Schwere Depressive Episode nicht erfüllt, d.h. das Symptombild wird nicht besser durch die Diagnose chronisches Schweres Depressives Syndrom oder Schweres Depressives Syndrom in teilweiser Remission beschrieben.
JA____ NEIN____

<u>Hinweis:</u> Dem Dysthymen Syndrom kann eine Schwere Depressive Episode vorausgegangen sein. Jedoch muß der Entwicklung des Dysthymen Syndroms ein Zeitraum von zwei Monaten vollständiger Symptomremission vorangehen. Ein Schweres Depressives Syndrom kann jedoch nach einem Jahr das Dysthyme Syndrom überlagern. In diesem Fall werden beide Diagnosen gegeben, wenn die Kriterien für eine Schwere Depressive Episode erfüllt sind.

E: Eine Manische Episode, Gemischte Episode oder Hypomanische Episode haben niemals vorgelegen, und die Kriterien für Cyclothymes Syndrom wurden niemals erfüllt. (Frage 5)
JA____ NEIN____

F: Das Syndrom tritt nicht ausschließlich nur während Phasen einer chronischen Psychotischen Störung, wie Schizophrenie oder Wahnstörung auf. (Frage 6)
JA____ NEIN____

G: Die Symptome werden nicht direkt durch physiologische Effekte einer Substanz (z.B. Drogenmißbrauch, Medikation) oder durch eine organische Erkrankung (z.B. Hyperthyreose) hervorgerufen. (Frage 7)
JA____ NEIN____

H: Die Symptome verursachen klinisch bedeutsames Unwohlsein oder eine Beeinträchtigung in sozialen, schulischen (beruflichen) oder anderen wichtigen Funktionsbereichen. (Frage 8)
JA____ NEIN____

ICD-10: Dysthymia (F34.1)

A: Konstante oder konstant wiederkehrende Depression über einen Zeitraum von mindestens zwei Jahren. Dazwischenliegende Perioden normaler Stimmung dauern selten länger als einige Wochen, hypomanische Episoden kommen nicht vor. (Fragen 1, 2, 4, 4.1, 4.2)   JA____ NEIN____

B: Keine oder nur sehr wenige der einzelnen depressiven Episoden während eines solchen Zwei-Jahres-Zeitraumes sind so schwer oder dauern so lange an, daß sie die Kriterien für eine rezidivierende leichte depressive Störung (F33.0) erfüllen.   JA____ NEIN____

C: Wenigstens während einiger Perioden der Depression sollten mindestens drei der folgenden Symptome vorliegen:
(1) verminderter Antrieb oder Aktivität (Frage 3.3),
(2) Schlaflosigkeit (Frage 3.2),
(3) Verlust des Selbstvertrauens oder Gefühl von Unzulänglichkeit (Frage 3.4),
(4) Konzentrationsschwierigkeiten (Frage 3.5),
(5) häufiges Weinen (Frage 3.7),
(6) Verlust der Freude an Sexualität und anderen angenehmen Aktivitäten (Frage 3.11),
(7) Gefühl von Hoffnungslosigkeit und Verzweiflung (Frage 3.6),
(8) erkennbare Schwierigkeiten, mit den Routineanforderungen des täglichen Lebens fertig zu werden (Frage 3.8),
(9) Pessimismus im Hinblick auf die Zukunft oder Grübeln über die Vergangenheit (Frage 3.6),
(10) sozialer Rückzug (Frage 3.9),
(11) verminderte Gesprächigkeit (Frage 3.10).   JA____ NEIN____

DSM-IV: Störung mit Trennungsangst (309.21)

A: Eine übermäßige bzw. dem Entwicklungsstand nicht angemessene Angst vor der Trennung von Bezugspersonen oder Zuhause, wobei mindestens drei der folgenden Kriterien erfüllt sein müssen:
(1) unrealistische und andauernde Besorgnis darüber, daß enge Bezugspersonen zu Schaden kommen oder daß sie fortgehen und nicht zurückkehren,
(2) unrealistische und andauernde Besorgnis darüber, daß ein verhängnisvoller Vorfall das Kind von einer engen Bezugsperson trennen wird, daß es z.B. verlorengeht, entführt, getötet oder Opfer eines Unfalls wird,
(3) andauernder Widerwille oder Weigerung, zur Schule zu gehen, um bei einer engen Bezugsperson oder zu Hause zu bleiben,
(4) andauernder Widerwille oder Weigerung, ohne Beisein einer engen Bezugsperson oder außerhalb von zu Hause schlafen zu gehen,
(5) andauerndes Vermeiden des Alleinseins, einschließlich "anhänglichem" Verhalten gegenüber engen Bezugspersonen, denen wie ein "Schatten" gefolgt wird,
(6) wiederholte Alpträume über Trennung,
(7) Klagen über körperliche Beschwerden, z.B. Kopfschmerzen, Bauchschmerzen, Übelkeit oder Erbrechen an vielen Schultagen oder bei voraussichtlicher Trennung von engen Bezugspersonen,
(8) wiederholt Anzeichen oder Klagen über eine massive Verstimmung, wenn die Trennung von Zuhause oder von engen Bezugspersonen vollzogen oder antizipiert wird.
(Fragen 1.1 bis 1.8)   JA____ NEIN____

B: Dauer der Auffälligkeiten mindestens vier Wochen. (Frage 2)   JA____ NEIN____

C: Beginn vor Vollendung des 18. Lebensjahres. (Frage 3)   JA____ NEIN____

D: Die Störung verursacht eine klinisch signifikante Beeinträchtigung des sozialen, akademischen (beruflichen) Funktionsniveaus oder anderer relevanter Funktionsbereiche. (Frage 5)
   JA____ NEIN____

E: Auftreten nicht ausschließlich während des Verlaufs einer Tiefgreifenden Entwicklungsstörung, einer Schizophrenie oder einer anderen Psychotischen Störung. Bei Adoleszenten und Erwachsenen kann die Störung nicht besser durch die Kriterien des Paniksyndroms mit Agoraphobie beschrieben werden.   JA____ NEIN____

ICD-10: Emotionale Störung mit Trennungsangst des Kindesalters (F93.0)

A: Mindestens drei der folgenden Merkmale:
(1) unrealistische und anhaltende Besorgnis über mögliches Unheil, das der Hauptbezugsperson zustoßen könnte oder über den möglichen Verlust solcher Personen (z.B. Furcht, daß sie weg gehen und nicht wiederkommen könnten oder daß das Kind sie nie mehr wiedersehen wird) oder anhaltende Sorge um den Tod von Bezugspersonen,
(2) unrealistische und anhaltende Besorgnis, daß ein unglückliches Ereignis das Kind von einer Hauptbezugsperson trennen werde (z.B. daß das Kind verloren gehen, gekidnappt, ins Krankenhaus gebracht oder getötet werden könnte),
(3) aus Angst vor Trennung von einer Hauptbezugsperson oder um zu Hause zu bleiben (weniger aus anderen Gründen, z.B. Angst vor bestimmten Ereignissen in der Schule) andauernde Abneigung oder Verweigerung, die Schule zu besuchen,
(4) Trennungsschwierigkeiten am Abend, erkennbar an einem der folgenden Merkmale:
    a. anhaltende Abneigung oder Weigerung, schlafen zu gehen, ohne daß eine Hauptbezugsperson dabei oder in der Nähe ist,
    b. häufiges Aufstehen nachts, um die Anwesenheit der Bezugsperson zu überprüfen oder bei ihr zu schlafen,
    c. anhaltende Abneigung oder Weigerung, auswärts zu schlafen.
(5) anhaltende, unangemessene Angst davor, allein oder tagsüber ohne eine Hauptbezugsperson zu Hause zu sein,
(6) wiederholte Alpträume zu Trennungsthemen,
(7) wiederholtes Auftreten somatischer Symptome (Übelkeit, Bauchschmerzen, Kopfschmerzen oder Erbrechen) bei Gelegenheiten, die mit einer Trennung von einer Hauptbezugsperson verbunden sind, wie beim Verlassen des Hauses, um zur Schule zu gehen oder bei anderen Gelegenheiten, die mit einer Trennung verbunden sind (Urlaub, Ferienlager),
(8) extremes und wiederholtes Leiden in Erwartung, während oder unmittelbar nach der Trennung von einer Hauptbezugsperson (es zeigt sich in Angst, Schreien, Wutausbrüchen; in der anhaltenden Weigerung, von zu Hause wegzugehen; in dem intensiven Bedürfnis, mit den Eltern zu reden oder in dem Wunsch, nach Hause zurückzukehren, in Unglücklichsein, Apathie oder sozialem Rückzug).
(Fragen 1, 1.1 bis 1.9) JA___ NEIN___

B: Fehlen einer Generalisierten Angststörung des Kindesalters. JA___ NEIN___

C: Beginn vor dem sechsten Lebensjahr. (Frage 3) JA___ NEIN___

D: Die Störung tritt nicht im Rahmen einer umfassenderen Störung der Emotionen, des Sozialverhaltens, der Persönlichkeit, einer Tiefgreifenden Entwicklungsstörung, einer Psychotischen Störung oder einer Substanzbedingten Störung auf. JA___ NEIN___

E: Dauer mindestens vier Wochen. (Frage 2) JA___ NEIN___

DSM-IV: Panikanfall

<u>Hinweis:</u> Ein Panikanfall ist keine kodierbare Diagnose. Kodiert wird die spezifische Diagnose, innerhalb der Panikanfälle auftreten (z.B. 300.21 Paniksyndrom mit Agoraphobie).

Klar abgrenzbare Episoden intensiver Angst oder Unwohlseins, bei denen vier (oder mehr) der nachfolgend genannten Symptome abrupt auftreten und innerhalb von 10 Minuten einen Gipfel erreichen:
(1) Palpitationen, Herzklopfen oder erhöhte Herzfrequenz,
(2) Schwitzen,
(3) Zittern oder Beben,
(4) Gefühl der Kurzatmigkeit oder Würgegefühl,
(5) Erstickungsgefühl,
(6) Schmerzen oder Beklemmungsgefühle in der Brust,
(7) Übelkeit oder Magen-Darmbeschwerden,
(8) Schwindel, Unsicherheit, Benommenheit oder der Ohnmacht nahe sein,
(9) Derealisation (Gefühle der Unwirklichkeit) oder Depersonalisation (sich losgelöst fühlen),
(10) Angst, Kontrolle zu verlieren oder verrückt zu werden,
(11) Angst zu sterben,
(12) Parästhesien (Taubheit oder Kribbeln in Körperteilen),
(13) Kälteschauer oder Hitzewallungen.
(Fragen 1, 2, 3)   JA___ NEIN___

DSM-IV: Paniksyndrom ohne Agoraphobie (300.01)

A: Sowohl (1) als auch (2):
(1) wiederkehrende unerwartete Panikanfälle (Frage 1),
(2) bei einem oder mehr der Anfälle folgte ein Monat (oder mehr) mit einem (oder mehr) der nachfolgend genannten Symptome:
   a. anhaltende Sorgen über das Auftreten weiterer Panikanfälle,
   b. Sorgen über die Bedeutung des Anfalls oder seiner Konsequenzen (z.B. Kontrolle verlieren, einen Herzinfarkt erleiden, verrückt werden),
   c. deutliche Verhaltensveränderungen infolge der Anfälle.
(Frage 3)

                                                                                    JA___ NEIN___

B: Es liegt keine Agoraphobie vor.   JA___ NEIN___

C: Die Panikanfälle werden nicht direkt durch physiologische Effekte einer Substanz (z.B. Drogenmißbrauch, Medikation) oder durch eine organische Erkrankung (z.B. Hyperthyreose) hervorgerufen. (Frage 6)   JA___ NEIN___

D: Die Panikanfälle können nicht besser durch eine andere Psychische Störung, wie Sozialphobie (z.B. Panikanfälle nur während Konfrontation mit gefürchteten sozialen Situationen), Spezifische Phobie (z.B. Panikanfälle nur während Konfrontation mit spezifischer phobischer Situation), Zwangsstörung (z.B. Panikanfälle nur während Konfrontation mit Schmutz bei Angst vor Kontamination), Posttraumatische Belastungsreaktion (z.B. Panikanfälle nur als Reaktion auf Reize, die mit einer schweren, belastenden Situation assoziiert sind) oder Trennungsangst (z.B. Panikanfälle nur bei Entfernung von zu Hause oder engen Angehörigen) erklärt werden.   JA___ NEIN___

DSM-IV: Paniksyndrom mit Agoraphobie (300.21)

ICD-10: Panikstörung (episodisch paroxysmale Angst) (F41.0)

A: Wiederholte Panikattacken, die nicht auf eine spezifische Situation oder ein spezifisches Objekt bezogen sind und oft spontan auftreten (d.h. die Attacken sind nicht vorhersagbar). Die Panikattacken sind nicht verbunden mit besonderer Anstrengung, gefährlichen oder lebensbedrohlichen Situationen.
(Frage 1)   JA____ NEIN____

B: Eine Panikattacke hat folgende Charakteristika:
(a) es ist eine einzelne Episode von intensiver Angst oder Unbehagen,
(b) sie beginnt abrupt,
(c) sie erreicht innerhalb weniger Minuten ein Maximum und dauert mindestens einige Minuten an,
(d) mindestens vier Symptome der unten angegebenen Liste, davon eins von den Symptomen 1 bis 4 müssen vorliegen:

<u>Vegetative Symptome:</u>
(1) Palpitationen, Herzklopfen oder erhöhte Herzfrequenz,
(2) Schweißausbrüche,
(3) fein- oder grobschlägiger Tremor,
(4) Mundtrockenheit (nicht infolge Medikation oder Exsikkose).

<u>Symptome, die Thorax und Abdomen betreffen:</u>
(5) Atembeschwerden,
(6) Beklemmungsgefühl,
(7) Thoraxschmerzen und -mißempfindungen,
(8) Nausea oder abdominelle Mißempfindungen (z.B. Unruhegefühl im Magen).

<u>Symptome, die Gehirn und Bewußtsein betreffen:</u>
(9) Gefühl von Schwindel, Unsicherheit, Schwäche und Benommenheit,
(10) Gefühl, die Objekte sind unwirklich (Derealisation) oder man selbst ist weit entfernt oder "nicht wirklich hier" (Depersonalisation),
(11) Angst vor Kontrollverlust, verrückt zu werden oder "auszuflippen",
(12) Angst zu sterben.

<u>Allgemeine Symptome:</u>
(13) Hitzegefühle oder Kälteschauer,
(14) Gefühllosigkeit oder Kribbelgefühle.
(Fragen 1 bis 3 unter Panikanfall)   JA____ NEIN____

C: Die Panikattacken sind nicht Folge einer körperlichen Störung, einer organischen psychischen Störung oder einer anderen psychischen Störung wie Schizophrenie und verwandten Störungen, einer Affektiven Störung oder einer Somatoformen Störung. (Fragen 6, 7)
                                                                                                            JA____ NEIN____

DSM-IV: Agoraphobie ohne Anamnese eines Paniksyndroms (300.22), Paniksyndrom mit Agoraphobie (300.21)

<u>Hinweis:</u> Agoraphobie ist keine kodierbare Diagnose. Kodiert wird die spezifische Diagnose, innerhalb derer die Agoraphobie auftritt (z.B. 300.21 Paniksyndrom mit Agoraphobie oder 300.22 Agoraphobie ohne Anamnese eines Paniksyndroms).

Kriterien für die agoraphobische Symptomatik:

A: Angst, an Orten zu sein, von denen Flucht schwierig (oder peinlich) sein könnte oder wo im Falle eines unerwarteten oder situativ vorbereiteten Panikanfalls oder panikähnlicher Symptome Hilfe nicht erreichbar sein könnte. Agoraphobische Ängste weisen typischerweise charakteristische Muster von Situationen auf, die die folgenden einschließen: alleine außer Haus sein, in einer Menschenmenge sein oder in einer Schlange stehen, auf einer Brücke sein, Fahren mit Bus, Zug oder Auto. (Fragen 1, 1.2, 3) JA____ NEIN____

<u>Hinweis:</u> Alternativ kann die Diagnose Spezifische Phobie herangezogen werden, falls das Vermeidungsverhalten nur auf eine oder wenige spezifische Situationen begrenzt ist oder die Diagnose Sozialphobie, falls das Vermeidungsverhalten auf soziale Situationen beschränkt ist.

B: Die Situationen werden vermieden (z.B. eingeschränktes Reisen), oder sie werden nur unter intensivem Unwohlsein oder unter Angst vor dem Auftreten eines Panikanfalls oder panikähnlicher Symptome ertragen oder können nur in Begleitung aufgesucht werden. (Fragen 1.1, 1.2) JA____ NEIN____

C: Die Angst oder das phobische Vermeidungsverhalten können nicht besser durch eine andere Psychische Störung, wie Sozialphobie (z.B. Vermeidung ist wegen der Angst vor Peinlichkeit auf soziale Situationen beschränkt), Spezifische Phobie (z.B. Vermeidung bezieht sich nur auf eine Situation wie Fahrstühle), Zwangsstörung (z.B. Vermeidung von Schmutz aus Angst vor Kontamination), Posttraumatische Belastungsstörung (z.B. Vermeidung von Reizen, die mit einer schweren belastenden Situation assoziiert sind) oder Trennungsangst (z.B. Vermeidung, das Zuhause oder Angehörige zu verlassen) erklärt werden. JA____ NEIN____

DSM-IV: Agoraphobie ohne Anamnese eines Paniksyndroms (300.22)

A: Es liegt eine Agoraphobie vor, die sich auf die Angst vor dem Auftreten panikähnlicher Symptome bezieht. (Frage 1, 3) JA____ NEIN____

B: Die Kriterien für ein Paniksyndrom wurden nie erfüllt. JA____ NEIN____

C: Die Störung wird nicht direkt durch physiologische Effekte einer Substanz (z.B. Drogenmißbrauch, Medikation) oder durch eine organische Erkrankung (z.B. Hyperthyreose) hervorgerufen. (Frage 5) JA____ NEIN____

D: Falls eine organische Erkrankung vorliegt, so ist die unter Kriterium A beschriebene Angst deutlich ausgeprägter als dies normalerweise bei dieser Erkrankung der Fall ist. (Frage 5.1) JA____ NEIN____

DSM-IV: Paniksyndrom mit Agoraphobie (300.21)

Wird Kriterium B mit NEIN beantwortet und sind alle anderen Kriterien erfüllt, so wird ein **Paniksyndrom mit Agoraphobie (300.21)** diagnostiziert.

ICD-10: Agoraphobie (F40.0)

A. Deutliche und anhaltende Angst oder Vermeidung von mindestens zwei der folgenden Situationen:
(1) Menschenmengen,
(2) öffentliche Plätze,
(3) allein Reisen,
(4) Reisen, mit Entfernung von Zuhause.
(Fragen 1, 1.2) JA___ NEIN___

B. Einige Zeit nach Auftreten der Störung Angstsymptome in den gefürchteten Situationen. Mindestens zwei Symptome aus der unten angegebenen Liste (eins der Symptome muß eines der Items (1) bis (4) sein) müssen wenigstens zu einem Zeitpunkt gemeinsam vorhanden sein:
<u>Vegetative Symptome:</u>
(1) Palpitationen, Herzklopfen oder erhöhte Herzfrequenz,
(2) Schweißausbrüche,
(3) fein- oder grobschlägiger Tremor,
(4) Mundtrockenheit (nicht infolge Medikation oder Exsikkose).

Symptome, die Thorax und Abdomen betreffen:
(5) Atembeschwerden,
(6) Beklemmungsgefühl,
(7) Thoraxschmerzen und -mißempfindungen,
(8) Nausea oder abdominelle Mißempfindungen (z.B. Unruhegefühl im Magen).

Symptome, die Gehirn und Bewußtsein betreffen:
(9) Gefühl von Schwindel, Unsicherheit, Schwäche und Benommenheit,
(10) Gefühl, die Objekte sind unwirklich (Derealisation) oder man selbst ist weit entfernt oder "nicht wirklich hier" (Depersonalisation),
(11) Angst vor Kontrollverlust, verrückt zu werden oder "auszuflippen",
(12) Angst zu sterben.

Allgemeine Symptome:
(13) Hitzegefühle oder Kälteschauer,
(14) Gefühllosigkeit oder Kribbelgefühle.
(Frage 2) JA___ NEIN___

C: Deutliche emotionale Belastung durch das Vermeidungsverhalten oder die Angstsymptome sowie die Einsicht, daß diese übermäßig ausgeprägt oder unvernünftig ist. (Frage 6) JA___ NEIN___

D: Die Symptome beschränken sich ausschließlich oder vornehmlich auf die gefürchteten Situationen oder Gedanken an sie. JA___ NEIN___

E: Die Symptome des Kriteriums A werden nicht durch Wahn, Halluzinationen oder andere Symptome der Störungsgruppen Organische Psychische Störungen, Schizophrenie und verwandte Störungen, Affektive Störungen oder eine Zwangsstörung ausgelöst und sind keine Folge von kulturell akzeptierten Anschauungen.
JA___ NEIN___

Das Vorliegen oder Fehlen einer Panikstörung (F41.0) in der Mehrzahl der agoraphobischen Situationen kann mit der fünften Stelle angegeben werden:
Agoraphobie ohne Panikstörung (F40.00)
Agoraphobie mit Panikstörung (F40.01)

DSM-IV: Spezifische Phobie (300.29)

A: Ausgeprägte und anhaltende Angst, die übertrieben oder unbegründet ist. Die Angst wird durch die Konfrontation oder Erwartung spezifischer Objekte oder Situationen hervorgerufen (z.B. Fliegen, Höhen, Tiere, eine Spritze bekommen, Blut sehen). (Frage 1)   JA___ NEIN___

B: Die Konfrontation mit dem phobischen Stimulus ruft fast immer eine unmittelbare Angstreaktion hervor, die das Erscheinungsbild eines situationsgebundenen oder eines situativ vorbereiteten Panikanfalls annehmen kann. (Frage 4, vgl. Abschnitt Panikanfall)
Hinweis: Bei Kindern kann sich die Angst in Form von Schreien, Wutanfällen, Erstarren Gelähmtsein oder Anklammern ausdrücken.   JA___ NEIN___

C: Die Person sieht ein, daß die Angst übertrieben und unvernünftig ist. (Frage 5)
Hinweis: Bei Kindern kann dieses Merkmal fehlen.   JA___ NEIN___

D: Die phobische Situation wird vermieden oder nur unter intensiver Angst oder Unbehagen ertragen. (Frage 1)   JA___ NEIN___

E: Das Vermeidungsverhalten, die ängstliche Erwartungshaltung oder das Unbehagen in den gefürchteten Situationen beeinträchtigt deutlich die normale Lebensführung, schulische (berufliche) Funktionsfähigkeit oder soziale Aktivitäten oder Beziehungen, oder die Phobie verursacht erhebliches Leiden. (Frage 7)   JA___ NEIN___

F: Bei Personen unter 18 Jahren hält die Phobie über mindestens sechs Monate an. (Frage 6)   JA___ NEIN___

G: Angst, Panikanfälle oder phobisches Vermeidungsverhalten in Zusammenhang mit spezifischer Situation oder Objekt können nicht besser durch eine andere Psychische Störung, wie Zwangssyndrom (z.B. Angst vor Schmutz bei Personen mit der Vorstellung, mit Krankheitserregern kontaminiert zu werden), Posttraumatische Belastungsstörung (z.B. Vermeidung von Situationen, die mit dem Trauma in Verbindung stehen), Trennungsangst (z.B. Vermeidung von Schulbesuchen), Sozialphobie (Vermeidung von sozialen Situationen aus Angst sich zu blamieren), Paniksyndrom mit Agoraphobie oder Agoraphobie ohne Anamnese eines Paniksyndroms, erklärt werden.   JA___ NEIN___

Spezifizieren Sie den Typ:
    Tier-Typ,
    Umwelt-Typ (z. B. Höhen, Stürme, Wasser),
    Blut-Spritzen-Verletzungs-Typ,
    situativer Typ (z. B. Flugzeuge, Fahrstühle, enge Räume),
    anderer Typ (z. B. phobische Vermeidung von Situationen, die zu Würgegefühlen, Erbrechen oder zu dem Erwerb einer Krankheit führen könnten; bei Kindern: Vermeidung von lauten Geräuschen oder kostümierten Figuren).

ICD-10: Phobische Störung des Kindesalters (F93.1)

A: Eine anhaltende oder wiederkehrende Angst (Phobie), die zwar entwicklungsphasenspezifisch ist (oder zum Zeitpunkt des Beginns war), die aber übermäßig ausgeprägt und mit deutlichen sozialen Beeinträchtigungen verbunden ist. (Fragen 1, 7)   JA____ NEIN____

B: Fehlen einer Generalisierten Angststörung des Kindesalters.   JA____ NEIN____

C: Die Störung tritt nicht im Rahmen einer umfassenderen Störung der Emotionen, des Sozialverhaltens oder der Persönlichkeit auf oder bei einer Tiefgreifenden Entwicklungsstörung, einer Psychotischen Störung oder einer Substanzbedingten Störung.   JA____ NEIN____

D: Dauer mindestens vier Wochen. (Frage 6)   JA____ NEIN____

<u>Hinweis:</u> Für Phobien, die nicht entwicklungsphasenspezifisch auftreten, steht in der ICD-10 die altersunabhängige Diagnose Spezifisch Phobie (F40.2) zu Verfügung. Die Kriterien für diese Diagnose sind nahezu identisch mit den Kriterien im DSM-IV.

DSM-IV: Sozialphobie (300.23)

A: Eine dauerhafte und übertriebene Angst vor einer oder mehreren sozialen oder Leistungssituationen, bei denen die Person mit unbekannten Personen konfrontiert ist oder von anderen Personen beurteilt werden könnte. Die Person fürchtet, ein Verhalten (oder Angstsymptome) zu zeigen, das demütigend oder peinlich sein könnte. (Fragen 1.1 bis 5)
Hinweis: Bei Kindern muß gewährleistet sein, daß das Kind über altersgemäße soziale Beziehungen mit vertrauten Personen verfügt. Die Angst tritt bei Gleichaltrigen und nicht nur bei Interaktionen mit Erwachsenen auf. JA____ NEIN____

B: Die Konfrontation mit der gefürchteten Situation ruft fast immer eine unmittelbare Angstreaktion hervor, die das Erscheinungsbild eines situationsgebundenen oder eines situativ vorbereiteten Panikanfalls annehmen kann. (Fragen 6, 9, vgl. auch Abschnitt Panikanfall)
Hinweis: Bei Kindern kann sich die Angst in Form von Schreien, Wutanfällen, Gelähmtsein oder Zurückweichen von sozialen Situationen mit unvertrauten Personen ausdrücken.
JA____ NEIN____

C: Die Person sieht ein, daß die Angst übertrieben und unvernünftig ist. (Frage 8)
Hinweis: Bei Kindern kann dieses Merkmal fehlen. JA____ NEIN____

D: Die gefürchtete soziale oder Leistungssituation wird vermieden oder nur unter intensiver Angst oder Unbehagen ertragen. (Frage 5) JA____ NEIN____

E: Das Vermeidungsverhalten, die ängstliche Erwartungshaltung oder das Unbehagen in den gefürchteten sozialen oder Leistungssituationen beeinträchtigt deutlich die normale Lebensführung, schulische (oder berufliche) Funktionsfähigkeit oder soziale Aktivitäten oder Beziehungen, oder die Phobie verursacht erhebliches Leiden. (Frage 11) JA____ NEIN____

F: Bei Personen unter 18 Jahren hält die Phobie über mindestens sechs Monate an. (Frage 10)
JA____ NEIN____

G: Die Angst oder das Vermeidungsverhalten wird nicht direkt durch physiologische Effekte einer Substanz (z.B. Drogenmißbrauch, Medikation) oder durch eine organische Erkrankung hervorgerufen und kann nicht besser durch eine andere Psychische Störung (z.B. Paniksyndrom mit oder ohne Agoraphobie, Trennungsangst, Dysmorphophobie, Tiefgreifende Entwicklungsstörung oder Schizoide Persönlichkeitsstörung) erklärt werden. (Frage 10.2) JA____ NEIN____

H: Falls eine organische Erkrankung oder eine andere Psychische Störung vorliegt, so steht sie nicht in Zusammenhang mit der unter Kriterium A beschriebenen Angst, z. B. nicht Angst vor Stottern oder Zittern bei einem Parkinson Syndrom oder dem Zeigen von abnormem Eßverhalten bei Anorexia nervosa oder Bulimia nervosa. JA____ NEIN____

Spezifizieren Sie **generalisiert**, falls die Angst fast alle sozialen Situationen umfaßt.

ICD-10: Soziale Phobie (F40.1)

A: Entweder (1) oder (2):
(1) deutliche Angst im Zentrum der Aufmerksamkeit zu stehen oder sich peinlich oder beschämend zu verhalten,
(2) deutliche Vermeidung im Zentrum der Aufmerksamkeit zu stehen oder von Situationen, in denen die Angst besteht, sich peinlich oder beschämend zu verhalten.

Diese Ängste treten in sozialen Situationen auf, wie Essen und Sprechen in der Öffentlichkeit, Begegnung von Bekannten in der Öffentlichkeit, Hinzukommen oder Teilnahme an kleinen Gruppen, wie z.B. bei Parties, Treffen oder in Klassenräumen. (Fragen 1.1, 1.2, 5)
JA____ NEIN____

B: Mindestens zwei Angstsymptome in den gefürchteten Situationen mindestens einmal seit Auftreten der Störung, wie in F40.0, Kriterium B, definiert, sowie zusätzlich mindestens eins der folgenden Symptome:
(1) Erröten oder Zittern,
(2) Angst zu erbrechen,
(3) Miktions- oder Defäktionsdrang bzw. Angst davor.
(Frage 6)
JA____ NEIN____

C: Deutliche emotionale Belastung durch die Angstsymptome oder das Vermeidungsverhalten. Einsicht, daß die Symptome oder das Vermeidungsverhalten übertrieben und unvernünftig sind.
(Fragen 8, 11)
JA____ NEIN____

D: Die Symptome beschränken sich vornehmlich auf die gefürchtete Situation oder auf die Gedanken an diese.
JA____ NEIN____

E: Die Symptome des Kriteriums A sind nicht bedingt durch Wahn, Halluzinationen oder andere Symptome der Störungsgruppen Organische Psychische Störungen, Schizophrenie und verwandte Störungen, Affektive Störungen oder eine Zwangsstörung und sind keine Folge einer kulturell akzeptierten Anschauung.
JA____ NEIN____

DSM-IV: Zwangssyndrom (300.3)

A: Entweder Zwangsgedanken oder Zwangshandlungen

A1: Zwangsgedanken sind durch folgende Merkmale (1) bis (4) definiert:
(1) Wiederholte und anhaltende Gedanken, Impulse oder Vorstellungen, die zeitweise während der Störung als aufdringlich und unangemessen wahrgenommen werden und erhebliche Angst oder Unwohlsein verursachen.(Fragen 1, 3)   JA____ NEIN____
(2) Die Gedanken, Impulse oder Vorstellungen betreffen nicht nur exzessive Sorgen über reale Lebensprobleme. (Frage 2)   JA____ NEIN____
(3) Die Person versucht die Gedanken, Impulse oder Vorstellungen zu ignorieren oder zu unterdrücken oder mit Hilfe anderer Gedanken oder Tätigkeiten zu neutralisieren. (Fragen 6.1 bis 6.3)   JA____ NEIN____
(4) Die Person erkennt, daß die Zwangsgedanken, -vorstellungen oder -impulse ein Produkt des eigenen Geistes sind (nicht von außen auferlegt wie bei Gedankeneingebung). (Frage 7)   JA____ NEIN____

A2: Zwangshandlungen sind durch folgende Merkmale (1) und (2) definiert:
(1) Wiederholtes Verhalten (z.B. Händewaschen, Ordnen, Kontrollieren) oder gedankliche Handlungen (z.B. Beten, Zählen, Wörter leise wiederholen), zu denen sich die Person in Reaktion auf einen Zwangsgedanken gezwungen fühlt oder die die Person nach rigiden Regeln durchführt. (Fragen 1, 2)   JA____ NEIN____
(2) Das Verhalten oder die gedanklichen Handlungen dienen dazu, extreme Unannehmlichkeiten zu verhindern oder zu reduzieren oder gefürchtete Ereignisse oder Situationen zu verhindern. Diese Verhaltensweisen oder gedanklichen Handlungen stehen in keiner realistischen Verbindung mit dem, was sie zu neutralisieren oder zu verhindern versuchen, oder sie sind deutlich übertrieben. (Fragen 4, 7)   JA____ NEIN____

B: Zu irgendeinem Zeitpunkt der Erkrankung hat die Person erkannt, daß die Zwangsgedanken oder -handlungen übertrieben oder unbegründet sind. (Frage 9)
Hinweis: Dieses Merkmal tritt bei Kindern nicht auf.   JA____ NEIN____

C: Die Zwangsgedanken oder -handlungen verursachen erheblich Belastung, kosten viel Zeit (über eine Stunde täglich) oder beeinträchtigen die normale Tagesroutine, schulische (berufliche) Leistungen oder die gewöhnlichen sozialen Aktivitäten oder Beziehungen. (Fragen A1: 8, A2: 8)
    JA____ NEIN____

D: Falls eine andere Achse-I-Störung vorliegt, so ist der Inhalt der Zwangsgedanken oder -handlungen nicht auf diese beschränkt (z.B. Präokkupation mit Essen bei Vorliegen einer Eßstörung, Haareziehen bei Vorliegen einer Trichotillomanie, Sorgen über das Aussehen bei Vorliegen einer Dysmorphophobie, Präokkupation mit Drogen bei Vorliegen einer Substanzmißbrauchsstörung, Präokkupation mit einer schlimmer Krankheit bei Vorliegen einer Hypochondrie, Präokkupation mit Geschlechtstrieb oder sexuellen Phantasien bei Vorliegen einer Paraphilie, Grübeln über Schuld bei Vorliegen eines Schweren Depressiven Syndroms).   JA____ NEIN____

E: Die Störung wird nicht direkt durch physiologische Effekte einer Substanz (z.B. Drogenmißbrauch, Medikation) oder durch eine organische Erkrankung hervorgerufen. (Frage 11)
    JA____ NEIN____

Spezifizieren Sie:
Mit wenig Krankheitseinsicht: während der meisten Zeit der z. Zt. vorliegenden Episoden erkennt die Person nicht, daß die Zwangsgedanken und -vorstellungen exzessiv und unbegründet sind.

ICD-10: Zwangsstörung (F42)

A: Entweder Zwangsgedanken oder Zwangshandlungen (oder beides) an den meisten Tagen über einen Zeitraum von mindestens zwei Wochen. (Fragen A1: 1, 2; A2: 1, 2, 10.1)
  JA____ NEIN____

B: Die Zwangsgedanken (Ideen oder Vorstellungen) und Zwangshandlungen zeigen alle folgenden Merkmale:
(1) sie werden als eigene Gedanken/Handlungen von den Betroffenen angesehen und nicht als von anderen Personen oder Einflüssen eingegeben,
(2) sie wiederholen sich dauernd und werden als unangenehm empfunden und mindestens ein Zwangsgedanke oder eine Zwangshandlung werden als übertrieben und unsinnig anerkannt,
(3) die Betroffenen versuchen, Widerstand zu leisten (bei lange bestehenden Zwangsgedanken und Zwangshandlungen kann der Widerstand allerdings sehr klein sein). Gegen mindestens einen Zwangsgedanken oder eine Zwangshandlung wird gegenwärtig erfolglos Widerstand geleistet,
(4) die Ausführung eines Zwangsgedankens oder einer Zwangshandlung ist für sich genommen nicht angenehm (dies sollte von einer vorübergehenden Erleichterung von Spannung und Angst unterschieden werden).
(Fragen A1: 1, 6.1, 6.2, 6.3, 7; A2: 1, 5.1, 5.2, 5.3, 9)   JA____ NEIN____

C: Die Betroffenen leiden unter den Zwangsgedanken und Zwangshandlungen und werden vor allem durch den besonderen Zeitaufwand in ihrer sozialen oder individuellen Leistungsfähigkeit behindert.
(Fragen A1: 4.1, 4.2, 8; A2: 3.1, 3.2, 8)   JA____ NEIN____

D: Die Störung ist nicht bedingt durch eine andere Psychische Störung, wie Schizophrenie und verwandte Störungen oder Affektive Störungen.   JA____ NEIN____

DSM-IV: Generalisiertes Angstsyndrom (300.02)

ICD-10: Generalisierte Angststörung des Kindesalters (F93.80)

Hinweis: Da die DSM-IV und die ICD-10-Kriterien bei diesem Störungsbild nahezu identisch sind, werden sie an dieser Stelle zusammengefaßt.

A: Ausgeprägte Angst und Sorgen (ängstliche Erwartung) bezüglich mehrerer Ereignisse oder Tätigkeiten (z.B. Arbeit oder Schulleistungen), die über mindestens sechs Monate an der Mehrzahl der Tage auftreten. (Fragen 1, 3) JA____ NEIN____

B: Die Person hat Schwierigkeiten, die Sorgen zu kontrollieren. (Frage 2) JA____ NEIN____

C: Die Angst und Sorgen sind mit mindestens einem der folgenden Symptome verbunden und traten in den letzten sechs Monaten an der Mehrzahl der Tage auf:
(1) Ruhelosigkeit oder angespannt oder gereizt sein,
(2) leichte Ermüdbarkeit,
(3) Konzentrationsschwierigkeiten oder Leere im Kopf,
(4) Reizbarkeit,
(5) Muskelspannungen,
(6) Schlafprobleme (Schwierigkeiten ein- oder durchzuschlafen oder unruhiger, nicht erholsamer Schlaf).
(Frage 6) JA____ NEIN____

D: Die Angst und Sorgen sind nicht auf die Inhalte anderer Achse-I-Störungen beschränkt, z.B. die Angst oder Sorge bezieht sich nicht darauf, einen Panikanfall zu haben (wie beim Paniksyndrom), sich in der Öffentlichkeit zu blamieren (wie bei der Sozialphobie), verunreinigt zu werden (wie bei dem Zwangssyndrom), von zu Hause oder engen Angehörigen weit entfernt zu sein (wie bei der Trennungsangst), zuzunehmen (wie bei der Anorexia nervosa), viele körperliche Beschwerden zu haben (wie bei dem Somatisierungssyndrom) oder eine schwere Erkrankung zu haben (wie bei der Hypochondrie). Die Angst und Sorgen treten nicht nur während einer Posttraumatischen Belastungsstörung auf. (Frage 1) JA____ NEIN____

E: Angst, Sorgen oder die körperlichen Symptome verursachen klinisch bedeutsames Unwohlsein oder eine Beeinträchtigung in sozialen, schulischen (beruflichen) oder anderen wichtigen Funktionsbereichen. (Frage 9) JA____ NEIN____

F: Die Störung wird nicht direkt durch physiologische Effekte einer Substanz (z.B. Drogenmißbrauch, Medikation) oder durch eine organische Erkrankung (z.B. Hyperthyreose) hervorgerufen, und sie darf nicht nur während einer Phase Affektiver, Psychotischer oder Tiefgreifender Entwicklungsstörung auftreten. (Frage 8) JA____ NEIN____

Hinweis: Treten bei einer Generalisierten Angststörung auch häufiger fokussierte Ängste auf, so hat nach ICD-10 die Generalisierte Angststörung Vorrang vor der Diagnose einer anderen Angststörung.

DSM-IV: Posttraumatische Belastungsstörung (309.81)

A: Die Person wurde mit einem traumatischen Ereignis konfrontiert, bei dem die beiden folgenden Merkmale vorlagen:
(1) Die Person erlebte, beobachtete oder war mit einem oder mehreren Ereignissen konfrontiert, die tatsächlichen oder drohenden Tod, ernsthafte Verletzungen oder eine Gefahr für die körperliche Unversehrtheit der eigenen Person oder anderer Personen beinhalteten. (Fragen 1, 1.1)
(2) Die Reaktion der Person beinhaltete intensive Furcht, Hilflosigkeit, Grauen, aufgelöstes oder agitiertes Verhalten. (Frage 2)

JA____ NEIN____

B: Das traumatische Ereignis wird beharrlich auf eine oder mehrere der folgenden Weisen wiedererlebt:
(1) wiederkehrende und eindringliche belastende Erinnerungen an das Ereignis, die Bilder, Gedanken oder Wahrnehmungen beinhalten können oder bei kleinen Kindern wiederholtes Spielen, bei dem Themen oder Aspekte des Traumas ausgedrückt werden,
(2) wiederkehrende belastende Träume von dem Ereignis,
Hinweis: Bei Kindern können beängstigende Träume ohne wiedererkennbaren Inhalt auftreten.
(3) Handeln oder Fühlen als ob das Ereignis wiederkehre (beinhaltet Gefühl, das Ereignis wiederzuerleben, Tagträume, Halluzinationen und dissoziative Flash-back-Episoden, wie sie beim Aufwachen oder bei Vergiftungen auftreten können),
Hinweis: Bei jungen Kindern können trauma-spezifische Wiederholungen auftreten.
(4) Intensives körperliches Unwohlsein bei der Konfrontation mit internalen oder externalen Reizen, die einen Aspekt des Traumas symbolisieren oder an Aspekte desselben erinnern,
(5) Körperliche Reaktionen bei Konfrontation mit internalen oder externalen Reizen, die das Trauma symbolisieren oder an Aspekte desselben erinnern.
(Frage 3)

JA____ NEIN____

C: Anhaltende Vermeidung von Reizen, die mit Trauma verbunden sind oder Abflachung der Reagibilität (Beginn erst nach dem Trauma). Mindestens drei der nachfolgend genannten Symptome:
(1) bewußtes Vermeiden von Gedanken, Gefühlen oder Gesprächen, die mit dem Trauma assoziiert sind,
(2) bewußtes Vermeiden von Aktivitäten, Orten oder Menschen, die Erinnerungen an das Trauma bewirken,
(3) Unfähigkeit, einen wichtigen Aspekt des Traumas zu erinnern,
(4) deutlich verringertes Interesse an wichtigen Aktivitäten,
(5) Gefühl der Losgelöstheit oder Fremdheit von anderen,
(6) eingeschränkter Affektspielraum (z.B. Unfähigkeit zu Liebesgefühlen),
(7) Eindruck einer eingeschränkten Zukunft (z.B. erwartet nicht, eine Karriere, Ehe, Kinder oder normal langes Leben zu haben).
(Frage 4)

JA____ NEIN____

D: Anhaltende Symptome erhöhter Aktivierung (Beginn erst nach dem Trauma). Mindestens zwei der folgenden Symptome:
(1) Schwierigkeiten einzuschlafen oder durchzuschlafen,
(2) Reizbarkeit oder Wutausbrüche,
(3) Konzentrationsschwierigkeiten,
(4) übermäßige Wachsamkeit,
(5) übermäßige Schreckreaktion.
(Frage 5)

JA____ NEIN____

E: Die unter Kriterium B, C und D genannten Symptome halten mindestens einen Monat an.
(Fragen 3 bis 5)

JA____ NEIN____

F: Die Störung verursacht klinisch relevantes Unwohlsein oder Beeinträchtigung in sozialen, beruflichen oder anderen wichtigen Funktionsbereichen. (Frage 9) JA____ NEIN____

Spezifizieren Sie **akut**, wenn die Symptome weniger als drei Monate anhalten und **chronisch**, falls die Symptome mehr als drei Monate anhalten.
Spezifizieren Sie **verzögerten Beginn**, falls die Symptome mindestens sechs Monate nach dem Trauma begannen.

ICD-10: Posttraumatische Belastungsstörung (F43.1)

A: Die Betroffenen sind einem kurzen oder längeren Ereignis oder Geschehen von außergewöhnlicher Bedrohung und mit katastrophalem Ausmaß ausgesetzt, das nahezu bei jedem tiefgreifende Verzweiflung auslösen würde. (Frage 1, 1.1) JA____ NEIN____

B: Anhaltende Erinnerungen oder Wiedererleben der Belastung durch aufdringliche Flash-backs (Nachhallerinnerungen), lebendige Erinnerungen, sich wiederholende Träume oder durch Unbehagen (Leiden) in Situationen, die der Belastung ähneln oder mit ihr in Zusammenhang stehen. (Frage 3) JA____ NEIN____

C: Umstände, die der Belastung ähneln oder mit ihr im Zusammenhang stehen, werden tatsächlich oder möglichst vermieden (dieses Verhalten bestand nicht vor dem belastenden Erlebnis). (Frage 4) JA____ NEIN____

D: Entweder (1) oder (2):
(1) teilweise oder vollständige Unfähigkeit, einige wichtige Aspekte der Belastung zu erinnern,
(2) anhaltende Symptome einer erhöhten psychischen Sensitivität und Erregung (nicht vorhanden vor der Belastung) mit zwei der folgenden Merkmale:
  a. Ein- und Durchschlafstörungen,
  b. Reizbarkeit,
  c. Konzentrationsschwierigkeiten,
  d. Hypervigilanz,
  e. erhöhte Schreckhaftigkeit.
(Fragen 3 bis 5) JA____ NEIN____

E: Die Kriterien B, C und D treten innerhalb von sechs Monaten nach der Belastung oder nach Ende einer Belastungsperiode auf. (In einigen Fällen kann ein späterer Beginn berücksichtigt werden, dies sollte aber vermerkt werden). (Fragen 3 bis 5) JA____ NEIN____

DSM-IV: Angststörung infolge organischer Erkrankung (293.89)

A: Deutliche Angst, Panikanfälle oder Zwangsgedanken oder -handlungen, die im Vordergrund des klinischen Beschwerdebildes stehen. JA___ NEIN___

B: Belege aus Anamnese, körperlicher Untersuchung oder Laboruntersuchungen zeigen, daß die Störung physiologische Folge einer organischen Erkrankung ist. JA___ NEIN___

C: Die Störung kann nicht besser durch eine andere Psychische Störung erklärt werden (z.B. Anpassungsstörung mit Angst, bei der der Auslöser eine schwere körperliche Erkrankung darstellt). JA___ NEIN___

D: Die Störung tritt nicht nur während eines Deliriums auf. JA___ NEIN___

E: Die Störung verursacht klinisch bedeutsames Unwohlsein oder eine Beeinträchtigung in sozialen, schulischen (beruflichen) oder anderen wichtigen Funktionsbereichen. JA___ NEIN___

Spezifizieren Sie:
Mit Generalisierter Angst, falls ausgeprägte Angst oder Sorgen über eine Reihe von Ereignissen oder Tätigkeiten das klinische Beschwerdebild prägen.
Mit Panikattacken, falls Panikattacken das klinische Beschwerdebild prägen.
Mit Zwangssymptomen, falls Zwangsgedanken oder -handlungen das klinische Beschwerdebild prägen.
Hinweis: Notieren Sie den Namen der körperlichen Erkrankung auf Achse I, z.B. 293.89 Angststörung infolge von Phäochromocytomen, mit Generalisierter Angst; darüber hinaus notieren Sie die körperliche Erkrankung auch auf Achse III.

DSM-IV: Substanz-Induzierte Angststörung (Ziffer s.u.)

A: Deutliche Angst, Panikanfälle oder Zwangsgedanken oder -handlungen, die im Vordergrund des klinischen Beschwerdebildes stehen. JA___ NEIN___

B: Belege aus Anamnese, körperlichen Untersuchung oder aus Laboruntersuchungen weisen auf (1) oder (2) hin:
(1) die Symptome traten während oder innerhalb von einem Monat nach einer Vergiftung oder dem Auftreten von Entzugssymptomen durch Drogen auf,
(2) Medikamentengebrauch steht in ätiologischem Bezug zur Störung. JA___ NEIN___

C: Die Störung wird nicht besser durch eine nicht-substanzinduzierte Angststörung beschrieben. Folgende Belege sprechen für eine nicht-substanzinduzierte Angststörung: die Symptome gingen dem Substanzgebrauch (oder Medikamentengebrauch) voraus; die Symptome halten nach dem Auftreten akuter Entzugssymptome oder schwerer Vergiftung deutlicher länger an (z.B. einen Monat) oder sind deutlich ausgeprägter als dies bei der Art oder Menge der eingenommenen Substanz oder bei der Dauer der Einnahme erwartet werden würde; oder es bestehen andere Belege, die für das Vorliegen einer unabhängigen nicht-substanzinduzierten Angststörung sprechen (z.B. eine Anamnese von wiederkehrenden nicht substanzbezogenen Episoden). JA___ NEIN___

D: Die Störung tritt nicht nur während eines Deliriums auf. JA___ NEIN___

E: Die Störung verursacht klinisch bedeutsames Unwohlsein oder eine Beeinträchtigung in sozialen, schulischen (beruflichen) oder anderen wichtigen Funktionsbereichen. JA___ NEIN___

Hinweis: Diese Diagnose sollte nur dann anstelle einer Diagnose von Substanzvergiftung oder Entzugssyndrom gestellt werden, wenn die Angstsymptome deutlich ausgeprägter sind als normalerweise bei Vergiftung oder Entzug der vorliegenend Substanz zu erwarten wäre und wenn die Angstsymptome so schwer ausgeprägt sind, daß eine unabhängige klinische Betrachtung gerechtfertigt ist.

Notieren Sie **(spezifische) Substanz-Induzierte Angststörung** (291.8 Alkohol, 292.89 Amphetamine (oder Amphetamineähnliche Substanz), 292.89 Cannabis, 292.89 Kokain, 292.89 Halluzinogene, 292.89 Schnüffelstoffe, 292.89 Phenzyklidin (oder Phenzyklidinähnliche Substanz), 292.89 Sedativum, Hypnotikum oder Anxiolytikum, 292.89 Andere (oder Unbekannte) Substanz)

Spezifizieren Sie:
Mit Generalisierter Angst, falls ausgeprägte Angst oder Sorgen über eine Reihe von Ereignissen oder Tätigkeiten das klinische Beschwerdebild prägen.
Mit Panikattacken, falls Panikattacken das klinische Beschwerdebild prägen.
Mit Zwangssymptomen, falls Zwangsgedanken oder -handlungen das klinische Beschwerdebild prägen.
Mit Phobischen Symptomen, falls phobische Symptome das klinische Beschwerdebild prägen.

Spezifizieren Sie:
Mit Beginn während Intoxikation, wenn die Kriterien für eine Substanzvergiftung erfüllt sind und sich die Symptome während der Vergiftungserscheinungen entwickelten.
Mit Beginn während Entzug, wenn die Kriterien für Entzugssyndrom erfüllt sind und sich die Symptome während oder kurz nach dem Entzug entwickelten.

DSM-IV: Anorexia nervosa (307.10)

A: Weigerung, das Körpergewicht über dem minimalen Gewicht gemäß Alter und Körpergröße zu halten, z.B. Gewichtsverlust, der das Körpergewicht 15% unter dem zu erwartenden Gewicht hält; oder während der Wachstumsperiode weniger Gewichtszunahme als zu erwarten wäre, wodurch das Körpergewicht 15% unter dem nach dem Body Mass Index (BMI) zu erwartenden Gewicht liegt. (Fragen 1, 1.1)   JA____ NEIN____

Hinweis: Der BMI errechnet sich als Körpergewicht in Kilogramm geteilt durch die quadrierte Körpergröße in Metern (BMI = kg/m^2). Als Faustregel für die Interpretation von BMI-Werten schlagen wir vor (z.T. in Anlehnung an Pudel & Westenhöfer 1990):

	Frauen (BMI)	Männer (BMI)
Normalgewicht:	19-24	20-25
Untergewicht (möglicherweise anorektisch):	16-18	17-19
Definitiv anorektisches Gewicht:	unter 16	unter 17

B: Starke Furcht davor, zuzunehmen oder dick zu werden, selbst bei Untergewicht. (Fragen 2, 2.1)   JA____ NEIN____

C: Störung in der Wahrnehmung des eigenen Körpergewichts oder der Figur, z.B. Behauptung, sich selbst im ausgezehrten Zustand "dick zu fühlen"; oder die Überzeugung, daß ein Teil des Körpers "zu dick" sei, selbst bei offensichtlichem Untergewicht. (Frage 5)   JA____ NEIN____

D: Bei Frauen: Aussetzen von mindestens drei aufeinanderfolgenden Menstruationsblutungen, deren Auftreten zu erwarten gewesen wäre (primäre oder sekundäre Amenorrhoe). (Fragen 6, 6.1, 6.2)
JA____ NEIN____

Hinweis: Falls die Regelblutung aufgrund der Einnahme von Kontrazeptiva weiterhin besteht und die Patientin alle anderen Kriterien erfüllt, sollte die Diagnose einer Anorexia nervosa gegeben werden.

Spezifizieren Sie den Typ:
Restriktiver Typ: Während der gegenwärtigen Episode einer Anorexia nervosa hat die Person keine regelmäßigen Eßanfälle oder wendet Gegenmaßnahmen (z.B. selbstinduziertes Erbrechen, Laxantien- oder Diuretikamißbrauch) an.
Typ mit Auftreten von Eßanfällen/Abführmaßnahmen: Während der gegenwärtigen Episode einer Anorexia nervosa hat die Person regelmäßig Eßanfälle oder wendet Gegenmaßnahmen (z.B. selbstinduziertes Erbrechen, Laxantien- oder Diuretikamißbrauch oder Einläufe) an.

ICD-10: Anorexia nervosa (F50.0)

A: Gewichtsverlust oder bei Kindern fehlende Gewichtszunahme. Dies führt zu einem Körpergewicht von mindestens 15% unter dem normalen oder dem für das Alter und die Körpergröße zu erwartenden Gewicht. (Fragen 1, 1.1)   **JA____ NEIN____**

B: Der Gewichtsverlust ist selbst herbeigeführt durch Vermeidung von "fettmachenden" Speisen. (Fragen 3, 4)   **JA____ NEIN____**

C: Selbstwahrnehmung als "zu fett" verbunden mit einer sich aufdrängenden Furcht, zu dick zu werden. Die Betroffenen legen für sich selbst eine sehr niedrige Gewichtsschwelle fest. (Fragen 2, 2.1, 5)   **JA____ NEIN____**

D: Umfassende endokrine Störung der Achse Hypothalamus-Hypophyse-Gonaden; sie manifestiert sich bei Frauen als Amenorrhoe, bei Männern als Interesseverlust an Sexualität und Potenzverlust. Eine Ausnahme stellt das Persistieren vaginaler Blutungen bei anorektischen Frauen dar, die eine Hormonsubstitution erhalten (meist als kontrazeptive Medikation). (Frage 6, 6.1, 6.2)   **JA____ NEIN____**

E: Die Kriterien A und B für eine Bulimia nervosa (F50.2) werden nicht erfüllt.
     JA____ NEIN____

<u>Hinweis</u>: Folgende Symptome bestätigen die Diagnose, sind aber nicht notwendig: selbstinduziertes Erbrechen, selbstinduziertes Abführen, übertriebene körperliche Aktivitäten und Gebrauch von Appetitzüglern oder Diuretika.

Bei Beginn der Erkrankung vor der Pubertät ist die Abfolge der Pubertätsentwicklung verzögert oder gehemmt (Wachstumsstop, fehlende Brustentwicklung und primäre Amenorrhoe bei Mädchen; bei Jungen bleiben die Genitalien kindlich). Nach Remission wird die Pubertätsentwicklung nach einer verspäteten Menarche häufig normal abgeschlossen.

DSM-IV: Bulimia nervosa (307.51)

A: Wiederkehrende Eßanfälle, die durch die folgenden Merkmale gekennzeichnet sind:
(1) schnelle Aufnahme von großen Nahrungsmengen während einer bestimmten Zeitspanne, meist innerhalb zwei Stunden (Frage 1, 1.1),
(2) während der Eßanfälle das Gefühl des Kontrollverlustes (z.B. das Gefühl, nicht mehr mit dem Essen aufhören zu können oder die Nahrungsmenge nicht mehr kontrollieren zu können. (Frage 2)   JA____ NEIN____

B: Regelmäßige unangemessene Maßnahmen wie selbstinduziertes Erbrechen, Gebrauch von Abführmitteln, rigoroses Diäthalten oder Fasten, exzessive körperliche Aktivität, um den Effekten der Eßanfälle entgegenzuwirken. (Frage 3)   JA____ NEIN____

C: Ein Mindestdurchschnitt von zwei Eßanfällen mit anschließenden Gegenmaßnahmen pro Woche über mindestens drei Monate. (Fragen 6, 6.2)   JA____ NEIN____

D: Der Selbstwert ist maßgeblich beeinflußt von Figur und Körpergewicht. (Frage 5, 5.1)
     JA____ NEIN____

E: Die Störung tritt nicht ausschließlich während Episoden einer Anorexia nervosa auf.
     JA____ NEIN____

Spezifizieren Sie den Typ:
Vorwiegend "abführende (purgety)" Gegenmaßnahmen: Während der gegenwärtigen Episode einer Bulimia nervosa hat die Person regelmäßig Gegenmaßnahmen wie selbstinduziertes Erbrechen oder den Mißbrauch von Laxantien, Diuretika oder Einläufe angewendet.
Vorwiegend "nicht-abführende (non-purgety)" Gegenmaßnahmen: Während der gegenwärtigen Episode einer Bulimia nervosa hat die Person andere unangemessene Gegenmaßnahmen wie Fasten oder exzessive körperliche Aktivität angewendet, jedoch nicht regelmäßig Maßnahmen wie selbstinduziertes Erbrechen oder den Mißbrauch von Laxantien, Diuretika oder Einläufe.

ICD-10: Bulimia nervosa (F50.2)

A: Häufige Episoden von Freßattacken (in einem Zeitraum von drei Monaten mindestens zweimal pro Woche) bei denen große Mengen an Nahrung in sehr kurzer Zeit konsumiert werden. (Fragen 1, 1.1, 6) JA____ NEIN____

B: Andauernde Beschäftigung mit dem Essen, eine unwiderstehliche Gier oder Zwang zu essen. (Frage 2) JA____ NEIN____

C: Die Patienten versuchen, der Gewichtszunahme durch die Nahrung mit einer oder mehreren der folgenden Verhaltensweisen entgegenzusteuern:
(1) selbstinduziertes Erbrechen,
(2) Mißbrauch von Abführmitteln,
(3) zeitweilige Hungerperioden,
(4) Gebrauch von Appetitzüglern, Schilddrüsenpräparaten oder Diuretika. Wenn die Bulimie bei Diabetikern auftritt, kann es zu einer Vernachlässigung der Insulin-Behandlung kommen.
(Frage 3) JA____ NEIN____

D: Selbstwahrnehmung als "zu fett", mit einer sich aufdrängenden Furcht, zu dick zu werden (was meist zu Untergewicht führt). (Fragen 5, 5.1)
JA____ NEIN____

KLINISCHE EINSCHÄTZUNGEN UND DIAGNOSEN

Es können mehrere Primärdiagnosen und auch Zusatzdiagnosen gegeben werden. Dies hängt allein von Ihrer klinischen Einschätzung des Patienten ab. Schätzen Sie den Schweregrad jeder Diagnose auf der folgenden Skala von 0-8 ein:

abwesend	leicht	mäßig	ausgeprägt	schwer
. 0	1 ..... 2	3 .... 4	5 ..... 6	7 8
keine Störung	leicht störend/ nicht wirklich behindernd	deutlich störend/ mäßig behindernd	stark störend/ stark behindernd	sehr stark störend/ sehr stark behindernd

DSM-IV-DIAGNOSE

	Primäre Diagnose	Schweregrad	Zusätzliche Diagnose	Schweregrad
Achse I	_____	_____	_____	_____
	_____	_____	_____	_____
	_____	_____	_____	_____

	Frühere Diagnose	Schweregrad
	_____	_____
	_____	_____
	_____	_____

Zeit: Beginn ____ Ende ____

ICD-10-DIAGNOSE

	Primäre Diagnose	Schweregrad	Zusätzliche Diagnose	Schweregrad
Achse I	_____	_____	_____	_____
	_____	_____	_____	_____
	_____	_____	_____	_____

	Frühere Diagnose	Schweregrad
	_____	_____
	_____	_____
	_____	_____

Zeit: Beginn ____ Ende ____

Einschätzung und Diagnosen

ZUSAMMENGESETZTE DIAGNOSE (aus Kinder- und Elterninterview)

DSM-IV-DIAGNOSE

	Primäre Diagnose	Schweregrad	Zusätzliche Diagnose	Schweregrad
Achse I	_____	_____	_____	_____
	_____	_____	_____	_____
	_____	_____	_____	_____

Frühere Diagnose	Schweregrad
_____	_____
_____	_____
_____	_____

Zeit: Beginn ____ Ende ____

ICD-10-DIAGNOSE

	Primäre Diagnose	Schweregrad	Zusätzliche Diagnose	Schweregrad
Achse I	_____	_____	_____	_____
	_____	_____	_____	_____
	_____	_____	_____	_____

Frühere Diagnose	Schweregrad
_____	_____
_____	_____
_____	_____

Zeit: Beginn ____ Ende ____

Beurteilen Sie die Sicherheit, mit der Sie die Diagnose geben, auf einer Skala von 0-100: ____

Falls die Einschätzung unter 70 liegt, bitte kommentieren:

_____
_____
_____

Kinder-DIPS

Diagnostisches Interview
bei psychischen Störungen
im Kindes- und Jugendalter

Elternversion

Interviewleitfaden

S. Unnewehr S. Schneider J. Margraf

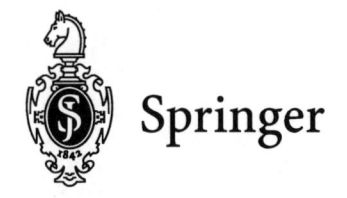

Springer

Dr. SUZAN UNNEWEHR
Freie Universität Berlin
Psychiatrische Klinik
Eschenallee 3, 14050 Berlin
Deutschland

Dr. SILVIA SCHNEIDER
Institut Dresden der
Christoph-Dornier-Stiftung
für Klinische Psychologie
an der Technischen Universität
Hohe Straße 53, 01187 Dresden
Deutschland

Prof. Dr. JÜRGEN MARGRAF
Technische Universität Dresden
Christoph-Dornier-Stiftung
für Klinische Psychologie
Mommsenstraße 13, 01062 Dresden
Deutschland

ISBN 3-540-57018-7   Springer-Verlag Berlin Heidelberg New York

Dieses Werk ist urheberrechtlich geschützt. Die dadurch begründeten Rechte, insbesondere die der Übersetzung, des Nachdrucks, des Vortrags, der Entnahme von Abbildungen und Tabellen, der Funksendung, der Mikroverfilmung oder der Vervielfältigung auf anderen Wegen und der Speicherung in Datenverarbeitungsanlagen, bleiben, auch bei nur auszugsweiser Verwertung, vorbehalten. Eine Vervielfältigung dieses Werkes oder von Teilen dieses Werkes ist auch im Einzelfall nur in den Grenzen der gesetzlichen Bestimmungen des Urheberrechtsgesetzes der Bundesrepublik Deutschland vom 9. September 1965 in der jeweils geltenden Fassung zulässig. Sie ist grundsätzlich vergütungspflichtig. Zuwiderhandlungen unterliegen den Strafbestimmungen des Urheberrechtsgesetzes.

© Springer-Verlag Berlin Heidelberg 1995
Printed in Germany

Die Wiedergabe von Gebrauchsnamen, Handelsnamen, Warenbezeichnungen usw. in diesem Werk berechtigt auch ohne besondere Kennzeichnung nicht zu der Annahme, daß solche Namen im Sinne der Warenzeichen- und Markenschutz-Gesetzgebung als frei zu betrachten wären und daher von jedermann benutzt werden dürften.

Produkthaftung: Für Angaben über Dosierungsanweisungen und Applikationsformen kann vom Verlag keine Gewähr übernommen werden. Derartige Angaben müssen vom jeweiligen Anwender im Einzelfall anhand anderer Literaturstellen auf ihre Richtigkeit überprüft werden.

Einbandgestaltung: Struve & Partner, Heidelberg
Satz: Reproduktionsfertige Vorlage vom Autor
Druck: Appl, Wemding
Bindearbeiten: Landenberger, Altlußheim
26/3134-5 4 3 2 1 0 – Gedruckt auf säurefreiem Papier

Inhaltsverzeichnis

Überblick 1

Allgemeines Screening 2

Expansive Verhaltensstörungen
    Aufmerksamkeits- und Hyperaktivitätsstörung 4
    Störung mit Oppositionellem Trotzverhalten 6
    Störung des Sozialverhaltens 8
    Funktionelle Enuresis/Enkopresis 10

Affektive Störungen
    Schweres Depressives Syndrom 11
    Dysthymes Syndrom 14

Angststörungen
    Störung mit Trennungsangst 16
    Panikanfall 18
    Paniksyndrom 20
    Agoraphobie ohne Anamnese eines Paniksyndroms/
    Paniksyndrom mit Agoraphobie 22
    Spezifische Phobie 25
    Sozialphobie 27
    Zwangssyndrom 30
    Generalisiertes Angstsyndrom 33
    Posttraumatische Belastungsstörung 35

Eßstörungen
    Anorexia nervosa 37
    Bulimia nervosa 39

Alkoholismus und Drogenmißbrauch (Screening) 41

Nicht-organische Psychose (Screening) 43

Allgemeine Anamnese
    Vergangene psychiatrische Geschichte 43
    Familiengeschichte psychischer Störungen 43
    Medikation 44
    Zusammenfassung 44
    Geistiger Zustand/Intelligenz 44
    Interviewverhalten, Notizen 45

Erzählende Zusammenfassung 46

Diagnosekriterien 47

Klinische Einschätzungen und Diagnosen 81

Zusammengesetzte Diagnose 82

Elternversion   Überblick

ÜBERBLICK

Angaben zum Kind:

Name: _____   Datum: _____

Adresse: _____   Interviewer/in: _____

_____   Größe: _____

_____   Gewicht: _____

Art der Schule: _____   Geburtsdatum: _____

Schulklasse: _____   Geschlecht: _____

Das Kind lebt bei: ___ biologischen Eltern
 ___ Adoptiv- bzw. Pflegeeltern
 ___ sonstigen Erziehungspersonen (Wer: _____)

Wer hat das Sorgerecht? _____

Angaben zu den Eltern/Erziehungspersonen, bei denen das Kind lebt:

Name (Mutter): _____   Geburtsdatum: _____

Tel. privat: _____   Beruf: _____

berufl.: _____

Name (Vater): _____   Geburtsdatum: _____

Tel. privat: _____   Beruf: _____

berufl.: _____

Familienstand der Eltern/Erziehungspersonen, bei denen das Kind lebt:

_____ verheiratet _____ Datum   Frühere Ehen: **JA** ____ **NEIN** ____
_____ ledig   Daten: _____
_____ feste Partnerschaft ___ Datum
_____ getrennt _____ Datum
_____ geschieden _____ Datum
_____ verwitwet _____ Datum
_____ sonstiges

Geschwister:

Alter	Geschlecht	Zu Hause	Wann ausgezogen
_____	_____	_____	_____
_____	_____	_____	_____
_____	_____	_____	_____
_____	_____	_____	_____

Religion: _____

Elternversion Überblick

Das Interview beginnt mit einer kurzen Einführung und einer Erklärung des Zweckes des Interviews. Zunächst sollte eine knappe Beschreibung des Vorstellungsgrundes erfaßt werden. In diesem Abschnitt wird vorläufig festgestellt, ob Ängste vor Trennung, phobische Ängste, Angstanfälle, depressive Verstimmungen, Hyperaktivität oder andere Probleme vorliegen.

Ich werde Ihnen eine Anzahl von Fragen zu unterschiedlichen Bereichen stellen, in denen Kinder und Jugendliche häufig Schwierigkeiten oder Probleme haben. Zunächst würde ich gerne einen Überblick darüber bekommen, welche Art von Problemen bei Ihrem Kind in letzter Zeit im Vordergrund stehen. Was waren oder sind die Hauptschwierigkeiten?

_____
_____
_____

Gab es bei Ihrem Kind in jüngster Zeit (im letzten halben Jahr) Veränderungen oder Schwierigkeiten mit

Familie, Freunden, Schulkameraden: _____
_____

Schule, Ausbildung, Beruf: _____
_____

Gesundheit: _____
_____

Gesetzlichen Angelegenheiten: _____
_____

ALLGEMEINES SCREENING

Nach dieser kurzen Befragung:

Jetzt möchte ich gerne weitere Fragen über bestimmte Problembereiche stellen, die auf Ihr Kind zutreffen können oder auch nicht. Über einige dieser Probleme haben wir bereits allgemein gesprochen, doch würde ich gerne noch genauere Informationen darüber bekommen.

Screening

1. *Trägt Ihr Kind eine Brille?* JA____ NEIN____

2. *Hat Ihr Kind Schwierigkeiten, andere Leute zu hören?* JA____ NEIN____

3. *Leidet Ihr Kind an einer bestimmten Krankheit (z.B. Asthma, neurologische Erkrankungen wie Epilepsie, Hauterkrankungen, etc.)?* JA____ NEIN____

   Falls JA, bestimmen Sie Art und Dauer der Erkrankung:

3.1 *An welcher Krankheit leidet Ihr Kind?*
_____

3.2 *Seit wann hat Ihr Kind diese Krankheit?*
_____

Elternversion   Überblick

> Falls das Kind noch nicht in die Schule geht,
> gehen Sie weiter zu Aufmerksamkeits- und
> Hyperaktivitätsstörung (S. 4)

4. *Fällt Ihrem Kind das Rechnen, Schreiben oder Lesen schwerer als anderen Kindern?*
   JA____ NEIN____

> Falls NEIN, weiter zu Aufmerksamkeits- und
> Hyperaktivitätsstörung (S. 4)

4.1 *Welche Tätigkeit fällt Ihrem Kind schwer?*

   Rechnen   ___
   Schreiben ___
   Lesen   ___
   Beschreiben: _____

4.2 *Ist Ihr Kind dadurch schlechter in der Schule?*   JA____ NEIN____

5. *Kommt es vor, daß Ihr Kind stottert, oder kam es früher einmal vor, daß es gestottert hat oder daß ihm das Sprechen schwergefallen ist?*   JA____ NEIN____

   Falls JA:

5.1 *In welchen Situationen kommt es vor, daß Ihr Kind stottert oder Sprachschwierigkeiten hat?*
   Beschreiben: _____

5.2 *Seit wann ist das so?*
   Beschreiben: _____

6. *Gab es während der Schwangerschaft oder bei der Geburt Ihres Kindes Auffälligkeiten oder Komplikationen?*   JA____ NEIN____

   Falls JA:

6.1 *Welcher Art waren diese Auffälligkeiten oder Komplikationen?*
   Beschreiben: _____

7. *Gab es in der frühkindlichen Entwicklung Ihres Kindes Auffälligkeiten?*   JA____ NEIN____

   Falls JA:

7.1 *Welcher Art waren diese Auffälligkeiten oder Komplikationen?*
   Beschreiben: _____

****

Elternversion Hyperaktivitätsstörung

AUFMERKSAMKEITS- UND HYPERAKTIVITÄTSSTÖRUNG

Für die nachfolgenden Symptome muß jeweils bestimmt werden, wie lange das Symptom besteht. Für die Diagnosestellung nach DSM-IV und ICD-10 werden die nachfolgenden Symptome nur dann als zutreffend kodiert, wenn sie über einen Zeitraum von mindestens 6 Monaten andauern bzw. andauerten. In anderen Fällen oder bei minimalen Abweichungen der geforderten Zeitdauer sollte dies notiert werden.

1. *Ist Ihr Kind oft sehr unruhig, oder fällt es ihm schwer, aufmerksam zu sein?* JA____ NEIN____

   Falls gegenwärtig NEIN, *Früher?* JA____ NEIN____

   In welchen Situationen tritt das auf?
   Beschreiben: _____

> Falls NEIN, weiter zu Störung mit Oppositio-
> nellem Trotzverhalten (S. 6)

Schätzen Sie anhand der folgenden Skala die Häufigkeit der Symptome ein (zur Diagnosestellung werden nur Symptome herangezogen, die ab 2 kodiert werden):

```
0 . . . . . . . . . . 1 . . . . . . . . . . 2 . . . . . . . . . . 3
nie/selten         manchmal             oft              sehr oft
```

	gegenwärtige Phase	frühere Phase
1.1 *Wenn Ihr Kind z.B. Schulaufgaben macht, wie sieht es da mit Flüchtigkeitsfehlern aus?*	____	____
1.2 *Fällt es Ihrem Kind schwer, sich auf ein Spiel oder eine Aufgabe länger zu konzentrieren?*	____	____
1.3 *Kommt es vor, daß Ihr Kind nicht zuhört, wenn Sie oder andere Personen mit ihm sprechen?*	____	____
1.4 *Führt Ihr Kind Dinge, wie z.B. seine Schulaufgaben oder auch Dinge, die es für Sie tun soll, nicht bis zu Ende durch?*	____	____
1.5 *Wechselt Ihr Kind sehr schnell von einer Aktivität zur nächsten, ohne diese Aktivitäten zu beenden (z.B. beim Spielen oder bei Schulaufgaben)?*	____	____
1.6 *Wie ist es mit Aufgaben oder Spielen, bei denen man aufmerksam sein muß: Hat Ihr Kind Spaß daran? (Vermeidet es solche Aktivitäten?)*	____	____
1.7 *Verliert Ihr Kind Gegenstände, die es zum Spielen oder auch für die Schule braucht?*	____	____
1.8 *Wird Ihr Kind sehr leicht durch andere Dinge abgelenkt?*	____	____
1.9 *Ist Ihr Kind bei manchen Aktivitäten vergeßlich, z.B. daß es im Geschäft vergißt, was es kaufen soll?*	____	____
1.10 *Zappelt Ihr Kind z.B. mit den Händen oder Füßen?*	____	____
1.11 *Kann Ihr Kind nur schwer sitzen bleiben, wenn es von ihm verlangt wird?*	____	____
1.12 *In Situationen, in denen Ruhe von Ihrem Kind erwartet wird, läuft es da hin und her oder klettert auf Möbel?*	____	____
1.13 *Kann Ihr Kind nur schwer ruhig spielen?*	____	____

Elternversion   Hyperaktivitätsstörung

	gegenwärtige Phase	frühere Phase

1.14 *Bewegt Ihr Kind sich insgesamt viel mehr, als es Ihnen oder anderen Menschen recht ist?* _____   _____
1.15 *Redet Ihr Kind mehr, als es Ihnen oder seinen Lehrern recht ist?* _____   _____
1.16 *Platzt Ihr Kind mit einer Antwort heraus, bevor die Fragen vollständig gestellt sind?* _____   _____
1.17 *Kann Ihr Kind beim Spielen oder in einer Gruppe nur sehr schwer abwarten, bis es an der Reihe ist?* _____   _____
1.18 *Kommt es vor, daß Ihr Kind andere Kinder stört, wenn sie spielen, oder daß es andere bedrängt?* _____   _____

> Falls NEIN bei allen Fragen, weiter zu Störung mit Oppositionellem Trotzverhalten (S. 6)

2. *Seit wann ist es so, daß Ihr Kind oft unruhig ist oder daß es ihm schwerfällt, aufmerksam zu sein?*
   Beschreiben: _____

3. *Als es anfing, was geschah zu dieser Zeit im Leben Ihres Kindes?* (Auslöser explorieren)
   Beschreiben: _____

4. *Hielten die Symptome mindestens über 6 Monate hinweg an?*   JA____ NEIN____

5. *Ist Ihr Kind durch diese Unruhe oder Schwierigkeiten, aufmerksam zu sein, schlechter in der Schule?*   JA____ NEIN____

6. *Hat Ihr Kind durch diese Unruhe oder Schwierigkeiten, aufmerksam zu sein, oft Ärger oder Streit mit Ihnen, seinen Freunden, seinen Lehrern oder anderen Personen?*   JA____ NEIN____

7. *Wie stark fühlt Ihr Kind sich durch diese Unruhe, Schwierigkeiten aufmerksam zu sein, insgesamt in seinem Leben beeinträchtigt?*

   Schätzen Sie die Beeinträchtigung auf einer Skala von 0-4 ein:

   ....0..........1..........2..........3..........4
       gar nicht   ein wenig   mäßig   schwer   sehr schwer/
                                                           massiv beeinträchtigt

   ****

   Die DSM-IV und ICD-10 Kriterien befinden sich auf S. 47f.

Elternversion   Trotzverhalten

STÖRUNG MIT OPPOSITIONELLEM TROTZVERHALTEN

Für alle nachfolgenden Symptome muß jeweils bestimmt werden, wie lange das Symptom besteht. Für die Diagnosestellung nach DSM-IV und ICD-10 werden die Symptome nur dann als zutreffend kodiert, wenn sie über einen Zeitraum von mindestens 6 Monaten andauern bzw. andauerten. In anderen Fällen oder bei minimalen Abweichungen der geforderten Zeitdauer sollte dies notiert werden.

1. *Kommt es bei Ihrem Kind sehr häufig vor, daß es trotzig ist und andere Leute, z.B. Sie oder seine Geschwister, ärgert?*   JA___ NEIN___

   Falls JA: *In welchen Situationen verhält Ihr Kind sich so?*
   Nur zu Hause gegenüber Eltern/Geschwistern ___
   Nur in der Schule ___
   Überall ___

   Falls gegenwärtig NEIN: *Früher?*   JA___ NEIN___

   Hinweis: Es kommt bei dieser Störung häufig vor, daß das symptomatische Verhalten nur zu Hause bei den Eltern auftritt, nicht aber in der Schule, gegenüber Lehrern oder Gleichaltrigen.

   > Falls NEIN, weiter zu Störung des Sozialverhaltens (S. 8)

   Schätzen Sie anhand der folgenden Skala die Häufigkeit der Symptome ein (zur Diagnosestellung werden nur Symptome herangezogen, die ab 2 kodiert werden):

   ```
   0 . . . . . . . . . 1 . . . . . . . . . 2 . . . . . . . . . 3
   nie/selten      manchmal           oft          sehr oft
   ```

	gegenwärtige Phase	frühere Phase
1.1 *Kommt es vor, daß Ihr Kind die Nerven verliert?*	___	___
1.2 *Kommt es vor, daß Ihr Kind sich mit Erwachsenen streitet?*	___	___
1.3 *Widersetzt Ihr Kind sich Anweisungen, die ihm Erwachsene geben?*	___	___
1.4 *Tut Ihr Kind mit Absicht etwas, was andere Personen verärgert?*	___	___
1.5 *Wenn Ihr Kind mal einen Fehler macht, fällt es ihm dann schwer, ihn zuzugeben? Sagt es dann eher, daß andere Schuld haben?*	___	___
1.6 *Kommt es vor, daß Ihr Kind oft gereizt ist oder ärgert es sich über andere Personen?*	___	___
1.7 *Kommt es vor, daß Ihr Kind oft wütend oder beleidigt ist?*	___	___
1.8 *Kommt es vor, daß Ihr Kind boshaft oder nachtragend ist?*	___	___

   > Falls weniger als vier Symptome erfüllt sind, weiter zu Störung des Sozialverhaltens (S. 8)

2. *Seit wann ist es so, daß Ihr Kind oft streitet, wütend ist, etc.?*
   Beschreiben: _____

Elternversion   Trotzverhalten

3. *Gab es ein bestimmtes Ereignis, seit wann das so ist?*   JA____ NEIN____
   Beschreiben:_____

4. *Wie stark fühlt Ihr Kind sich durch dieses Verhalten in seinem Leben, in der Schule, in der Freizeit, im Umgang mit Freunden, usw. beeinträchtigt?*

   Schätzen Sie die Beeinträchtigung auf einer Skala von 0-4 ein:

   . . . . 0 . . . . . . 1 . . . . . . 2 . . . . 3 4
            gar nicht   ein wenig   mäßig   schwer   sehr schwer/
                                                                         massiv beeinträchtigt

   ****

   Die DSM-IV und ICD-10 Kriterien befinden sich auf S. 59.

Elternversion Sozialverhalten

STÖRUNG DES SOZIALVERHALTENS

1. *Ist Ihr Kind sehr aggressiv oder ungehorsam anderen Personen gegenüber? Ich meine damit Dinge wie z.B., daß es stiehlt, häufiger wegläuft, in Schlägereien verwickelt ist?* **JA**____ **NEIN**____
   Beschreiben: _____

   Falls gegenwärtig NEIN: *Früher?* **JA**____ **NEIN**____

   > Falls NEIN, weiter zu Funktionelle
   > Enuresis/Enkopresis (S. 10)

2. *Ich werde Ihnen jetzt einige Verhaltensweisen aufzählen und Sie jeweils fragen, wie oft diese Verhaltensweisen bei Ihrem Kind aufgetreten sind:*

   Erfassen Sie anhand der folgenden Skala die Häufigkeit, mit der die genannten Verhaltensweisen aufgetreten sind:

   ```
   0 . . . . . . . . . 1 . . . . . . . . . 2 . . . . . . . . . 3
   nie/selten      manchmal           oft           sehr oft
   ```

	gegenwärtige Phase	frühere Phase
2.1 *Kommt es vor, daß Ihr Kind andere Menschen tyrannisiert, ihnen z.B. droht oder sie anders belästigt?*	____	____
2.2 *Ist es vorgekommen, daß Ihr Kind Schlägereien angezettelt hat?*	____	____
2.3 *War Ihr Kind schon einmal z.B. in eine Schlägerei verwickelt und hat es dabei von einer Waffe Gebrauch gemacht?* **Beschreiben** *(Welche Waffe?):* _____	____	____
2.4 *Ist Ihr Kind schon einmal körperlich gewalttätig gegenüber anderen Menschen gewesen?*	____	____
2.5 *Hat Ihr Kind schon einmal Tiere gequält?*	____	____
2.6 *Hat Ihr Kind jemals andere Personen in deren Beisein bestohlen?*	____	____
2.7 *Hat Ihr Kind schon einmal andere Personen gezwungen, Dinge zu tun, die sie nicht tun wollten? Was waren das für Dinge? Waren das auch sexuelle Dinge?*	____	____
2.8 *Hat Ihr Kind schon einmal irgendwo ein Feuer gelegt?*	____	____
2.9 *Kommt es vor, daß Ihr Kind fremde Sachen beschädigt oder mit Absicht etwas kaputtmacht?*	____	____
2.10 *Hat Ihr Kind schon einmal eingebrochen, z.B. in fremde Wohnungen oder Autos?*	____	____
2.11 *Kommt es vor, daß Ihr Kind nicht die Wahrheit sagt?* (Kind tut dies nicht, um körperliche oder sexuelle Mißhandlung abzuwenden)	____	____
2.12 *Hat Ihr Kind schon einmal etwas gestohlen?* **Beschreiben:** _____	____	____
2.13 *Kommt es vor, daß Ihr Kind, wenn es schon dunkel ist oder nachts, länger von zu Hause fort bleibt als Sie es ihm erlaubt haben?*	____	____
2.14 *Ist es schon einmal vorgekommen, daß Ihr Kind von zu Hause weggegangen oder weggelaufen ist und dann nachts nicht mehr nach Hause zu Ihnen zurückgekehrt ist?* **Beschreiben:** _____	____	____

Elternversion   Sozialverhalten

	gegenwärtige Phase	frühere Phase

2.15 *Kommt es vor, daß Ihr Kind nicht zur Schule/zur Arbeit geht?*
     (außer Krankheit, Urlaub, etc.)
     Falls JA: *Warum?* (Trennungsangst/Schulphobie ausschließen)
     Beschreiben: _____

3. *Hat Ihr Kind durch diese Verhaltensweisen Ärger mit Ihnen oder der Schule oder der Polizei bekommen?*   **JA**____ **NEIN**____

4. *Seit wann ist es so, daß Ihr Kind häufig* (Verhaltensweisen aufzählen) *tut?*
    Beschreiben: _____

5. *Gab es einem bestimmten Auslöser oder Grund für das Verhalten Ihres Kindes?*
                                                                     JA____ **NEIN**____
    Beschreiben: _____

6. *Leidet Ihr Kind darunter, daß es sich so verhält? Fühlt es sich schuldig?*

    Schätzen Sie die Beeinträchtigung auf einer Skala von 0-4 ein:

    . . . . 0 . . . . 1 . . . . 2 . . . . 3 4
              gar nicht   ein wenig   mäßig   schwer   sehr schwer/
                                                                                     massiv beeinträchtigt

****

Die DSM-IV und ICD-10 Kriterien befinden sich auf S. 50f.

Elternversion Enuresis/Enkopresis

FUNKTIONELLE ENURESIS/ENKOPRESIS

1. *Kommt es vor, daß Ihr Kind tagsüber oder nachts einnäßt oder einkotet?*   **JA**___ **NEIN**___

   Falls gegenwärtig NEIN, *Früher?*   **JA**___ **NEIN**___

   > Falls NEIN, weiter zu Schweres
   > Depressives Syndrom (S. 11)

   Falls JA, spezifizieren Sie Enuresis oder Enkopresis:

   1.1 *Handelt es sich dabei um Einnässen oder Einkoten?*
   Beschreiben: _____

2. *Gibt es einen bestimmten Grund, weswegen Ihr Kind öfter einnäßt/einkotet? Hat Ihr Kind z.B. eine bestimmte Krankheit, wegen der es auch schon einmal beim Arzt war? Oder kommt das z.B. dann vor, wenn es schlecht träumt oder Angst hat?*   **JA**___ **NEIN**___
   Beschreiben: _____

3. *Seit wann ist es so, daß Ihr Kind einnäßt/einkotet?*
   Beschreiben: _____

4. *Wie häufig kommt es seitdem vor, daß Ihr Kind einnäßt/einkotet?*
   Einmal pro Monat ___
   Einmal pro Woche ___
   Mindestens zweimal pro Woche ___

5. *Wie stark fühlt Ihr Kind sich dadurch, daß es einnäßt/einkotet, beeinträchtigt?*

   Schätzen Sie die Beeinträchtigung auf einer Skala von 0-4 ein:

   .... 0 ...... 1 ...... 2 .... 3 4
         gar nicht   ein wenig   mäßig   schwer   sehr schwer/
                                                                                massiv beeinträchtigt

   ****

   Die DSM-IV und ICD-10 Kriterien befinden sich auf S. 52f.

Elternversion   Schweres Depressives Syndrom

SCHWERES DEPRESSIVES SYNDROM

1.1 *Gab es schon einmal eine Zeit, in der Ihr Kind über eine längere Zeit hinweg ganz traurig oder aber auch ganz ärgerlich, gereizt und unzufrieden mit allem war?* **JA____ NEIN____**

Wie ist es zur Zeit?
Beschreiben: _____

1.2 *Gab es schon einmal eine Zeit, in der Ihr Kind das Interesse an den meisten Dingen, die es sonst gerne macht, verloren hat?* **JA____ NEIN____**

Wie ist es zur Zeit?
Beschreiben: _____

> Falls NEIN, bei depressiver/gereizter Stimmung und Interesseverlust, weiter zu Dysthymes Syndrom (S. 14)

Falls JA bei depressiver Stimmung oder Interesseverlust:

2.1 *Wann war/seit wann ist das so?* (Genauer beschreiben lassen, mindestens 2 Wochen!)
Beschreiben: _____

2.2 *Gab es schon mehrere solcher Phasen, in denen Ihr Kind sich so gefühlt hat?*
  JA____ NEIN____

Erste Phase: von _____ bis _____
Schwerste Phase: von _____ bis _____
Weitere Phasen: von _____ bis _____
                   von _____ bis _____

> Falls keine der angegebenen Phasen über mindestens 2 Wochen anhielt, weiter zu Dysthymes Syndrom (S. 14)

3. *Wenn Ihr Kind solch eine schlechte Stimmung hat oder an vielen Dingen kein Interesse mehr hat:*

Schätzen Sie den Schweregrad der Symptome während der gegenwärtigen oder letzten und der schwersten Episode (mindestens zwei Wochen) auf einer Skala von 0-4 ein:

. . . . 0 . . . . 1 . . . . 2 . . . . 3 4
         gar nicht   ein wenig   mäßig   schwer   sehr schwer

	gegenwärtige/ letzte Phase	schwerste Phase
3.1 *Mag Ihr Kind dann auch gar nichts mehr essen, oder ißt es dann ganz viel? Hat Ihr Kind an Gewicht zu- oder abgenommen?*	_____	_____
3.2 *Wie ist dann sein Schlaf? Schläft es dann ganz wenig oder ganz viel?*	_____	_____
3.3 *Ist Ihr Kind dann sehr unruhig, oder umgekehrt, fällt es ihm dann schwer, sich überhaupt zu bewegen, so daß es nur noch dasitzt und nichts mehr tut?*	_____	_____

Elternversion   Schweres Depressives Syndrom

	gegenwärtige/ letzte Phase	schwerste Phase

3.4 *Ist Ihr Kind dann ganz erschöpft, müde und ohne Energie?* _____ _____

3.5 *Fühlt Ihr Kind sich dann wertlos; oder hat es Schuldgefühle, die es eigentlich gar nicht zu haben braucht?* _____ _____

3.6 *Fällt es Ihrem Kind dann schwer, sich (z.B. in der Schule) zu konzentrieren oder Entscheidungen zu treffen?* _____ _____

3.7 *Denkt Ihr Kind dann öfters an den Tod oder daran, sich etwas anzutun; oder hat es schon einmal einen Selbstmordversuch begangen?* _____ _____

4. *Ist Ihr Kind an solchen Tagen den größten Teil des Tages traurig und interesselos?* **JA**___ **NEIN**___

5. *Gab es schon einmal Tage, an denen Ihr Kind sich extrem gut gelaunt oder eine besondere Hochstimmung fühlte, ohne daß dies für andere so nachvollziehbar war?* **JA**___ **NEIN**___
Beschreiben: _____

Falls JA:

5.1 *Wechselten sich diese Tage mit Tagen ab, an denen Ihr Kind sich depressiv (traurig, gereizt, interesselos) fühlte?* **JA**___ **NEIN**___
Beschreiben: _____

> Falls nur Phasen mit gemischter depressiver
> und manischer Symptomatik vorliegen oder
> Phasen mit manischer oder hypomanischer
> Symptomatik vorlagen, weiter zu Störung mit
> Trennungsangst (S. 16)

6. *Als diese traurige oder gereizte Stimmung anfing, war Ihr Kind da krank, oder nahm es Medikamente oder Drogen ein?* **JA**___ **NEIN**___
Beschreiben: _____

7. *Bevor diese Stimmung begann, ist da eine Ihrem Kind wichtige Person (z.B. ein Familienangehöriger) gestorben, und war Ihr Kind deswegen traurig? War sonst etwas Außergewöhnliches passiert?* **JA**___ **NEIN**___
Beschreiben: _____

8. <u>Psychotische Symptome</u>
8.1 Synthym
Hat Ihr Kind in Zeiten, in denen es depressiv ist, bestimmte Überzeugungen (auch wenn dies nicht der Realität entspricht), z.B. ...

    a. *körperlich schwer krank zu sein?* **JA**___ **NEIN**___

    b. *drohendes Unheil oder Katastrophen herbeizuführen?* **JA**___ **NEIN**___

    c. *sich durch bestimmte Dinge stark versündigt/schuldig gemacht zu haben?* **JA**___ **NEIN**___

    d. *eigentlich gar nicht mehr zu leben?* **JA**___ **NEIN**___

    e. *Sonstiges?* **Beschreiben:** _____

Elternversion Schweres Depressives Syndrom

8.2 **Parathym**
Oder hat Ihr Kind in solchen depressiven Phasen ungewöhnliche Erfahrungen gemacht wie...

   a. *Hören oder Sehen von Dingen, die andere Menschen nicht bemerken?*
               JA____ NEIN____

   b. *Hören von Stimmen oder Gesprächen, wenn niemand in seiner Nähe ist?*
               JA____ NEIN____

   c. *Erscheinungen, die niemand anders sieht?*   **JA____ NEIN____**

   d. *das Gefühl, daß etwas Eigenartiges um Ihr Kind herum vorgeht, daß Menschen Dinge tun, um es zu testen, um gegen es anzugehen oder ihm zu schaden, so daß es das Gefühl hat, ständig aufpassen zu müssen?*   **JA____ NEIN____**

   e. *daß Menschen Schwierigkeiten haben, Ihr Kind zu verstehen, weil seine Sprache so durcheinander ist oder weil die Art und Weise, in der Ihr Kind spricht, keinen Sinn machte?*
               JA____ NEIN____

8.3 *Hielten diese Symptome auch außerhalb der depressiven bzw. gereizten Stimmung an?*
               JA____ NEIN____

9. *Wie stark fühlt Ihr Kind sich durch diese depressive bzw. gereizte Stimmung in seinem Leben, in der Schule, in der Freizeit, im Umgang mit Freunden, usw. beeinträchtigt?*

   Schätzen Sie die Beeinträchtigung auf einer Skala von 0-4 ein:

   . . . . 0 . . . . 1 . . . . 2 . . . . 3 4
        gar nicht   ein wenig   mäßig   schwer   sehr schwer/
                                                                              massiv beeinträchtigt

****

Die DSM-IV und ICD-10 Kriterien befinden sich auf S. 54ff.

Elternversion Dysthymes Syndrom

DYSTHYMES SYNDROM

1. *Gab es schon einmal eine Zeit, in der Ihr Kind über mindestens ein Jahr hinweg in der Mehrzahl aller Tage traurig, niedergeschlagen oder aber auch sehr reizbar war?* **JA**____ **NEIN**____

    Wie ist es zur Zeit?
    Beschreiben: _____

    > Falls NEIN, weiter zu Störung mit
    > Trennungsangst (S. 16)

2. *Wann/seit wann war/ist das so?*
    Beschreiben: _____

3. *Wenn Ihr Kind solch eine schlechte Stimmung hat/hatte:*

    Schätzen Sie den Schweregrad der Symptome auf einer Skala von 0-4 ein:

    ```
    . . . . . . . . . . 0 . . . . . . . 1 . . . . . . . . 2 . . . . . . . . 3 . . . . . . . . 4
                   gar nicht     ein wenig      mäßig        schwer       sehr schwer
    ```

	gegenwärtige Phase	frühere Phase
3.1 *Mag Ihr Kind dann auch gar nichts mehr essen, oder ißt es dann ganz viel? Hat Ihr Kind an Gewicht zu- oder abgenommen?*	____	____
3.2 *Wie ist dann sein Schlaf? Schläft Ihr Kind dann ganz wenig oder ganz viel?*	____	____
3.3 *Ist Ihr Kind dann ganz erschöpft, müde und ohne Energie?*	____	____
3.4 *Fühlt Ihr Kind sich dann wertlos; denkt Ihr Kind dann schlecht über sich?*	____	____
3.5 *Fällt es Ihrem Kind dann schwer, sich (z.B. in der Schule) zu konzentrieren oder Entscheidungen zu treffen?*	____	____
3.6 *Hat Ihr Kind dann das Gefühl, alles ist ganz hoffnungslos?*	____	____
3.7 *Weint Ihr Kind dann häufig?*	____	____
3.8 *Fällt es Ihrem Kind dann insgesamt schwer, den Alltag (z.B. seine Schulaufgaben) zu bewältigen?*	____	____
3.9 *Spielt oder unternimmt Ihr Kind dann weniger mit Freunden oder Freundinnen? Hat sein Interesse an sozialen Aktivitäten nachgelassen?*	____	____
3.10 *Ist Ihr Kind insgesamt weniger an Gesprächen oder an Unternehmungen mit anderen interessiert?*	____	____
3.11 *Hat Ihr Kind insgesamt das Interesse an Dingen verloren, die es sonst gerne tut?*		_____

4. *Ist Ihr Kind an solchen Tagen den größten Teil des Tages traurig und interesselos?* **JA**____ **NEIN**____

    4.1 *Wie lange hat Ihr Kind solch eine Stimmung schon / wie lange hatte Ihr Kind damals solch eine Stimmung?*
    Erste Phase: von ____ bis ____
    Schwerste Phase: von ____ bis ____
    Weitere Phasen: von ____ bis ____

Elternversion Dysthymes Syndrom

> Falls depressive Stimmung weniger als ein Jahr
> anhielt, weiter zu Störung mit Trennungs-
> angst (S. 16)

4.2 *Gab es zwischendurch einmal eine Zeit, in der es Ihrem Kind besser ging?*
                                                                                                                              JA____ NEIN____

    Falls JA: *Wie lange dauerte das an?*
                    < 2 Monate ___
                    > 2 Monate ___

5. *Gab es schon einmal Tage, an denen Ihr Kind sich extrem gut gelaunt oder eine besondere Hochstimmung fühlte, ohne daß dies für andere so nachvollziehbar war?*   **JA____ NEIN____**
Beschreiben: _____

6. *Trat die depressive oder gereizte Stimmung nur in Phasen auf, in denen Ihr Kind ungewöhnliche Erfahrungen machte, wie z.B. Stimmenhören, Erscheinungen sehen oder das Gefühl, daß Eigenartiges um es herum geschieht?*   **JA____ NEIN____**
Beschreiben: _____

7. *Was geschah im Leben Ihres Kindes unmittelbar bevor diese Gefühle auftraten? Hatte Ihr Kind einen nahestehenden Menschen verloren? Hatte es einen Unfall oder Probleme? War Ihr Kind krank, mußte es über längere Zeit hinweg Medikamente einnehmen? Hast Du Drogen genommen?* **JA____ NEIN____**
Beschreiben: _____

8. *Wie stark fühlt Ihr Kind sich durch diese depressive Stimmung in seinem Leben, in der Schule, in der Freizeit, im Umgang mit Freunden, usw. beeinträchtigt?*

Schätzen Sie die Beeinträchtigung auf einer Skala von 0-4 ein:

. . . . 0 . . . . 1 . . . . 2 . . . . 3 4
             gar nicht   ein wenig   mäßig   schwer   sehr schwer/
                                                                                             massiv beeinträchtigt

****

Die DSM-IV und ICD-10 Kriterien befinden sich auf S. 58f.

Elternversion   Trennungsangst

STÖRUNG MIT TRENNUNGSANGST

Für die Diagnose einer Störung mit Trennungsangst werden die nachfolgenden Symptome nur dann als zutreffend kodiert, wenn sie über einen Zeitraum von mindestens 4 Wochen andauern bzw. andauerten. In anderen Fällen oder bei minimalen Abweichungen der geforderten Zeitdauer sollte dies notiert werden.

1. *Hat Ihr Kind große Angst, sich von Ihnen (anderen Bezugspersonen) zu trennen? Z.B. wenn es einmal abends alleine zu Hause bleiben soll, oder wenn Ihr Kind einmal woanders als zu Hause schlafen soll? Hat es dann Angst, Ihnen oder ihm selbst könnte in dieser Zeit etwas zustoßen?*
   JA____ NEIN____

Falls gegenwärtig NEIN, *Früher?*   JA____ NEIN____

> Falls NEIN, weiter zu Panikanfall (S. 18)

Schätzen Sie anhand der folgenden Skala die Häufigkeit der Symptome ein (zur Diagnosestellung werden nur Symptome herangezogen, die ab 2 kodiert werden):

```
0 . . . . . . . . . 1 . . . . . . . . . 2 . . . . . . . . . 3
nie/selten      manchmal            oft           sehr oft
```

	gegenwärtige Phase	frühere Phase
1.1 *Sorgt Ihr Kind sich darum, daß ihm etwas zustoßen könnte?*	____	____
1.2 *Hat Ihr Kind Angst, ein schlimmes Ereignis (z.B. ein Unfall, eine Entführung) könnte es von Ihnen trennen?*	____	____
1.3 *Geht Ihr Kind nur ungern in die Schule, weil es lieber zu Hause bei Ihnen bleiben möchte?*	____	____
1.4 *Geht Ihr Kind abends ungern alleine schlafen, möchte es, daß Sie solange bei ihm sind, bis es eingeschlafen ist?*	____	____
1.5 *Ist Ihr Kind zu Hause am liebsten immer ganz in der Nähe von Ihnen (spielt es nur ungern alleine in seinem Zimmer)?*	____	____
1.6 *Träumt Ihr Kind davon, daß es von Ihnen getrennt ist oder getrennt werden könnte?*	____	____
1.7 *Hat Ihr Kind an Tagen, an denen es zur Schule muß, oft Kopfweh oder Bauchschmerzen, oder ist ihm übel?*	____	____

> Falls NEIN bei allen Fragen, weiter zu Panikanfall (S. 18). DSM-IV und ICD-10 verlangen mindestens 3 der genannten Symptome.

1.8 *Ist Ihr Kind ganz traurig oder auch ganz ärgerlich, wenn es Tage gibt, an denen es nicht bei Ihnen sein kann (z.B. auch, wenn Ihr Kind zur Schule muß)?*   ____   ____

Elternversion   Trennungsangst

	gegenwärtige Phase	frühere Phase
1.9 Wenn Ihr Kind von Ihnen getrennt ist, sagt es dann, daß es z.B. nach Hause zurück möchte, oder ruft Ihr Kind nach Ihnen, wenn Sie nicht da sind?	_____	_____

2. Dauern die genannten Symptome über mindestens 4 Wochen hinweg an?   **JA**____ **NEIN**____

3. *Seit wann hat Ihr Kind diese Angst, sich von Ihnen zu trennen oder alleine zu sein?*
   Beschreiben: _____

4. *War etwas Außergewöhnliches passiert, kurz bevor Ihr Kind diese Angst bekommen hat?*
                                                                                              JA____ **NEIN**____
   Beschreiben: _____

5. *Wie stark fühlt Ihr Kind sich durch diese Ängste in seinem Leben, in der Schule, in der Freizeit, im Umgang mit Freunden, usw. beeinträchtigt?*

   Schätzen Sie die Beeinträchtigung auf einer Skala von 0-4 ein:

   .... 0 .... 1 .... 2 .... 3 4
        gar nicht   ein wenig   mäßig   schwer   sehr schwer/
                                                                                      massiv beeinträchtigt

   ****

   Die DSM-IV und ICD-10 Kriterien befinden sich auf S. 60f.

Elternversion

PANIKANFALL

Nach dem DSM-IV ist ein Panikanfall keine kodierbare Diagnose. Diagnostiziert wird die spezifische Diagnose, innerhalb der Panikanfälle auftreten. Nach dem DSM-IV können Panikanfälle im Rahmen von Paniksyndrom und Agoraphobie sowie z.B. im Rahmen einer Sozialphobie, Spezifischen Phobie oder Posttraumatischen Belastungsstörung auftreten.

Hinweis: Da der Begriff "Panik" im deutschen Sprachgebrauch meist mit sehr intensiver, schwerer Angst in Verbindung gebracht wird, verwenden wir im folgenden im Unterschied zur DSM-IV-Terminologie den Begriff Angstanfall.

1. *Kommt es vor, daß Ihr Kind innerhalb kurzer Zeit starke Angst bekommt oder daß ihm ganz unwohl wird?* Evtl. weiter erläutern: *Solche Angstzustände können ganz unerwartet auftreten, sie können aber auch immer in Zusammenhang mit bestimmten Situationen wie beispielsweise im Kaufhaus, in Gesprächen mit anderen Menschen auftreten.* JA____ NEIN____

   Falls gegenwärtig NEIN: *Früher?* JA____ NEIN____

   > Falls NEIN, weiter zu Agoraphobie ohne
   > Anamnese eines Paniksyndroms (S. 22)

2. *Wenn Ihr Kind diese Angst hat, hat es dann üblicherweise Empfindungen/Symptome wie...*

   Schätzen Sie auf der folgenden Skala den Schweregrad der typischen Symptome während eines Panikanfalls ein

   .... 0 .... 1 .... 2 .... 3 4
         gar nicht ein wenig mäßig schwer sehr schwer

   1. *Herzklopfen, -rasen, -stolpern* ____
   2. *Schwitzen* ____
   3. *Zittern oder Beben* ____
   4. *Empfindungen der Kurzatmigkeit oder Atemnot* ____
   5. *Erstickungs- oder Würgegefühle* ____
   6. *Schmerzen oder Beklemmungsgefühle in der Brust* ____
   7. *Übelkeit oder Magen-Darmbeschwerden* ____
   8. *Schwindel, Unsicherheit, Benommenheit oder der Ohnmacht nahe sein* ____
   9. *Gefühle der Unwirklichkeit oder sich losgelöst fühlen* ____
   10. *Angst, Kontrolle zu verlieren oder verrückt zu werden* ____
   11. *Angst zu sterben* ____
   12. *Taubheit oder Kribbeln in Körperteilen* ____
   13. *Hitzewallungen oder Kälteschauer* ____
   14. *trockener Mund*

   Hinweis: Falls keine vier Symptome genannt wurden, die Symptome des schwersten Anfalls erfragen.

3. *Wie lange dauert es, bis diese Angst ganz stark ist?*
   Beschreiben: _____

Elternversion   Panikanfall

> Falls Angstgipfel nie innerhalb von 10 Minuten
> erreicht wurde, weiter zu Agoraphobie ohne
> Anamnese eines Paniksyndroms (S. 22)

4. *In welchen Situationen treten die Angstanfälle auf?*
    Beschreiben: _____

    ****

Die DSM-IV und ICD-10 Kriterien befinden sich auf S. 62.

Elternversion　　　　　　　　　　　　　　　　　　　　　　　　　　　　　　　Paniksyndrom

PANIKSYNDROM

1. *Treten die eben besprochenen Angstanfälle meistens unerwartet, aus heiterem Himmel auf?*

   　　　　　　　　　　　　　　　　　　　　　　　　　　　　　　　　　JA____ NEIN____

   Falls gegenwärtig NEIN: *Früher?* 　　　　　　　　　　　　　　　　JA____ NEIN____

   > Falls NEIN, weiter zu Agoraphobie ohne
   > Anamnese eines Paniksyndroms (S. 22)

2. *Wie häufig kommt es zur Zeit vor, daß Ihr Kind solche unerwarteten Angstanfälle hat?*
   Beschreiben: _____

3. *Hat Ihr Kind im Anschluß an mindestens einen der unerwarteten Angstanfälle...*
   a. *anhaltende Sorgen gehabt, daß weitere Angstanfälle auftreten könnten?* **JA**____ **NEIN**____
   b. *Sorgen darüber entwickelt, was der Anfall wohl bedeuten könnte, z.B.*
      die Kontrolle zu verlieren, einen Herzinfarkt zu bekommen oder verrückt
      zu werden? 　　　　　　　　　　　　　　　　　　　　　　　　**JA**____ **NEIN**____
   c. *sein Verhalten wegen der Angstanfälle deutlich verändert, z.B. sich*
      geschont, keine koffeinhaltigen Getränke mehr getrunken? 　　**JA**____ **NEIN**____

4. *Gibt es bestimmte Situationen, in denen die Angstanfälle besonders häufig auftreten?* (Prüfen, ob Panikanfälle nicht besser durch andere Psychische Störungen z.B. Sozialphobie oder Spezifische Phobie erklärt werden können.)
   Beschreiben: _____

   > Falls keine unerwarteten Angstanfälle, weiter
   > zu Agoraphobie ohne Anamnese eines
   > Paniksyndroms (S. 22)

5. *Wann hat Ihr Kind zum ersten Mal solch eine unerwartete Angst verspürt?*
   Beschreiben: _____

6. *Unmittelbar bevor Ihr Kind das erste Mal einen Angstanfall hatte, war es da krank oder nahm es Medikamente oder Drogen ein?* 　　　　　　　　　　　　　　　　　　JA____ NEIN____
   Beschreiben: _____

   Hinweis: Falls diese Frage mit JA beantwortet wurde, sollten die DSM-IV-Diagnosen "Angststörung infolge organischer Erkrankung" oder "Substanzinduzierte Angststörung" oder die ICD-10-Diagnose "Organische Angststörung" (F06.4) in Erwägung gezogen werden (vgl. S. 75f).

7. *War sonst unmittelbar vor dem ersten Angstanfall etwas Außergewöhnliches passiert? Oder gab es etwas wovon Sie denken, daß es den ersten Angstanfall begünstigt hat?* 　JA____ NEIN____
   Beschreiben: _____

Elternversion   Paniksyndrom

8. Wie stark fühlt Ihr Kind sich durch die Angstanfälle in seinem Leben, in der Schule, in der Freizeit, im Umgang mit Freunden, usw. beeinträchtigt?

   Schätzen Sie die Beeinträchtigung auf einer Skala von 0-4 ein:

   .... 0 .... 1 .... 2 .... 3 4
         gar nicht   ein wenig   mäßig   schwer   sehr schwer/
                                                                  massiv beeinträchtigt

   ****

   Die DSM-IV und ICD-10 Kriterien befinden sich auf S. 62f.

Elternversion Agoraphobie

AGORAPHOBIE OHNE ANAMNESE EINES PANIKSYNDROMS/ PANIKSYNDROM MIT AGORAPHOBIE

Nach dem DSM-IV wird unterschieden, ob eine Agoraphobie im Rahmen eines Paniksyndroms oder ohne eine solche Anamnese vorliegt.

1. *Hat Ihr Kind Angst oder geht es nicht gerne an Orte wie z.B Geschäfte, Fahrstühle, Menschenmengen? Befürchtet Ihr Kind da, daß dort etwas Schlimmes oder etwas Peinliches passieren könnte (z.B. daß es ohnmächtig wird oder daß es Angst oder panikähnliche Symptome bekommt)?*

   JA____ NEIN____

   Falls gegenwärtig NEIN: *Früher?* JA____ NEIN____

   > Falls NEIN, gehen Sie weiter zu
   > Spezifische Phobie (S. 25)

   Bestimmen Sie den Aktivitätsspielraum, z.B. die Zeit, die in den Situationen verbracht wird, die Häufigkeit, mit der sie aufgesucht werden, Entfernung von zu Hause, sowie Faktoren, die die Fähigkeit, die Situation aufzusuchen oder in ihr zu bleiben, beeinflussen. Bestimmen Sie den Aktivitätsspielraum, wenn die Patienten alleine oder in Begleitung anderer sind, und notieren Sie dies in den dafür vorgesehenen Spalten. Benutzen Sie die folgende Skala, um Angst und Vermeidung einzuschätzen, die auftreten, wenn die Patienten die Situationen <u>allein</u> aufsuchen.

1.1 *Macht es einen Unterschied, ob Ihr Kind in Begleitung ist? Gibt es bestimmte Personen, in deren Begleitung es sich sicher fühlt?* JA ____ NEIN ____
   Falls JA: *Wer?*_____

1.2 *Ich werde Ihnen gleich eine Reihe von Situationen nennen. Wieviel Angst hat Ihr Kind, wenn es alleine in diesen Situationen ist? Wie oft vermeidet es solche Situationen?*

   Bestimmen Sie nachfolgend das Ausmaß der Angst und Vermeidung, die auftritt, wenn die Person die genannten Situationen alleine aufsucht. Benutzen Sie dazu die folgende Skala und vermerken Sie die Zahlen in den beiden letzten Spalten:

   ```
   .......... 0 ......... 1 ......... 2 ......... 3 ........ 4
   ```

0	1	2	3	4
keine Vermeidung oder Flucht/ keine Angst	gelegentliche Vermeidung/ leichte Angst	mäßig: kann Situation allein aufsuchen/ mäßige Angst	schwer: muß begleitet sein/ schwere Angst	sehr schwer: sucht Situation nicht einmal mit "sicherer" Person auf/ sehr schwere Angst

   > Wenn keine Hinweise auf Angst oder Vermeidung einer dieser Situationen besteht, weiter zu Spezifische Phobie (S. 25). Bei einer Agoraphobie ist in der Regel mehr als eine Situation betroffen. Falls nur eine oder wenige spezifische Situationen betroffen sind, sollte alternativ die Diagnose Spezifische Phobie erwogen werden.

   Protokollieren Sie auf der nächsten Seite, welche Situationen gefürchtet bzw. vermieden werden.
   <u>Hinweis:</u> Die Bestimmung des Aktivitätsspielraum (Spalte 2 und 3) dient in erster Linie der Therapieplanung. Sie kann fortgelassen werden, wenn das Interview zu rein diagnostischen Zwecken durchgeführt wird.

Situation	Aktivitätspielraum allein	Aktivitätsspielraum in Begleitung	Angst allein	Vermeidung allein
Im Auto mitfahren				
Geschäfte/ Supermärkte				
Kaufhäuser/ Einkaufszentren				
Menschenmengen				
Flugzeug				
Öffentl. Verkehrsmittel: Bus, Zug, U-Bahn, etc.				
Zu Fuß gehen (wie weit?)				
Fahrstühle				
Brücken				
Zuhause sein				
Weit weg von Zuhause sein				
Öffentliche Orte: Kinos/Theater, etc.				
Restaurants				
Kirchen, Gottesdienste				
Geschlossene, enge Räume, Tunnel				
Große, offene Plätze, Parks				
Schlange stehen				
Schule/Arbeitsplatz				
Sonstiges				

Elternversion   Agoraphobie

Falls Panikanfälle in agoraphobischen Situationen diagnostiziert wurden, kann Frage 2 übersprungen werden.

2. Wenn Ihr Kind in solchen Situationen ist, hat es dann Symptome wie . . .
   1. Herzklopfen, -rasen, -stolpern   _____
   2. Hitzewallungen oder Kälteschauer   _____
   3. Zittern oder Beben   _____
   4. trockener Mund   _____
   5. Gefühl, Kontrolle zu verlieren oder verrückt zu werden _____
   6. Schmerzen oder Beklemmungsgefühle in der Brust   _____
   7. Kurzatmigkeit oder Atemnot   _____
   8. Schwindel, Benommenheit oder Schwäche   _____
   9. Gefühle der Unwirklichkeit oder des Losgelöstseins   _____

3. Was befürchtest Ihr Kind, was ihm in den oben genannten Situationen passieren könnte?
   Beschreiben: _____

4. Seit wann bestehen diese Ängste? Begann die Angst, nachdem Ihr Kind einmal unerwartet Angst bekommen hat?   JA____ NEIN____
   Beschreiben: _____

5. Unmittelbar bevor Ihr Kind das erste Mal in einer der oben genannten Situationen Angst hatte, war es da krank oder nahm es Medikamente oder Drogen ein?   JA____ NEIN____
   Beschreiben: _____

Falls organische Erkrankung vorliegt, weiter mit Frage 5.1:

5.1 Sind die Symptome bzw. ist die Angst stärker als man aufgrund der Erkrankung Ihres Kindes erwarten würde?   JA____ NEIN____
   Beschreiben: _____

Hinweis: Falls diese Frage mit NEIN beantwortet wurde, sollten die Diagnosen "Angststörung infolge organischer Erkrankung" oder "Substanzinduzierte Angststörung" in Erwägung gezogen werden (vgl. S.75f).

6. Wie stark fühlt Ihr Kind sich durch diese Ängste/das Vermeidungsverhalten in seinem Leben, in der Schule, in der Freizeit, im Umgang mit Freunden, usw. beeinträchtigt?

   Schätzen Sie die Beeinträchtigung auf einer Skala von 0-4 ein:

   . . . . 0 . . . . 1 . . . . 2 . . . . 3 4
           gar nicht   ein wenig   mäßig   schwer   sehr schwer/
                                                         massiv beeinträchtigt

****

Die DSM-IV und ICD-10 Kriterien befinden sich auf S. 64f.

Elternversion Spezifische Phobie

SPEZIFISCHE PHOBIE

1. *Fürchtet Ihr Kind sich vor Dingen oder Situationen wie...*

   Schätzen Sie nachfolgend das Ausmaß von Angst und Vermeidung auf einer Skala von 0-4 ein:

   .... 0 .... 1 .... 2 .... 3 4
gar nicht/	ein wenig/	mäßig/	schwer/	sehr schwer/
vermeidet	vermeidet	vermeidet	vermeidet	vermeidet
nie	selten	gelegentlich	häufig	immer

	Angst	Vermeidung
Höhen	___	___
Mit dem Flugzeug fliegen	___	___
Autofahren	___	___
Bestimmten Tieren (wenn ja, welches_____)	___	___
Blut oder Verletzungen bei Ihrem Kind selbst	___	___
Blut oder Verletzungen bei anderen	___	___
Untersuchungen beim Arzt/Zahnarzt	___	___
Spritzen	___	___
Dunkelheit oder Geister	___	___
Wasser (z.B. Seen, Meer)	___	___
Unwetter (z.B. Gewitter, Stürme)	___	___
Schule	___	___
Sonstiges (Wenn ja, was? _____)	___	___

   Falls gegenwärtig NEIN: *Früher?*   ___   ___

   > Falls NEIN, weiter zu Sozialphobie (S.27)

   Falls unter Frage 1 nur Angst oder Vermeidung des Schulbesuchs angegeben wird, weiter mit Frage 2; falls Angst oder Vermeidung vor anderen Dingen, weiter mit Frage 4.

2. *Hat Ihr Kind Angst oder geht es nicht mehr zur Schule,...*

   2.1 ...*weil es dort vor bestimmten Dingen Angst hat?*   JA___ NEIN___
   2.2 ...*weil es keine Lust hat?*   JA___ NEIN___
   2.3 ...*weil es Angst vor einer Trennung von Ihnen (sonstigen Bezugspersonen) hat?*   JA___ NEIN___

   > Falls Vermeidung des Schulbesuchs ausschließlich wegen JA bei 2.2 oder 2.3 und keine Angst vor weiteren Situationen besteht, weiter zu Sozialphobie (S. 27)

   <u>Hinweis:</u> Falls ausschließlich Angst wegen Trennung von Erziehungspersonen, sollte Vorliegen einer Störung mit Trennungsangst geprüft werden.

Elternversion Spezifische Phobie

3. *Warum hat Ihr Kind solche Angst vor der Schule? Hat es Angst...*

   ...vor einem bestimmten Lehrer/Lehrerin?   JA____ NEIN____
   ...vor bestimmten Klassenkameraden?   JA____ NEIN____
   ...davor, sich im Unterricht zu melden oder vor der Klasse etwas sagen
   zu müssen? (Sozialphobie abklären)   JA____ NEIN____
   ...Sonstiges?   JA____ NEIN____
   Beschreiben: _____

4. *Hat Ihr Kind fast immer Angst, wenn ihm (...) begegnet?*   JA____ NEIN____

5. *Meint Ihr Kind, daß seine Angst vor (...) übertrieben ist und daß es eigentlich gar nicht soviel Angst haben müßte?*   JA____ NEIN____

6. *Seit wann hat Ihr Kind diese Angst vor (...)?*
   Beschreiben: _____

6.1 *Gab es ein bestimmtes Ereignis, nach dem diese Angst bei Ihrem Kind aufgetreten ist?*
       JA____ NEIN____
   Beschreiben: _____

   Hinweis: Falls hier Hinweise auf Drogen- oder Medikamentenmißbrauch auftauchen, sollte die Diagnose "Substanzinduzierte Angststörung" in Erwägung gezogen werden (vgl. S. 75f).

7. *Wie stark fühlt Ihr Kind sich durch diese Angst in seinem Leben, in der Schule, in der Freizeit, im Umgang mit Freunden, usw. beeinträchtigt?*

   Schätzen Sie die Beeinträchtigung auf einer Skala von 0-4 ein:

   .... 0 .... 1 .... 2 .... 3 4
           gar nicht   ein wenig   mäßig   schwer   sehr schwer/
                                                                                massiv beeinträchtigt

   ****

   Die DSM-IV und ICD-10 Kriterien befinden sich auf S. 66.

Elternversion   Sozialphobie

SOZIALPHOBIE

1.1 *Fühlt Ihr Kind sich in Situationen, in denen es mit anderen Menschen zusammen ist oder in denen es von anderen bewertet wird, oft ängstlich, nervös oder sehr aufgeregt?*
                                                                              JA____ NEIN____

1.2 *Macht Ihr Kind sich dann große Sorgen, daß es etwas tun oder sagen könnte, das ihm peinlich sein könnte oder sich vor anderen demütigen könnte, oder daß andere schlecht von ihm denken könnten?*
                                                                              JA____ NEIN____

Falls gegenwärtig NEIN: *Früher?*   JA____ NEIN____

> Falls NEIN, weiter zu Zwangssyndrom (S. 30)

2. *Tritt diese Angst oder Scheu nur bei Erwachsenen auf, die Ihrem Kind fremd sind, die es nicht kennt?*
                                                                              JA____ NEIN____

3. *Ist Ihr Kind gerne mit Ihnen oder Geschwistern zusammen?*   JA____ NEIN____

4. *Hat Ihr Kind Freundinnen oder Freunde, mit denen es spielt oder sonst etwas unternimmt?*
                                                                              JA____ NEIN____

4.1 *Falls JA: Wieviele Freunde/Freundinnen hat Ihr Kind?* _____

4.2 *Würde Ihr Kind gerne (mehr) Freunde oder Freundinnen haben?*   JA____ NEIN____

4.3 *Fällt es Ihrem Kind schwer, neue Freunde oder Freundinnen zu finden?*   JA____ NEIN____
Beschreiben: _____

> Falls das Kind über keine altersgemäßen Beziehungen mit vertrauten Personen verfügt und die Angst nur bei Erwachsenen auftritt, weiter zu Zwangssyndrom (S. 30)

5. *Ich werde Ihnen nun einige Situationen beschreiben und Sie fragen, wie Ihr Kind sich in jeder Situation fühlt:*

Schätzen Sie für jede Situation die Stärke der Angst und das Ausmaß der Vermeidung mit Hilfe der folgenden Skala ein:

```
..........0........1........2........3........4
         vermeidet  vermeidet   vermeidet   vermeidet   vermeidet
         nie/       selten/     gelegentlich/ häufig/   immer/
         keine Angst leichte Angst mäßige Angst schwere Angst sehr schwere
                                                              Angst
```

	Angst	Ver-meidung	Kommentare
a. *Geburtstagsfeiern/Parties*	____	____	_____
b. *In der Schulklasse etwas sagen*	____	____	_____

SP

Elternversion   Sozialphobie

	Angst	Vermeidung	Kommentare

c. *Essen mit anderen Kindern/Jugendlichen oder Erwachsenen* ....
d. *Vor einer Gruppe sprechen* ....
e. *Vor anderen Schreiben (in der Schule etwas an die Tafel schreiben, Schulaufgaben machen, etwas ausfüllen)* ....
f. *Treffen mit anderen Kindern/Jugendlichen*
g. *Mit fremden Erwachsenen sprechen* ....
h. *Mit Autoritätspersonen (Arzt, Lehrer) sprechen* ....
i. *Selbstsicher sein, z.B.:*
   1) *unvernünftige Ansprüche zurückweisen* ...
   2) *andere bitten, ihr Verhalten zu ändern* ...
j. *Vor der Schulklasse geprüft werden* ....
k. *Andere Situationen*
   1) _____ ...
   2) _____ ...

> Falls kein Hinweis auf Angst/Vermeidung besteht ODER falls die Angst/Vermeidung eindeutig mit Angstanfällen zusammenhängt, die bereits im Abschnitt zum Paniksyndrom erfaßt wurden, gehen Sie weiter zu Zwangssyndrom (S. 30)

Bezüglich der wichtigsten Situation:

6. *Treten in solchen Situationen auch körperliche Anzeichen der Angst auf?* (insbesondere Erröten oder Zittern, Angst zu erbrechen, Miktions- oder Defäktionsdrang)   JA____ NEIN____

   Falls JA: *Welche?* _____

7. *Was erwartet Ihr Kind, bevor es sich in (...) begibt? Was denkt Ihr Kind, wird geschehen, bevor oder während (...)?*
   Beschreiben: _____

8. *Denkt Ihr Kind, daß es vor (...) mehr Angst hat, als es haben sollte (oder als es ihm angemessen erscheint)?*   JA____ NEIN____

9. *Erlebt Ihr Kind die Angst nahezu jedesmal, wenn es (...) begegnet?*   JA____ NEIN____

> Falls NEIN bei Frage 9, weiter zu Zwangssyndrom (S. 30)

10. *Seit wann hat Ihr Kind diese Angst?*
    Beginn (z.B. Lebensalter, Datum, Lebensphase): _____

10.1 *Gab es ein bestimmtes Ereignis, nach dem diese Angst bei Ihrem Kind aufgetreten ist?*
                                                                                  JA____ NEIN____

   Beschreiben: _____

10.2 *Als diese Angst begann, war Ihr Kind da krank; nahm es Medikamente oder Drogen ein?*
                                                                    JA____ NEIN____
   Beschreiben: _____

   Hinweis: Falls hier Hinweise auf Drogen- oder Medikamentenmißbrauch auftauchen, sollte die Diagnose "Substanzinduzierte Angststörung" in Erwägung gezogen werden (vgl. S. 75f).

11. *Wie stark fühlt Ihr Kind sich durch diese Schüchternheit/Ängstlichkeit in seinem Leben, in der Schule, in der Freizeit, im Umgang mit Freunden, usw. beeinträchtigt?*

   Schätzen Sie die Beeinträchtigung auf einer 0-4 Skala ein:

   .... 0 .... 1 .... 2 .... 3 4
               gar nicht   ein wenig   mäßig   schwer   sehr schwer/
                                                           massiv beeinträchtigt

   ****

   Die DSM-IV und ICD-10 Kriterien befinden sich auf S. 68f.

Elternversion   Zwangssyndrom

ZWANGSSYNDROM

A1. ZWANGSGEDANKEN

1. *Wird Ihr Kind durch Gedanken, Impulse oder Vorstellungen gestört, die immer wiederkehren und die es nicht aus seinem Kopf verbannen kann, obwohl sie unvernünftig oder unsinnig sind?*

   Falls weitere Erläuterungen notwendig sind, hinzufügen: Damit meine ich nicht einfach, daß sich Ihr Kind Sorgen macht über Dinge, die passieren könnten. Ich meine z.B. solche Dinge, daß Ihr Kind immer wieder denken muß, es könnte jemanden verletzen oder vergiften, oder daß es den Impuls hat, irgend etwas in der Öffentlichkeit auszurufen, was es eigentlich nicht möchte, oder schreckliche Vorstellungen wie die, daß seine Familie in einen Autounfall verwickelt ist.

   JA____ NEIN____

   Falls gegenwärtig NEIN: *Früher?*   JA____ NEIN____

   > Falls NEIN, weiter zu A2. Zwangs-
   > handlungen (S. 31)

2. *Welchen Inhalt haben diese Gedanken, Impulse oder Vorstellungen?*
   Gedanke _____
   Vorstellung _____
   Impuls _____

3. *Empfindet Ihr Kind (...) zumindest zeitweise als aufdringlich und unangemessen?*
   JA____ NEIN____

4. <u>Schweregrad</u>
   4.1 *Wie häufig denkt Ihr Kind bzw. stellt es sich (...) vor?*   _____ pro Tag

   4.2 *Wie lange hält dieser Gedanke bzw. diese Vorstellung an?*   _____ Minuten

5. <u>Überzeugungen</u>
   5.1 *Während Ihr Kind durch (...) geplagt wird, wie stark glaubt es dann daran, daß das, was es denkt wahr ist, oder daß es wirklich die Handlung ausführen wird?*

            0 (überhaupt nicht) - 100 (vollständig) _____

   5.2 *Wie stark glaubt Ihr Kind zu Zeiten, in denen (...) sich nicht aufdrängt (wie vielleicht jetzt), daß dies tatsächlich passiert?*

            0 (überhaupt nicht) - 100 (vollständig) _____

6. <u>Widerstand/Vermeidung</u>
   6.1 *Versucht Ihr Kind (...) loszuwerden oder sich selbst Dinge zu sagen oder bestimmte Vorstellungen zu gebrauchen, die (...) neutralisieren oder unterdrücken können?*   JA____ NEIN____
   Beschreiben: _____

   6.2 *Versucht Ihr Kind (...) zu unterdrücken, indem es andere Dinge tut, sich mit etwas anderem beschäftigt?*   JA____ NEIN____
   Beschreiben: _____

   6.3 *Vermeidet Ihr Kind bestimmte Situationen oder Gegenstände, weil sie (...) auslösen könnten?*
   JA____ NEIN____
   Beschreiben: _____

Elternversion Zwangssyndrom

7. *Was denkt Ihr Kind, wie (...) in seinen Sinn kommt?*
   Überprüfen Sie Ideen von Gedankeneingebung oder von außen auferlegten Impulsen.
   Beschreiben: _____

8. *Wie stark wird Ihr Kind durch diese Gedanken gestört? Wie beeinflussen sie seinen normalen Tagesablauf, seine schulischen (oder beruflichen) Leistungen oder seine Freizeit?*
   Beschreiben: _____

Schätzen Sie die Beeinträchtigung auf einer Skala von 0-4 ein:

.... 0 .... 1 .... 2 .... 3 4
        gar nicht   ein wenig   mäßig   schwer   sehr schwer/
                                                        massiv beeinträchtigt

A2. ZWANGSHANDLUNGEN

1. *Muß Ihr Kind bestimmte Verhaltensweisen immer wieder wiederholen, obwohl es das eigentlich nicht will? Zum Beispiel, daß es immer wieder seine Hände waschen muß oder Dinge zählen muß oder beten muß oder etwas wiederholt kontrollieren muß (z.B. ob die Tür zu ist oder der Herd aus)?*   JA____ NEIN____

   Falls gegenwärtig NEIN: *Früher?*   JA____ NEIN____

   > Falls NEIN bei Frage A1, 1. und A2, 1.,
   > weiter zu Generalisiertes Angstsyndrom (S.
   > 33). Falls NEIN bei Frage A2, 1. und wenn
   > Kriterien für Zwangs- gedanken erfüllt sind,
   > weiter zu Frage 9, S.32

2. *Was muß Ihr Kind tun?*
   Beschreiben: _____

3. Schweregrad
3.1 *Wie oft tut Ihr Kind dies?*   _____ **pro Tag**

3.2 *Wieviel Zeit verwendet Ihr Kind für (...)?*   _____ **Minuten**

4. *Dient (...) dazu, extreme Unannehmlichkeiten zu verhindern oder zu reduzieren oder gefürchtete Ereignisse oder Situationen zu verhindern?*   JA____ NEIN____
   Beschreiben: _____

5. Widerstand/Vermeidung

5.1 *Versucht Ihr Kind, dieser Sache zu widerstehen, oder hat es anfänglich versucht, ihr zu widerstehen?*
   JA____ NEIN____

5.2 *Vermeidet Ihr Kind bestimmte Situationen oder Gegenstände (z.B. anzufassen), weil sie dazu führen könnten, daß es (...) immer wieder tun muß?*   JA____ NEIN____
   Beschreiben: _____

5.3 *Läßt Ihr Kind andere Menschen Dinge für sich tun, damit es selbst nicht in Kontakt mit (...) gelangt?*   JA____ NEIN____

Elternversion Zwangssyndrom

6. *Wie ängstlich fühlt Ihr Kind sich, wenn es diese Handlungen unterläßt oder sie nicht ausführen kann?*

   Schätzen Sie die Stärke der Angst mit Hilfe der folgenden Skala ein:

   ```
   . . . . . . . . . 0 . . . . . . . 1 . . . . . . . 2 . . . . . . . 3 . . . . . . . 4
            keine Angst  leichte Angst  mäßige Angst  schwere Angst  sehr schwere
                                                                        Angst
   ```

7. *Was denkt Ihr Kind, was passieren würde, wenn es diese Handlungen nicht ausführen würde?*
   Beschreiben: _____

8. *Wie stark fühlt Ihr Kind sich durch (...) gestört? Zu welchen Problemen führt dies in der Schule, zu Hause, beim Umgang mit Menschen?*
   Beschreiben: _____

   Schätzen Sie die Beeinträchtigung auf einer Skala von 0-4 ein:

   ```
   . . . . . . . . . 0 . . . . . . . 1 . . . . . . . 2 . . . . . . . 3 . . . . . . . 4
            gar nicht    ein wenig     mäßig         schwer        sehr schwer/
                                                                 massiv beeinträchtigt
   ```

   > Falls die Patienten die Kriterien für das
   > Zwangssyndrom nicht erfüllen, gehen Sie
   > weiter zu Generalisiertes Angstsyndrom (S. 33)

9. *Denkt Ihr Kind (zumindest zeitweise), daß sein Verhalten übertrieben oder unsinnig ist?*
                                                          JA____ **NEIN**____

10.1 *Wann hat Ihr Kind diese Probleme zum ersten Mal wahrgenommen?*
   Beschreiben: _____

10.2 *Was geschah zu dieser Zeit in seinem Leben?*
   Beschreiben: _____

11. Ausschluß organischer Ursachen: *Nahm Ihr Kind unmittelbar bevor dies begann irgendwelche Drogen oder Medikamente? War es krank?*   **JA**____ **NEIN**____
   Beschreiben: _____

   <u>Hinweis:</u> Falls diese Frage mit JA beantwortet wurde, sollten die Diagnosen "Angststörung infolge organischer Erkrankung" oder "Substanzinduzierte Angststörung" in Erwägung gezogen werden (vgl. S. 75f).

   ****

   Die DSM-IV und ICD-10 Kriterien befinden sich auf S. 70f.

Elternversion   Generalisiertes Angstsyndrom

GENERALISIERTES ANGSTSYNDROM

Die Fragen dieses Abschnittes dienen zur Exploration von Anspannung bzw. Angst ohne für die Patienten ersichtlichen Grund oder von Angst in Zusammenhang mit <u>exzessiver</u> Sorge. Bei Kindern und Jugendlichen betreffen diese Sorgen häufig Schul- oder Sportleistungen (selbst, wenn diese nicht von anderen beurteilt werden) oder Pünktlichkeit. Aber auch ausgeprägte Sorgen über das Auftreten von Katastrophen, wie etwa Erdbeben oder Atomkrieg, können Bestandteil des Generalisierten Angstsyndroms sein. Die Anspannung oder Angst ist <u>nicht</u> Teil bzw. entsteht nicht in Antizipation von Angstanfällen oder phobischen Ängsten. Die Sorgen und die Anspannung sind auch <u>nicht</u> Teil einer Affektiven oder Psychotischen Störung.

1. *Macht sich Ihr Kind häufig Sorgen über ganz verschiedene Dinge, vielleicht mehr Sorgen als eigentlich nötig wären?*   JA____ NEIN____

   Falls JA: *Welche Sorgen sind das?*
   Beschreiben: _____

Falls die Patienten als eine hauptsächliche Quelle ihrer Angst Anspannungen oder Befürchtungen nennen, die <u>in Erwartung</u> von Angstanfällen oder der Konfrontation mit phobischen Situationen entstehen, z.B. "Ich befürchte, einen Angstanfall zu bekommen; Ich mache mir Sorgen, sobald ich weiß, daß ich eine Brücke zu überqueren habe", zusätzlich fragen:

Gibt es andere Dinge als (...), die bei Ihrem Kind Spannungsgefühle, Angst oder Sorge hervorrufen?   JA____ NEIN____

   Falls JA: *Welche Dinge sind dies?*
   Beschreiben: _____

   Falls gegenwärtig NEIN: *Früher?*   JA____ NEIN____

> Falls NEIN, weiter zu Posttraumatische Belastungsstörung (S. 35)

2. *Fällt es Ihrem Kind schwer, die Sorgen zu kontrollieren (abzustellen, einzuschränken)?*   JA____ NEIN____

3. *Leidet Ihr Kind schon seit mindestens sechs Monaten in der <u>Mehrzahl</u> der Tage unter diesen Sorgen?*   JA____ NEIN____

4. *Wann hat es begonnen?*   von ____ bis ____ Dauer in Monaten ____

5. *Wenn Sie einen durchschnittlichen Tag betrachten, zu wieviel Prozent (welchen Teil) des Tages fühlt Ihr Kind sich angespannt, ängstlich, besorgt?*   _____%

Elternversion Generalisiertes Angstsyndrom

6. *Hat Ihr Kind über sechs Monate hinweg oft unter (...) gelitten?*

   Schätzen Sie anhand der folgenden Skala die Häufigkeit der Symptome ein (zur Diagnosestellung werden nur Symptome herangezogen, die ab 2 kodiert werden). Für alle Symptome muß jeweils bestimmt werden, wie lange das Symptom besteht. Zumindest ein Symptom muß über sechs Monate an der Mehrzahl der Tage aufgetreten sein.

   ```
   0 . . . . . . . . . 1 . . . . . . . . . 2 . . . . . . . . . 3
   nie/selten      manchmal         oft          sehr oft
   ```

	gegenwärtige Phase	frühere Phase
1. *Nervosität und Ruhelosigkeit*	____	____
2. *Müdigkeit und Erschöpfung*	____	____
3. *Konzentrationsschwierigkeiten oder dem Gefühl einer Leere im Kopf*	____	____
4. *Reizbarkeit*	____	____
5. *Muskelverspannungen*	____	____
6. *Schlafstörungen*	____	____

7. *Hat Ihr Kind sich zu dieser Zeit sehr traurig, hoffnungslos oder auch sehr reizbar gefühlt oder hatte es kein Interesse an Dingen, die es sonst gerne getan hat?* **JA____ NEIN____**

   Hinweis: Falls die Patienten die Frage 7 mit JA beantworten, aber nicht alle Kriterien eines Dysthymen oder eines Schweren Depressiven Syndroms erfüllt sind (vgl. entsprechende Abschnitte), weiter mit Frage 8.

   > Falls die Sorgen nur in Phasen eines Dysthymen oder Schweren Depressiven Syndroms auftreten, weiter zu Posttraumatische Belastungsstörung (S. 35)

8. *Als dieses Sorgenmachen anfing, war unmittelbar vorher etwas Außergewöhnliches passiert, war Ihr Kind krank oder hat es Medikamente oder Drogen eingenommen?* **JA____ NEIN____**
   Beschreiben: _____

   Hinweis: Falls diese Frage mit JA beantwortet wurde, sollten die Diagnosen "Angststörung infolge organischer Erkrankung" oder "Substanzinduzierte Angststörung" in Erwägung gezogen werden (vgl. S. 75f).

9. *Wie stark fühlt Ihr Kind sich durch diese Sorgen/Ängste in seinem Leben, in der Schule, in der Freizeit, im Umgang mit Freunden, usw. beeinträchtigt?*

   Schätzen Sie die Beeinträchtigung auf einer Skala von 0-4 ein:

   ```
   . . . . . . . . . 0 . . . . . . 1 . . . . . . . 2 . . . . . . . 3 . . . . . . . 4
        gar nicht    ein wenig     mäßig        schwer      sehr schwer/
                                                            massiv beeinträchtigt
   ```

   ****

   Die DSM-IV und ICD-10 Kriterien befinden sich auf S. 72.

Kinderversion Posttraumatische Belastungsstörung

POSTTRAUMATISCHE BELASTUNGSSTÖRUNG

1. *Erinnerst Du Dich an ein extrem belastendes, lebensbedrohliches oder traumatisches Ereignis, wie z.B. daß Du Opfer einer Gewalttat oder einer Naturkatastrophe warst (ernsthafte Körperverletzung, sexueller Mißbrauch/Vergewaltigung, tätlicher Angriff, Verkehrsunfall) oder daß Du gesehen hast, wie jemand anderem so etwas geschehen ist?*   JA____ NEIN____

1.1 *Was war dieses Ereignis?* _____

1.2 *Wann hat es stattgefunden?* _____

2. *Wie war Deine Reaktion auf dieses Ereignis?*
   Beschreiben: _____

> Falls kein traumatisches Ereignis genannt wird, bei dem die Person mit intensiver Furcht, Hilflosigkeit, Grauen oder aufgelöstem Verhalten reagierte, weiter zu Anorexia nervosa (S. 37)

Bestimmen Sie für jedes der unten aufgeführten Symptome, ob der Beginn akut (innerhalb von sechs Monaten nach dem Stressor) oder verzögert war, und bestimmen Sie die Dauer des Symptoms (mindestens ein Monat für die Diagnose notwendig). Falls die Symptome weniger als drei Monate anhalten, spezifizieren Sie **akut**. Falls die Symptome länger als drei Monate anhalten, spezifizieren Sie **chronisch**. Stellen Sie dazu Fragen der folgenden Art:

Nachdem es passiert war, empfandest Du Dinge wie (...) ?   JA____ NEIN____

Falls JA: *Wie bald nach dem Ereignis hast Du begonnen, (...) zu empfinden?* ____
Empfindest Du immer noch (...) ? Falls NEIN: Wann hörte es auf? ____

3. Wiedererleben des Ereignisses:

<u>gegenwärtig</u>	<u>früher</u>	<u>Ein Symptom notwendig für die Diagnose</u>
_____	_____	1) *wiederkehrende und eindringliche Erinnerungen (z.B. wiederholtes Spielen von Aspekten des Traumas)*
_____	_____	2) *wiederkehrende belastende Träume*
_____	_____	3) *plötzliches Handeln oder Fühlen, als ob das Ereignis wiederkehre*
_____	_____	4) *intensives körperliches Unwohlsein bei der Begegnung mit Dingen, die Dich an das Ereignis erinnern*
_____	_____	5) *körperliche Reaktionen, auch schon, wenn Du nur an das Ereignis denkst*

4. Anhaltende Vermeidung von mit dem Trauma assoziierten Stimuli oder allgemein verminderte Ansprechbarkeit: *Hast Du Dinge bei Dir bemerkt, wie:*

<u>gegenwärtig</u>	<u>früher</u>	<u>Drei Symptome notwendig für die Diagnose</u>
_____	_____	1) *bewußtes Vermeiden von Gedanken oder Gefühlen, die mit dem Ereignis verbunden sind*
_____	_____	2) *bewußtes Vermeiden von Aktivitäten oder Situationen, die Erinnerungen an das Ereignis bewirken*
_____	_____	3) *Unfähigkeit, einen wichtigen Aspekt des Ereignisses zu erinnern*
_____	_____	4) *deutlich verringertes Interesse an wichtigen Aktivitäten*
_____	_____	5) *Gefühl der Losgelöstheit oder Fremdheit von anderen*

Kinderversion   Posttraumatische Belastungsstörung

    gegenwärtig   früher

    _____   _____   6) *eingeschränkte Gefühle, z.B. Unfähigkeit zu Gefühlen von Freude oder Trauer*

    _____   _____   7) *Eindruck einer eingeschränkten Zukunft (z.B. im Hinblick auf Schule, Beruf, Freunde, langes Leben)*

5. Ständig erhöhte Erregung (<u>nicht</u> vorhanden vor dem Trauma): *Hast Du Veränderungen bei Dir bemerkt, wie:*

gegenwärtig	früher	Zwei Symptome notwendig für die Diagnose
_____	_____	1) *Schwierigkeiten einzuschlafen oder durchzuschlafen*
_____	_____	2) *Reizbarkeit, Wutausbrüche*
_____	_____	3) *Konzentrationsschwierigkeiten*
_____	_____	4) *übermäßige Wachsamkeit*
_____	_____	5) *übermäßige Schreckreaktionen*

<u>Hinweis</u>: Dauern die Symptome kürzer an als für die Diagnose einer Posttraumatischen Belastungsstörung erforderlich, so sollten die Diagnosen einer Akuten Belastungsreaktion (DSM-IV: 308.3, ICD-10: F43.0) oder Anpassungsstörung (ICD-10: F43.3) in Erwägung gezogen werden.

> Falls nicht genügend Symptome bei Frage 3 - 5 genannt
> wurden, weiter zu Anorexia Nervosa (S. 37)

6. Ausschluß organischer Ursachen: *Nahmst Du unmittelbar, bevor diese Angst begann, irgendwelche Drogen oder Medikamente? Warst Du krank oder hast Du ungewöhnlich viel getrunken?*

                                                                                             JA___ NEIN___

Beschreiben: _____

7. *Wie stark fühlst Du Dich beeinträchtigt/zu welchen Problemen führt dieses Erlebnis und seine Auswirkungen auf Dich in der Schule, zu Hause, beim Umgang mit Freunden?*
Beschreiben: _____

Schätzen Sie die Beeinträchtigung auf einer Skala von 0-4 ein:

.... 0 .... 1 .... 2 .... 3 4
      gar nicht   ein wenig   mäßig   schwer   sehr schwer/
                                                                   massiv beeinträchtigt

****

Die DSM-IV und ICD-10-Kriterien befinden sich auf S. 73f.

Elternversion   Anorexie

ANOREXIA NERVOSA

1. *Ich habe nun noch einige Fragen zum Gewicht Ihres Kindes und seinen Eßgewohnheiten:*
   Wie groß ist Ihr Kind? _____
   Wieviel wiegt es zur Zeit? _____

1.1 *Hat Ihr Kind in der letzten Zeit abgenommen?*　　　　　　　　　　　　**JA**____ **NEIN**____

   Falls JA: *Wieviel hat Ihr Kind abgenommen?* _____ kg

   Stellen Sie fest, ob mindestens 15% Untergewicht vorliegt.

   Falls gegenwärtig kein Untergewicht besteht: *Früher?*　　　　　　　　**JA**____ **NEIN**____

   > Falls NEIN, weiter zu Bulimia nervosa (S. 39)

2. *Hat Ihr Kind große Angst davor, dick zu sein oder zu werden?*　　　**JA**____ **NEIN**____

2.1 *Wieviel Angst/Unbehagen macht Ihrem Kind die Vorstellung, 3 bis 5 kg zuzunehmen?*

   ```
   0 . . . . . . . 1 . . . . . . . . 2 . . . . . . . . . 3 . . . . . . . 4
   gar nicht    ein wenig      mäßig         schwer      massiv
                                                         beängstigend/schlimm
   ```

3. *Beschreiben Sie bitte, was und wieviel Ihr Kind typischerweise im Laufe eines Tages ißt.*
   Beschreiben: _____
   _____

4. *Nimmt Ihr Kind Abführ- oder Diätmittel ein, oder erbricht Ihr Kind im Anschluß an eine Mahlzeit,*
   um nicht zuzunehmen?　　　　　　　　　　　　　　　　　　　　　　　　　**JA**____ **NEIN**____
   Beschreiben: _____

5. *Hat Ihr Kind das Gefühl, insgesamt oder an Teilen seines Körpers zu dick zu sein?*
   　　　　　　　　　　　　　　　　　　　　　　　　　　　　　　　　　　　　　JA____ **NEIN**____

   Nur für Mädchen/Frauen:
6. *Hat die Regelblutung ausgesetzt?*　　　　　　　　　　　　　　　　　　　　**JA**____ **NEIN**____

   Falls JA:
6.1 *Hat sie mindestens dreimal hintereinander ausgesetzt?*　　　　　　　**JA**____ **NEIN**____

   Falls NEIN:
6.2 *Nimmt Ihre Tochter die Pille?*　　　　　　　　　　　　　　　　　　　　**JA**____ **NEIN**____

7. <u>Geschichte:</u>
   1. *Wann begann das Eßproblem?*　　　　　　　　　　　**Monat** _____ **Jahr** _____
   2. *Stand Ihr Kind unter irgendeiner Art von Streß?*　　　　**JA**____ **NEIN**____
   3. *Was geschah in seinem Leben zu dieser Zeit?*
   Beschreiben: _____

8. *Ausschluß organischer Ursachen: Nahm Ihr Kind unmittelbar, bevor es abgenommen hat, irgend-*
   welche Drogen oder Medikamente? War Ihr Kind krank oder trank es ungewöhnlich viel?
   　　　　　　　　　　　　　　　　　　　　　　　　　　　　　　　　　　　　　JA____ **NEIN**____
   Beschreiben: _____

9. *Wie stark fühlt Ihr Kind sich durch dieses Problem in seinem Leben, in der Schule, in der Freizeit, im Umgang mit Freunden, usw. beeinträchtigt?*

   Schätzen Sie die Beeinträchtigung auf einer Skala von 0-4 ein:

   ```
   . . . . . . . . . . 0 . . . . . . . 1 . . . . . . . 2 . . . . . . . . 3 . . . . . . . 4
              gar nicht    ein wenig      mäßig         schwer      sehr schwer/
                                                                    massiv beeinträchtigt
   ```

   ****

   Die DSM-IV und ICD-10-Kriterien befinden sich auf S. 77f.

Elternversion   Bulimie

BULIMIA NERVOSA

1. *Hat Ihr Kind Eßanfälle oder Heißhungerphasen, bei denen es in kurzer Zeit sehr viel ißt?*
    JA____ NEIN____

    Falls gegenwärtig NEIN: *Früher?* **JA____ NEIN____**

    > Wenn NEIN, weiter zu Alkoholismus
    > und Drogenmißbrauch (S. 41)

1.1 *Beschreiben Sie bitte, was und wieviel Ihr Kind bei einem typischen Eßanfall zu sich nimmt. (Während eines Eßanfalls werden typischerweise kalorienreiche, süße und leicht zu "verschlingende" Nahrungsmittel eingenommen. Das Essen wird vor anderen möglichst geheim gehalten.)*
    Beschreiben: _____

2. *Hat Ihr Kind während dieser Eßanfälle das Gefühl, es kann nicht kontrollieren, was oder wieviel es ißt?* **JA____ NEIN____**

3. *Unternimmt Ihr Kind etwas, um nicht durch die Eßanfälle zuzunehmen, wie beispielsweise Abführ- oder Diätmittel einnehmen, fasten oder erbrechen?* **JA____ NEIN____**
    Beschreiben: _____

4. *Beschreiben Sie bitte, was und wieviel Ihr Kind typischerweise im Laufe eines Tages ißt:*
    Beschreiben: _____

5. *Macht Ihr Kind sich Sorgen um sein Gewicht oder sein Aussehen?* **JA____ NEIN____**

5.1 *Wieviel Angst/Unbehagen macht Ihrem Kind die Vorstellung, 3 bis 5 kg zuzunehmen?*

    .... 0 .... 1 .... 2 .... 3 4
    gar nicht   ein wenig   mäßig   schwer   massiv
                                             beängstigend/schlimm

6. *Hat Ihr Kind schon einmal über drei Monate hinweg mindestens zweimal pro Woche einen solchen Eßanfall gehabt und anschließend etwas unternommen, um nicht zuzunehmen?*
    JA____ NEIN____

6.1 *Wieviele Eßanfälle hat Ihr Kind zur Zeit?*
    pro Tag ____
    pro Woche ____

7. <u>Geschichte</u>
    1. *Wann hatte Ihr Kind seinen ersten Eßanfall?* **Monat ____ Jahr ____**
    2. *Wo war Ihr Kind?* _____
    3. *Mit wem war Ihr Kind zusammen?* _____
    4. *Wie fing es an?* _____
    5. *Stand Ihr Kind unter irgendeiner Art von Streß?* **JA____ NEIN____**
    6. *Was geschah in seinem Leben zu dieser Zeit?*
    Beschreiben: _____
    7. *Wann hat Ihr Kind zum ersten Mal Gegenmaßnahmen (z.B. Erbrechen) durchgeführt?*
    Monat ____ Jahr ____
    8. *Welche Gegenmaßnahme hat Ihr Kind durchgeführt?*
    Beschreiben: _____

Elternversion Bulimie

8. *Nahm Ihr Kind unmittelbar, bevor die Eßanfälle auftraten, irgendwelche Drogen oder Medikamente? War Ihr Kind krank oder trank es ungewöhnlich viel? Hat es eine Diät gemacht?*

JA____ NEIN____

Beschreiben: _____

9. *Wie stark fühlt Ihr Kind sich durch das Eßproblem in seinem Leben, in der Schule, in der Freizeit, im Umgang mit Freunden, usw. beeinträchtigt?*

Schätzen Sie die Beeinträchtigung auf einer Skala von 0-4 ein:

. . . . 0 . . . . 1 . . . . 2 . . . . 3 4
           gar nicht   ein wenig   mäßig   schwer   sehr schwer/
                                                                                    massiv beeinträchtigt

****

Die DSM-IV und ICD-10-Kriterien befinden sich auf S. 79.

Elternversion Alkoholismus/Drogenmißbrauch

ALKOHOLISMUS UND DROGENMISSBRAUCH (Screening)

1. *Trinkt Ihr Kind Alkohol? Wieviel trinkt es normalerweise?*
   Nimmt Ihr Kind irgend etwas (Medikamente oder Drogen), um seine Stimmung zu beeinflussen oder um sich aufzuputschen? Nimmt es Drogen wie Haschisch, Marihuana, Kokain oder Heroin? Wie häufig nimmt es diese Substanzen? **JA____ NEIN____**
   Beschreiben: _____

   Geben Sie an, auf welche Substanz/en sich die weitere Beurteilung bezieht
   _____
   _____

   Falls gegenwärtig NEIN: *Früher?* **JA____ NEIN____**

   > Falls kein Gebrauch von Alkohol/Drogen/Medikamenten,
   > weiter zu Nicht-organische Psychose (S. 43)

   1.1 *Wann trinkt Ihr Kind (nimmt Ihr Kind Drogen/Medikamente)? Hat es schon einmal zu viel getrunken (Drogen/Medikamente genommen)?*
   Hat Ihr Kind die Droge/das Medikament mehr als 20 mal (auf eigene Verantwortung) eingenommen? Hat es irgendeine dieser Substanzen nahezu jeden Tag für eine Woche oder länger eingenommen?
   Vor dem Frühstück, Trinkgelage, Parties, soziale Zusammenkünfte etc.? Pathologischer Gebrauch ist durch Probleme wie ständige Intoxikation, Trinkgelage, Gebrauch trotz körperlicher Komplikationen, Gedächtnisverlust und ähnliches definiert.

   Mindestens ein Monat mit pathologischem Gebrauch:
   Gegenwärtig: **JA____ NEIN____**
   Vergangenheit: **JA____ NEIN____**

   1.2 *Hat sein Trinken/Drogen-/ Medikamentengebrauch jemals für sich oder seine Familie Probleme, wie z.B. berufliche oder Probleme mit dem Gesetz verursacht? Hat jemand - ein Freund, jemand in seiner Familie oder ein Arzt - Ihrem Kind gesagt, daß es ein Alkohol-/Drogenproblem hat?*
   Funktionsbeeinträchtigungen verursacht durch pathologischen Mißbrauch sind z.B. aggressive Impulse, unberechenbares Verhalten, Nicht-Erfüllen von Verbindlichkeiten, Unfähigkeit, sich zur Arbeit/Schule zu bewegen.

   Funktionsbeeinträchtigungen für mindestens einen Monat:
   Gegenwärtig: **JA____ NEIN____**
   Vergangenheit: **JA____ NEIN____**

2. *Haben Sie bei Ihrem Kind schon einmal festgestellt, daß die Menge, die es trinken/einnehmen mußte, um betrunken (high etc.) zu werden, stark zugenommen hat?*
   Toleranz ist definiert als vermindertes Ansprechen auf Alkohol/Drogen.

   Erhöhte Toleranz:
   Gegenwärtig: **JA____ NEIN____**
   Vergangenheit: **JA____ NEIN____**

Elternversion Alkoholismus/Drogenmißbrauch

3. *Hat Ihr Kind jemals unangenehme Symptome verspürt, als es versuchte, den Gebrauch von Alkohol/Medikamenten/Drogen einzustellen? Falls JA: Welche?*

   Entzugssymptome: _____

                                                          Gegenwärtig: **JA**____ **NEIN**____
                                                        Vergangenheit: **JA**____ **NEIN**____

4. *Falls in der Vergangenheit JA, aber gegenwärtig NEIN:*
   Wie lange ist es her, daß Ihr Kind aufhörte, Alkohol/Drogen einzunehmen? _____ **MONATE**

5. *Nimmt/trinkt Ihr Kind Drogen/Medikamente/Alkohol, um Angst zu reduzieren?*
                                                                          JA____ **NEIN**____

   Falls JA:
   In welchem Ausmaß (wieviel Prozent aller Fälle) dient sein Trinken/Drogen-/Medikamentengebrauch dazu, Angst zu verringern?
   Beschreiben: _____

   5.1 *Falls der Patient trinkt oder Medikamente/Drogen gebraucht, um Angst zu reduzieren:*
   Welche Art von Medikamenten/Drogen/Alkohol nimmt Ihr Kind und in welchen Situationen?
   _____

   5.2 *Trinkt/nimmt Ihr Kind Alkohol/Medikamente/Drogen vor der Situation, während der Situation oder beides?*
   _____

   <u>Hinweis:</u> Die Fragen im Abschnitt Alkoholismus und Drogenmißbrauch dienen lediglich als Hinweis auf das Vorliegen einer Abhängigkeitsstörung. Eine Diagnose im Sinne des DSM-IV und der ICD-10 kann aufgrund der hier erfragten Informationen nicht mit ausreichender Sicherheit gestellt werden.

Elternversion Psychose

NICHT-ORGANISCHE PSYCHOSE (Screening)

1. *Hat es schon eimal eine Zeit gegeben, in der Ihr Kind eigenartige oder ungewöhnliche Erfahrungen gemacht hat, wie z. B.:*
   a. *Hören oder Sehen von Dingen, die andere Menschen nicht bemerkten?*
      JA____ NEIN____
   b. *Hören von Stimmen oder Gesprächen, wenn niemand in seiner Nähe war?*
      JA____ NEIN____
   c. *Erscheinungen, die niemand anderes sah?* **JA____ NEIN____**

   d. *Hatte Ihr Kind das Gefühl, daß etwas Eigenartiges um es herum vorging, daß Menschen Dinge taten, um es zu testen, um gegen es anzugehen oder Ihm zu schaden, so daß Ihr Kind das Gefühl hatte, ständig aufpassen zu müssen?* **JA____ NEIN____**

   e. *Hatten Menschen Schwierigkeiten, Ihr Kind zu verstehen, weil seine Sprache so durcheinander war, oder weil die Art und Weise, in der es sprach. keinen Sinn machte?*
      JA____ NEIN____

   f. *Wann geschah dies?* (Hier insbesondere abklären, ob Symptome nach Drogeneinfluß, körperlicher Erkrankung usw. aufgetreten sind.)
      Beschreiben: _____
      _____
      _____

VERGANGENE PSYCHIATRISCHE GESCHICHTE

Wurde Ihr Kind jemals wegen Ängsten, Depressionen, Eßproblemen oder anderen psychischen Problemen behandelt oder in eine Klinik eingewiesen? **JA____ NEIN____**

Wann?	Welche Einrichtung?	Problem, Behandlung, Medikation

FAMILIENGESCHICHTE PSYCHISCHER STÖRUNGEN

Wurde irgend jemand aus seiner Familie (Mutter, Vater, Geschwister, Tanten, Onkel, Großeltern) jemals wegen Ängsten, Depressionen, Alkohol- oder Drogenproblemen oder anderer solcher Probleme behandelt oder in eine Klinik eingewiesen? Oder hatte jemand solche Probleme, aber suchte keine Hilfe auf? **JA____ NEIN____**

Verwandschaftsgrad	Daten	Beschreibung des Problems	Behandlung

Elternversion   Abschlußfragen

MEDIKATION

Stellen Sie den <u>gegenwärtigen</u> und <u>vergangenen</u> Gebrauch fest.

Nimmt Ihr Kind gegenwärtig irgendwelche Medikamente?   JA____ NEIN____

Falls JA:

Gegenwärtiger Gebrauch

Art	Dosis	Von wem verschrieben?	Seit wann eingenommen?

Früherer Gebrauch

Art	Dosis	Von wem verschrieben?	Dauer der Einnahme

Hat Ihr Kind Probleme mit Medikamenten erlebt, wie z. B. Nebenwirkungen oder Entzugserscheinungen?   JA____ NEIN____

Beschreiben: _____

ZUSAMMENFASSUNG

Was ist das Hauptproblem (für das Ihr Kind Hilfe sucht)? (Was ist die Hauptveränderung, die Ihr Kind machen möchte?)

_____

_____

Gibt es irgend etwas anderes Wichtiges, wonach ich nicht gefragt habe?

_____

_____

GEISTIGER ZUSTAND / INTELLIGENZ

_____

_____

AB

Elternversion   Abschlußfragen

INTERVIEWVERHALTEN
_____
_____
_____

NOTIZEN
_____
_____

ERZÄHLENDE ZUSAMMENFASSUNG

Hier können Anmerkungen, Besonderheiten des Patienten oder diagnostisch ungeklärte Fragen vermerkt werden:

DIAGNOSEKRITERIEN

DSM-IV: Aufmerksamkeits- und Hyperaktivitätsstörung (314.00, 314.01)

ICD-10: Hyperkinetische Störung (F90)

Hinweis: Da die DSM-IV- und ICD-10-Kriterien bei diesem Störungsbild nahezu identisch sind, werden sie an dieser Stelle zusammengefaßt dargestellt.

A: Entweder (1) oder (2):

(1) Unaufmerksamkeit: Für mindestens sechs Monate mindestens sechs der folgenden Symptome von Unaufmerksamkeit in einem mit dem Entwicklungsstand des Kindes nicht zu vereinbarenden und unangemessenen Ausmaß.
Die Kinder/Jugendlichen:
   (1) sind häufig unaufmerksam gegenüber Details oder machen Sorgfaltsfehler bei den Schularbeiten oder sonstigen Arbeiten und Aktivitäten,
   (2) sind häufig nicht in der Lage, die Aufmerksamkeit bei Aufgaben oder beim Spielen aufrechtzuerhalten,
   (3) hören häufig scheinbar nicht, was ihnen gesagt wird,
   (4) können oft Erklärungen nicht folgen oder ihre Schularbeiten, Aufgaben oder Pflichten am Arbeitsplatz nicht bis zu Ende durchführen (nicht wegen oppositionellem Verhalten oder weil die Erklärungen nicht verstanden werden),
   (5) haben häufig Schwierigkeiten, Aufgaben und Aktivitäten zu organisieren,
   (6) vermeiden oder verweigern häufig Aufgaben, die anhaltende geistige Anstrengung erfordern (wie Hausaufgaben),
   (7) verlieren häufig Gegenstände, die für Aufgaben oder Aktivitäten wichtig sind, z.B. Schulaufgaben, Bleistifte, Bücher, Spielsachen oder Werkzeuge,
   (8) sind häufig von externen Stimuli leicht ablenkbar,
   (9) sind häufig vergeßlich bei alltäglichen Aktivitäten.
   (Fragen 1.1 bis 1.9, 4)   JA____ NEIN____

(2) Überaktivität/Impulsivität: Für mindestens sechs Monate mindestens drei der folgenden Symptome von Überaktivität oder Impulsivität in einem mit dem Entwicklungsstand des Kindes nicht zu vereinbarenden und unangemessenen Ausmaß.

Überaktivität
Die Kinder/Jugendlichen:
   (1) fuchteln häufig mit Händen und Füßen oder zappeln auf den Sitzen,
   (2) verlassen ihren Platz im Klassenraum oder in anderen Situationen, in denen Sitzenbleiben erwartet wird,
   (3) laufen häufig herum oder klettern exzessiv in Situationen, in denen das unpassend ist (kann bei Jugendlichen oder Erwachsenen auf subjektives Gefühl von Unruhe begrenzt sein),
   (4) sind häufig unnötig laut beim Spielen oder haben Schwierigkeiten bei ruhigen Freizeitbeschäftigungen,
   (5) zeigen ein anhaltendes Muster exzessiver motorischer Aktivitäten, die durch den sozialen Kontext oder Verbote nicht durchgreifend beeinflußbar sind,
   (6) reden häufig übermäßig viel.
   (Fragen 1.10 bis 1.15, 4)   JA____ NEIN____

Impulsivität
Die Kinder/Jugendlichen:
   (1) platzen häufig mit der Antwort heraus, bevor die Frage beendet ist,
   (2) können häufig nicht abwarten, bis sie bei Spielen oder in Gruppensituationen an die Reihe kommen,

(3)   unterbrechen oder stören andere häufig (z.B. mischen sie sich ins Gespräch oder Spiel anderer ein).
(Fragen 1.16 bis 1.18, 4)   JA____ NEIN____

B: Beginn einiger Symptome vor dem siebten Lebensjahr. (Frage 2) JA____ NEIN____

C: Beeinträchtigung durch die Symptome in mindestens zwei Situationen (z.B. zu Hause, Schule oder Arbeitsplatz). (Fragen 5, 6)   JA____ NEIN____

D: Es muß klare Belege für eine klinisch bedeutsame Beeinträchtigung der sozialen, akademischen oder beruflichen Funktionsfähigkeit geben. (Frage 7)   JA____ NEIN____

E: Die Symptome treten nicht ausschließlich im Verlauf einer Tiefgreifenden Entwicklungsstörung, einer Schizophrenie, oder einer anderen psychotischen Störung auf und sind nicht besser durch eine andere psychische Störung (Affektive Störung, Angststörung, Dissoziative Störung oder Persönlichkeitsstörung) beschrieben.
                                                                       JA____ NEIN____

Wenn nach DSM-IV diagnostiziert wird, kodieren Sie den Typ:
314.01 Aufmerksamkeits- und Hyperaktivitätsstörung, Kombinierter Typ: Sowohl die Kriterien für A1 und A2 waren für die letzten sechs Monate erfüllt.
314.00 Aufmerksamkeits- und Hyperaktivitätsstörung, vorwiegend Aufmerksamkeitsstörungen: Kriterium A1 ist erfüllt, A2 jedoch nicht für die letzten sechs Monate.
314.01 Aufmerksamkeits- und Hyperaktivitätsstörung, Hyperaktiv-Impulsiver Typ: Kriterium A2, aber nicht Kriterium A1 war für die letzten sechs Monate erfüllt.

<u>Anmerkung:</u> Die Forschungskriterien der ICD-10 verlangen das Vorliegen von sechs Symptomen unter A1, drei Symptomen unter A2 Überaktivität <u>und</u> einem Symptom unter A2 Impulsivität für die Diagnose einer Hyperkinetischen Störung.

DSM-IV: Störung mit Oppositionellem Trotzverhalten (313.81)

A: Ein Muster von negativistischem, feindseligem oder trotzigem Verhalten, das mindestens 6 Monate anhält, wobei mindestens vier der folgenden Merkmale gegeben sein müssen:

Der/die Betroffene
(1) verliert oft die Nerven,
(2) streitet sich oft mit Erwachsenen,
(3) widersetzt sich häufig aktiv den Anweisungen oder Regeln der Erwachsenen, weigert sich z.B. Hausarbeiten zu machen,
(4) tut vorsätzlich etwas, was andere verärgert,
(5) schiebt oft anderen die Schuld für eigene Fehler zu,
(6) ist oft reizbar oder durch andere verärgert,
(7) ist oft wütend und beleidigt,
(8) ist oft boshaft oder nachtragend.
(Fragen 1 bis 1.8, 2) JA___ NEIN___

B: Die Verhaltensstörung verursacht eine klinisch signifikante Beeinträchtigung der sozialen, akademischen oder beruflichen Funktionsfähigkeit. (Frage 4) JA___ NEIN___

C: Das oppositionelle Verhalten tritt nicht nur während Psychotischer oder Affektiver Störungen auf.
JA___ NEIN___

D: Die Kriterien für die Störung des Sozialverhaltens sind nicht erfüllt. Falls die Person mindestens 18 Jahre ist, dürfen die Kriterien für die Antisoziale Persönlichkeitsstörung ebenfalls nicht erfüllt sein.
JA___ NEIN___

ICD-10: Störung des Sozialverhaltens mit oppositionellem, aufsässigem Verhalten (F91.3)

A: Die allgemeinen Kriterien für eine Störung des Sozialverhaltens (F91) müssen erfüllt sein.
JA___ NEIN___

B: Vier oder mehr der unter F91 angegebenen Symptome müssen vorliegen, aber nicht mehr als zwei Symptome von 9-23. (Fragen 1 bis 1.8, S. 6, Fragen 2.1 bis 2.15, S. 8f.) JA___ NEIN___

C: Die Symptome des Kriteriums B müssen für das Entwicklungsalter unangemessen sein.
JA___ NEIN___

D: Mindestens vier Symptome müssen mindestens sechs Monate vorgelegen haben. (Frage 2)
JA___ NEIN___

DSM-IV: Störung des Sozialverhaltens (312.80)

A: Vorliegen eines wiederholten, persistierenden Verhaltensmusters, bei dem die Grundrechte anderer oder bedeutende altersentsprechende soziale Normen oder Regeln verletzt werden. Mindestens drei der folgenden Symptome müssen in den letzten 12, mindestens eins in den letzten 6 Monaten aufgetreten sein (Frage 4):

<u>Aggressives Verhalten gegenüber Menschen und Tieren</u>
(1) häufiges Tyrannisieren anderer (z.B. durch Drohungen, Belästigungen, Quälen),
(2) häufiges Beginnen von körperlichen Auseinandersetzungen,
(3) Gebrauch gefährlicher Waffen (z.B. Schlagholz, Ziegelstein, zerbrochene Flasche, Messer, Gewehr),
(4) körperliche Grausamkeit gegenüber anderen Menschen,
(5) Tierquälerei,
(6) Diebstahl unter direkter Konfrontation mit dem Opfer (z.B. Handtaschenraub, Erpressung, bewaffneter Raub),
(7) Zwingen einer anderen Person zu sexuellen Aktivitäten.

<u>Zerstörung von Eigentum</u>
(8) absichtliches Feuerlegen mit der Absicht, ernsthaften Schaden anzurichten,
(9) absichtliche Destruktivität gegenüber dem Eigentum anderer (außer Brandstiftung).

<u>Unaufrichtigkeit oder Diebstahl</u>
(10) Einbruch in Häuser, Gebäude oder Autos,
(11) häufiges Lügen oder Brechen von Versprechen, um Vorteile oder Begünstigungen zu erhalten oder um Verpflichtungen zu vermeiden,
(12) Stehlen von Wertgegenständen ohne Konfrontation mit dem Opfer (z.B. Ladendiebstahl - ohne Einbruch -, Unterschriftenfälschung).

<u>Schwerwiegende Regelüberschreitungen</u>
(13) häufiges, spätes Fortbleiben trotz elterlicher Verbote mit Beginn vor dem 13. Lebensjahr,
(14) mindestens zweimaliges Weglaufen von zu Hause über Nacht (oder einmal über einen längeren Zeitraum) während des Zusammenlebens mit Eltern oder Erziehungspersonen,
(15) häufiges Schuleschwänzen, vor dem 13. Lebensjahr beginnend.
(Fragen 2.1 bis 2.15)   JA___ NEIN___

B: Die Verhaltensstörung verursacht eine klinisch signifikante Beeinträchtigung des sozialen, akademischen oder beruflichen Funktionsniveaus. (Frage 6)   JA___ NEIN___

C: Bei Personen, die 18 Jahre oder älter sind: Die Kriterien für eine Antisoziale Persönlichkeitsstörung treffen nicht zu.   JA___ NEIN___

Spezifizieren Sie das Alter bei Beginn:
Beginn in der Kindheit: Vorhandensein mindestens eines Kriteriums vor dem 10. Lebensjahr.
Beginn in der Adoleszenz: Abwesenheit jeglicher Kriterien der Störung vor dem 10. Lebensjahr.

Hinweis: Isoliert auftretende antisoziale Verhaltensweisen rechtfertigen nicht die Diagnose einer Störung des Sozialverhaltens, sondern können als Antisoziales Verhalten in der Kindheit oder Adoleszenz kodiert werden. Hier ist demgegenüber ein mindestens 6 Monate andauerndes Verhalten für die Diagnose erforderlich.

ICD-10: Störung des Sozialverhaltens (F91)

A: Vorliegen eines wiederholten, persistierenden Verhaltensmusters, bei dem entweder die Grundrechte anderer oder die wichtigsten altersentsprechenden sozialen Normen oder Gesetze verletzt werden, mindestens sechs Monate anhaltend, mit mindestens drei der unten angegebenen Symptome. (Frage 4)

<u>Hinweis:</u> Die Symptome 11, 13, 15, 16, 20, 21, 23 brauchen nur einmal aufgetreten zu sein, um das Kriterium zu erfüllen.

(1) für das Entwicklungsalter des Kindes ungewöhnlich häufige und schwere Wutausbrüche,
(2) häufiges Streiten mit Erwachsenen,
(3) häufige aktive Ablehnung und Zurückweisung von Wünschen und Vorschriften Erwachsener,
(4) häufiges, offensichtlich wohlüberlegtes Ärgern anderer,
(5) häufiges Verantwortlichmachen anderer für die eigenen Fehler oder für eigenes Fehlverhalten,
(6) häufige Empfindlichkeit oder Sichbelästigtfühlen durch andere,
(7) häufiger Ärger oder Groll,
(8) häufige Gehässigkeit oder Rachsucht,
(9) häufiges Lügen oder Brechen von Versprechen, um materielle Vorteile und Begünstigungen zu erhalten oder um Verpflichtungen zu vermeiden,
(10) häufiges Beginnen von körperlichen Kämpfen (außer Kämpfe mit Geschwistern),
(11) Gebrauch von gefährlichen Waffen (z.B. Schlagholz, Ziegelstein, zerbrochene Flasche, Messer, Gewehr),
(12) häufiges Draußenbleiben in der Dunkelheit, entgegen dem Verbot der Eltern (beginnend vor dem 13. Lebensjahr),
(13) körperliche Grausamkeit gegenüber anderen Menschen (z.B. Fesseln, ein Opfer mit dem Messer oder mit Feuer verletzen),
(14) Tierquälerei,
(15) absichtliche Destruktivität gegenüber dem Eigentum anderer (außer Brandstiftung),
(16) absichtliches Feuerlegen mit dem Risiko oder der Absicht, ernsthaften Schaden anzurichten,
(17) mindestens zweimaliges Stehlen von Wertgegenständen ohne Konfrontation mit dem Opfer, entweder zu Hause oder außerhalb (z.B. Ladendiebstahl, Einbruch, Unterschriftenfälschung),
(18) häufiges Schuleschwänzen, beginnend vor dem 13. Lebensjahr,
(19) Weglaufen von den Eltern oder Erziehungspersonen, mindestens zweimal oder einmal länger als eine Nacht (außer dies geschieht zur Vermeidung körperlicher oder sexueller Mißhandlung),
(20) jede kriminelle Handlung, bei der ein Opfer direkt betroffen ist (einschließlich Handtaschenraub, Erpressung, Straßenraub),
(21) Zwingen einer anderen Person zu sexuellen Aktivitäten,
(22) häufiges Tyrannisieren anderer (z.B. absichtliches Zufügen von Schmerzen oder Verletzungen einschließlich andauernder Einschüchterung, Quälen oder Belästigung),
(23) Einbruch in Häuser, Gebäude oder Autos.
(Fragen 2.1 bis 2.15 und Fragen 1.1 bis 1.8 unter Störung mit Oppositionellem Trotzverhalten)
JA____ NEIN____

B: Die Kriterien für eine Dissoziale Persönlichkeitsstörung, eine Schizophrenie, eine Manische Episode, eine Depressive Episode, eine Tiefgreifende Entwicklungsstörung oder eine Hyperkinetische Störung werden nicht erfüllt. JA____ NEIN____

Spezifizieren Sie den Schweregrad (für DSM-IV und ICD-10 äquivalent):
Leicht: Außer den für die Diagnose geforderten Symptomen liegen wenige oder keine anderen Symptome vor, und die Verhaltensprobleme verursachen bei anderen nur geringfügigen Schaden.
Mittel: Anzahl der Symptome und Auswirkungen auf andere zwischen "leicht" und "schwer".
Schwer: Außer den für die Diagnose geforderten Symptomen liegen viele weitere Symptome vor oder die Verhaltensauffälligkeiten fügen anderen Personen beträchtlichen Schaden zu.

DSM-IV: Funktionelle Enuresis (307.6)

A: Wiederholtes unwillkürliches oder willkürliches Entleeren von Urin ins Bett oder in die Kleidung. (Fragen 1, 1.1) JA___ NEIN___

B: Das Einnässen tritt entweder mindestens zweimal wöchentlich über einen Zeitraum von drei Monaten auf oder verursacht eine klinisch signifikante Beeinträchtigung des sozialen, akademischen (beruflichen) Funktionsniveaus oder anderer relevanter Funktionsbereiche. (Fragen 3, 4, 5)
JA___ NEIN___

C: Das tatsächliche bzw. das Entwicklungsalter des Kindes muß mindestens 5 Jahre betragen.
JA___ NEIN___

D: Die Störung ist nicht durch die direkten physiologischen Auswirkungen einer Substanz oder einer Krankheit wie Diabetes, Entzündung der Harnwege oder Anfallsleiden bedingt. (Frage 2)
JA___ NEIN___

Funktionelle Enkopresis (307.7 und 787.6)

A: Wiederholte unwillkürliche oder willkürliche Entleerung der Fäzes an nicht dafür vorgesehenen Stellen (z.B. Kleidung oder Fußboden). (Fragen 1, 1.1) JA___ NEIN___

B: Solche Ereignisse müssen mindestens einmal monatlich über einen Zeitraum von drei Monaten auftreten. (Fragen 3, 4) JA___ NEIN___

C: Das tatsächliche bzw. Entwicklungsalter des Kindes muß mindestens vier Jahre betragen.
JA___ NEIN___

D: Die Störung ist nicht durch die direkten physiologischen Auswirkungen einer Substanz (z.B. Abführmittel) oder einer körperlichen Krankheit (außer in Zusammenhang mit Verstopfung) bedingt. (Frage 2) JA___ NEIN___

Kodieren Sie:
787.6: Mit Stuhlretention und Überlaufinkontinenz
307.7: Ohne Stuhlretention und Überlaufinkontinenz

ICD-10: Nichtorganische Enuresis (F98.0)

A: Das betroffene Kind ist nach Lebens- und geistigem Alter mindestens fünf Jahre alt.
JA____ NEIN____

B: Unwillkürliche oder beabsichtigte Harnentleerung in das Bett oder die Kleidung mit einer Häufigkeit von mindestens zweimal im Monat bei Kindern unter sieben Jahren, mindestens einmal im Monat bei siebenjährigen oder älteren Kindern. (Fragen 1, 1.1, 4)   JA____ NEIN____

C: Die Enuresis ist nicht Folge epileptischer Anfälle, einer neurologisch bedingten Inkontinenz, einer anatomischen Abweichung des Urogenitaltraktes oder Folge irgendeiner anderen nichtpsychiatrischen, medizinischen Gegebenheit. (Frage 2)   JA____ NEIN____

D: Es liegen keine psychiatrischen Störungen vor, die die Kriterien für eine andere ICD-10-Kategorie erfüllen.
JA____ NEIN____

E: Dauer der Störung mindestens drei Monate. (Frage 3)   JA____ NEIN____

Nichtorganische Enkopresis (F98.1)

A: Wiederholtes willkürliches oder unwillkürliches Absetzen von Fäzes an dafür nicht vorgesehene Stellen (z.B. Kleidung, Fußboden). (Die Störung kann als Überlaufinkontinenz infolge eines funktionellen Stuhlverhaltens auftreten.) (Fragen 1, 1.1)   JA____ NEIN____

B: Chronologisches und geistiges Alter von mindestens vier Jahren.   JA____ NEIN____

C: Mindestens ein Einkoten pro Monat. (Frage 4)   JA____ NEIN____

D: Dauer von mindestens sechs Monaten. (Frage 3)   JA____ NEIN____

E: Fehlen organischer Gegebenheiten, die einen ausreichenden Grund für das Einkoten darstellen. (Frage 2)   JA____ NEIN____

DSM-IV: Schweres Depressives Syndrom (296)

Zunächst Erfassung einer Schweren Depressiven Episode:

A: Mindestens fünf der folgenden Symptome lagen jeweils während desselben Zeitraums von zwei Wochen vor und stellen eine Veränderung zur früheren Funktionsfähigkeit dar; mindestens eines der Symptome ist entweder depressive Verstimmung oder Verlust von Interesse oder Lust.
Hinweis: Es werden keine Symptome mit einbezogen, die eindeutig durch körperliche Krankheit oder stimmungsinkongruente Wahnvorstellungen oder Halluzinationen verursacht sind.

(1) depressive Verstimmung oder gereizte Stimmung die meiste Zeit des Tages, beinahe jeden Tag, vom Betroffenen selbst berichtet (z.B. fühlt sich traurig oder leer) oder von anderen beobachtet (z.B. erscheint weinerlich),

(2) deutlich vermindertes Interesse oder Freude an allen oder fast allen Aktivitäten, die meiste Zeit des Tages, nahezu jeden Tag (entweder nach subjektivem Ermessen oder von anderen beobachtet),

(3) Ausbleiben der zu erwartenden Gewichtszunahme oder deutlicher Gewichtsverlust ohne Diät oder Gewichtszunahme (z.B. Veränderung des Körpergewichts um mehr als 5% im Monat) oder verminderter oder gesteigerter Appetit nahezu jeden Tag,

(4) Schlaflosigkeit oder vermehrter Schlaf beinahe jeden Tag,

(5) psychomotorische Unruhe oder Hemmung beinahe jeden Tag (beobachtbar von anderen, nicht nur das subjektive Gefühl der Ruhelosigkeit oder Verlangsamung),

(6) Müdigkeit oder Energieverlust beinahe jeden Tag,

(7) Gefühl der Wertlosigkeit oder exzessive oder unangemessene Schuldgefühle (die wahnhaft sein können) beinahe jeden Tag (nicht nur Selbstanklage oder Schuldgefühle wegen des Krankseins),

(8) verminderte Fähigkeit, zu denken oder sich zu konzentrieren oder Entscheidungsunfähigkeit beinahe jeden Tag (entweder nach subjektivem Ermessen oder von anderen beobachtet),

(9) wiederkehrende Gedanken an den Tod (nicht nur Angst zu sterben), wiederkehrende Suizidideen ohne einen genauen Plan für einen Suizidversuch oder ein Suizidversuch bzw. ein genauer Plan für einen Suizidversuch.

(Fragen 1.1, 1.2, 3.1 bis 3.7) JA____ NEIN____

B: Die Symptome erfüllen nicht die Kriterien für eine gemischte Episode. (Fragen 5, 5.1)
JA____ NEIN____

C: Die Symptome verursachen klinisch bedeutsames Unwohlsein oder eine Beeinträchtigung in sozialen, schulischen (beruflichen) oder anderen wichtigen Funktionsbereichen. (Frage 9)
JA____ NEIN____

D: Die Symptome werden nicht direkt durch physiologische Effekte einer Substanz (z.B. Drogenmißbrauch, Medikation) oder durch eine organische Erkrankung (z.B. Hyperthyreose) hervorgerufen.
(Frage 6) JA____ NEIN____

E: Die Symptome können nicht besser durch eine Trauerreaktion erklärt werden. Das heißt nach dem Tod einer geliebten Person halten die Symptome länger als zwei Monate an oder sind durch erhebliche Beeinträchtigung des allgemeinen Funktionsniveaus, pathologischer Präokkupation mit Wertlosigkeit, Suizidideen, psychotischen Symptomen oder psychomotorischer Verlangsamung gekennzeichnet. (Frage 7) JA____ NEIN____

DSM-IV: Schweres Depressives Syndrom, einzelne Episode (296.2x[1])

A: Es liegt eine einzelne Schwere Depressive Episode vor.   JA____ NEIN____

B: Die Schwere Depressive Episode kann nicht besser durch ein Schizoaffektives Syndrom erklärt werden und ist nicht von anderen Störungen wie Schizophrenie, Schizophrenoformes Syndrom, Wahnhaftes Syndrom oder Psychotisches Syndrom ohne weitere Spezifizierung überlagert. (Fragen 8.1 bis 8.3)   JA____ NEIN____

C: Zu keiner Zeit der Störung lag eine Manische Episode, Gemischte Episode oder eine Hypomanische Episode vor. (Fragen 5, 5.1)
Hinweis: Dieser Ausschluß wird nicht vorgenommen, wenn alle Episoden, die Manischen, Gemischten oder Hypomanischen Episoden ähneln, durch Substanzen oder Behandlungen induziert wurden oder durch die direkten physiologischen Effekte einer organischen Erkrankung hervorgerufen wurden.   JA____ NEIN____

DSM-IV: Schweres Depressives Syndrom, wiederkehrend (296.3x[1])

Falls bei Kriterium A zwei oder mehrere separate Schwere Depressive Episoden diagnostiziert werden, wird die Diagnose Schweres Depressives Syndrom, wiederkehrend (296.3x[1]) gegeben.
Hinweis: Als separat werden Episoden dann betrachtet, wenn ein Intervall von mindestens zwei aufeinanderfolgenden Monaten vorliegt, bei denen die Kriterien für eine Schwere Depressive Episode nicht erfüllt waren.

[1]Spezifizieren Sie (für die derzeitige oder jüngst zurückliegende Episode) den Schweregrad mit **1** = leicht, **2** = mäßig, **3** = schwer ohne psychotische Symptome, **4** = schwer mit psychotischen Symptomen, **5** = in teilweiser Remission, **6** = in voller Remission (wird an fünfter Stelle kodiert).

Spezifizieren Sie **chronisch, mit katatonen Merkmalen, mit melancholischen Merkmalen, mit atypischen Merkmalen, mit Beginn Postpartum.**

ICD-10: Depressive Episode (F32)

A: Die Depressive Episode sollte mindestens zwei Wochen dauern. (Frage 2.1)
JA____ NEIN____

B: In der Anamnese keine manischen oder hypomanischen Symptome, die schwer genug waren, die Kriterien für eine Manische oder Hypomanische Episode (F30) zu erfüllen. (Frage 5)
JA____ NEIN____

C: Die Episode ist nicht auf einen Mißbrauch psychotroper Substanzen oder auf eine Organische Psychische Störung zurückzuführen. (Frage 6) JA____ NEIN____

Leichte depressive Episode (F32.0)

A: Die allgemeinen Kriterien für eine Depressive Episode (F32) sind erfüllt. JA____ NEIN____

B: Mindestens zwei der folgenden drei Symptome liegen vor:
(1) depressive Stimmung, in einem für die Betroffenen deutlich ungewöhnlichen Ausmaß, die meiste Zeit des Tages, fast jeden Tag, im wesentlichen unabhängig von den Umständen und mindestens zwei Wochen anhaltend (Fragen 1.1, 2.1),
(2) Interessen- und Freudeverlust an Aktivitäten, die normalerweise angenehm waren (Frage 1.2),
(3) verminderter Antrieb und gesteigerte Ermüdbarkeit (Frage 3.4)
JA____ NEIN____

C: Mindestens eins der folgenden Symptome:
(1) Verlust des Selbstvertrauens oder des Selbstwertgefühls (Frage 3.5),
(2) unbegründete Selbstvorwürfe und ausgeprägte, unangemessene Schuldgefühle (Frage 3.5),
(3) wiederkehrende Gedanken an den Tod oder an Suizid oder suizidales Verhalten (Frage 3.7),
(4) Klagen über Nachweis eines verminderten Denk- oder Konzentrationsvermögens, Unschlüssigkeit oder Unentschlossenheit (Frage 3.6),
(5) psychomotorische Agitiertheit oder Hemmung (subjektiv oder objektiv) (Frage 3.3),
(6) Schlafstörungen jeder Art (Frage 3.2),
(7) Appetitverlust oder gesteigerter Appetit mit entsprechender Gewichtsveränderung. (Frage 3.1)
JA____ NEIN____

Mittelgradige Depressive Episode (F32.1)

A: Die allgemeinen Kriterien für eine Depressive Episode (F32) sind erfüllt. JA____ NEIN____

B: Mindestens zwei Symptome von F32.0 B. JA____ NEIN____

C: Zusätzliche Symptome von F32.0 C, bis zu einer Gesamtzahl von <u>sechs</u> Symptomen.
JA____ NEIN____

Schwere Depressive Episode ohne psychotische Symptome (F32.2)

<u>Hinweis:</u> Wenn wichtige Symptome, wie Agitiertheit oder Verlangsamung, sehr deutlich ausgeprägt sind, können oder wollen die Betroffenen keine näheren Angaben zu weiteren Symptomen machen. Eine Einordnung als schwere depressive Episode kann unter solchen Umständen dennoch gerechtfertigt sein.
(Kriterien siehe nächste Seite)

A: Die allgemeinen Kriterien für eine Depressive Episode (F32) sind erfüllt.
JA___ NEIN___

B: Alle drei Symptome von F32.0 B. JA___ NEIN___

C: Zusätzliche Symptome von F32.0 C, mit einer Gesamtzahl von mindestens sieben Symptomen.
JA___ NEIN___

D: Keine Halluzinationen, Wahn oder depressiver Stupor. (Fragen 8.1, 8.2) JA___ NEIN___

Schwere Depressive Episode mit psychotischen Symptomen (F32.3)

A: Die allgemeinen Kriterien für eine Depressive Episode (F32) sind erfüllt.
JA___ NEIN___

B: Die Kriterien für eine Schwere Depressive Episode ohne psychotische Symptome (F32.2) sind, mit Ausnahme von Kriterium D, erfüllt.
JA___ NEIN___

C: Die Kriterien für eine Schizophrenie (F20) oder eine Schizodepressive Störung (F25.1) sind nicht erfüllt.
JA___ NEIN___

D: Entweder (1) oder (2):
(1) Wahnideen oder Halluzinationen kommen vor, aber andere als die unter F20 aufgelisteten typisch schizophrenen (d.h. die Wahngedanken sind nicht völlig unmöglich oder kulturell unangemessen; bei den Halluzinationen handelt es sich nicht um kommentierende Stimmen). Am häufigsten sind Schuld-, hypochondrischer, nihilistischer, Beziehungs- oder Verfolgungswahn.
(2) depressiver Stupor.
(Fragen 8.1, 8.2) JA___ NEIN___

Rezidivierende Depressive Störung (F33)

Falls mindestens zwei Depressive Episoden diagnostiziert werden, wird die Diagnose Rezidivierende Depressive Episode diagnostiziert.

DSM-IV: Dysthymes Syndrom (300.4)

A: Über mindestens ein Jahr mehr als 50% der Zeit und die meiste Zeit des Tages depressive oder gereizte Stimmung, die subjektiv wahrgenommen oder von anderen beobachtet wurde. (Frage 1)
JA____ NEIN____

B: Während der Episode bestehen mindestens zwei der folgenden Symptome:
(1) Appetitlosigkeit oder übermäßiges Essen,
(2) Schlaflosigkeit oder übermäßiges Schlafbedürfnis,
(3) wenig Energie oder Erschöpfung,
(4) niedriges Selbstbewußtsein,
(5) geringe Konzentrationsfähigkeit oder Entscheidungsschwierigkeiten,
(6) Gefühl der Hoffnungslosigkeit.
(Fragen 3.1 bis 3.6)
JA____ NEIN____

C: Während der Einjahresepisode war die betreffende Person nie mehr als zwei Monate frei von den unter Kriterium A und B genannten Symptomen. (Frage 4.2) JA____ NEIN____

D: Während des ersten Jahres waren die Kriterien für eine Schwere Depressive Episode nicht erfüllt, d.h. das Symptombild wird nicht besser durch die Diagnose chronisches Schweres Depressives Syndrom oder Schweres Depressives Syndrom in teilweiser Remission beschrieben.
JA____ NEIN____

Hinweis: Dem Dysthymen Syndrom kann eine Schwere Depressive Episode vorausgegangen sein. Jedoch muß der Entwicklung des Dysthymen Syndroms ein Zeitraum von zwei Monaten vollständiger Symptomremission vorangehen. Ein Schweres Depressives Syndrom kann jedoch nach einem Jahr das Dysthyme Syndrom überlagern. In diesem Fall werden beide Diagnosen gegeben, wenn die Kriterien für eine Schwere Depressive Episode erfüllt sind.

E: Eine Manische Episode, Gemischte Episode oder Hypomanische Episode haben niemals vorgelegen, und die Kriterien für Cyclothymes Syndrom wurden niemals erfüllt. (Frage 5)
JA____ NEIN____

F: Das Syndrom tritt nicht ausschließlich nur während Phasen einer chronischen Psychotischen Störung, wie Schizophrenie oder Wahnstörung auf. (Frage 6) JA____ NEIN____

G: Die Symptome werden nicht direkt durch physiologische Effekte einer Substanz (z.B. Drogenmißbrauch, Medikation) oder durch eine organische Erkrankung (z.B. Hyperthyreose) hervorgerufen. (Frage 7) JA____ NEIN____

H: Die Symptome verursachen klinisch bedeutsames Unwohlsein oder eine Beeinträchtigung in sozialen, schulischen (beruflichen) oder anderen wichtigen Funktionsbereichen. (Frage 8)
JA____ NEIN____

ICD-10: Dysthymia (F34.1)

A: Konstante oder konstant wiederkehrende Depression über einen Zeitraum von mindestens zwei Jahren. Dazwischenliegende Perioden normaler Stimmung dauern selten länger als einige Wochen, hypomanische Episoden kommen nicht vor. (Fragen 1, 2, 4, 4.1, 4.2)   JA___ NEIN___

B: Keine oder nur sehr wenige der einzelnen depressiven Episoden während eines solchen Zwei-Jahres-Zeitraumes sind so schwer oder dauern so lange an, daß sie die Kriterien für eine rezidivierende leichte depressive Störung (F33.0) erfüllen.   JA___ NEIN___

C: Wenigstens während einiger Perioden der Depression sollten mindestens drei der folgenden Symptome vorliegen:
(1) verminderter Antrieb oder Aktivität (Frage 3.3),
(2) Schlaflosigkeit (Frage 3.2),
(3) Verlust des Selbstvertrauens oder Gefühl von Unzulänglichkeit (Frage 3.4),
(4) Konzentrationsschwierigkeiten (Frage 3.5),
(5) häufiges Weinen (Frage 3.7),
(6) Verlust der Freude an Sexualität und anderen angenehmen Aktivitäten (Frage 3.11),
(7) Gefühl von Hoffnungslosigkeit und Verzweiflung (Frage 3.6),
(8) erkennbare Schwierigkeiten, mit den Routineanforderungen des täglichen Lebens fertig zu werden (Frage 3.8),
(9) Pessimismus im Hinblick auf die Zukunft oder Grübeln über die Vergangenheit (Frage 3.6),
(10) sozialer Rückzug (Frage 3.9),
(11) verminderte Gesprächigkeit (Frage 3.10).
     JA___ NEIN___

DSM-IV: Störung mit Trennungsangst (309.21)

A: Eine übermäßige bzw. dem Entwicklungsstand nicht angemessene Angst vor der Trennung von Bezugspersonen oder Zuhause, wobei mindestens drei der folgenden Kriterien erfüllt sein müssen:
(1) unrealistische und andauernde Besorgnis darüber, daß enge Bezugspersonen zu Schaden kommen oder daß sie fortgehen und nicht zurückkehren,
(2) unrealistische und andauernde Besorgnis darüber, daß ein verhängnisvoller Vorfall das Kind von einer engen Bezugsperson trennen wird, daß es z.B. verlorengeht, entführt, getötet oder Opfer eines Unfalls wird,
(3) andauernder Widerwille oder Weigerung, zur Schule zu gehen, um bei einer engen Bezugsperson oder zu Hause zu bleiben,
(4) andauernder Widerwille oder Weigerung, ohne Beisein einer engen Bezugsperson oder außerhalb von zu Hause schlafen zu gehen,
(5) andauerndes Vermeiden des Alleinseins, einschließlich "anhänglichem" Verhalten gegenüber engen Bezugspersonen, denen wie ein "Schatten" gefolgt wird,
(6) wiederholte Alpträume über Trennung,
(7) Klagen über körperliche Beschwerden, z.B. Kopfschmerzen, Bauchschmerzen, Übelkeit oder Erbrechen an vielen Schultagen oder bei voraussichtlicher Trennung von engen Bezugspersonen,
(8) wiederholt Anzeichen oder Klagen über eine massive Verstimmung, wenn die Trennung von Zuhause oder von engen Bezugspersonen vollzogen oder antizipiert wird.
(Fragen 1.1 bis 1.8)   JA____ NEIN____

B: Dauer der Auffälligkeiten mindestens vier Wochen. (Frage 2)   JA____ NEIN____

C: Beginn vor Vollendung des 18. Lebensjahres. (Frage 3)   JA____ NEIN____

D: Die Störung verursacht eine klinisch signifikante Beeinträchtigung des sozialen, akademischen (beruflichen) Funktionsniveaus oder anderer relevanter Funktionsbereiche. (Frage 5)
                                                                                                           JA____ NEIN____

E: Auftreten nicht ausschließlich während des Verlaufs einer Tiefgreifenden Entwicklungsstörung, einer Schizophrenie oder einer anderen Psychotischen Störung. Bei Adoleszenten und Erwachsenen kann die Störung nicht besser durch die Kriterien des Paniksyndroms mit Agoraphobie beschrieben werden.   JA____ NEIN____

ICD-10: Emotionale Störung mit Trennungsangst des Kindesalters (F93.0)

A: Mindestens drei der folgenden Merkmale:
(1) unrealistische und anhaltende Besorgnis über mögliches Unheil, das der Hauptbezugsperson zustoßen könnte oder über den möglichen Verlust solcher Personen (z.B. Furcht, daß sie weg gehen und nicht wiederkommen könnten oder daß das Kind sie nie mehr wiedersehen wird) oder anhaltende Sorge um den Tod von Bezugspersonen,
(2) unrealistische und anhaltende Besorgnis, daß ein unglückliches Ereignis das Kind von einer Hauptbezugsperson trennen werde (z.B. daß das Kind verloren gehen, gekidnappt, ins Krankenhaus gebracht oder getötet werden könnte),
(3) aus Angst vor Trennung von einer Hauptbezugsperson oder um zu Hause zu bleiben (weniger aus anderen Gründen, z.B. Angst vor bestimmten Ereignissen in der Schule) andauernde Abneigung oder Verweigerung, die Schule zu besuchen,
(4) Trennungsschwierigkeiten am Abend, erkennbar an einem der folgenden Merkmale:
  a. anhaltende Abneigung oder Weigerung, schlafen zu gehen, ohne daß eine Hauptbezugsperson dabei oder in der Nähe ist,
  b. häufiges Aufstehen nachts, um die Anwesenheit der Bezugsperson zu überprüfen oder bei ihr zu schlafen,
  c. anhaltende Abneigung oder Weigerung, auswärts zu schlafen.
(5) anhaltende, unangemessene Angst davor, allein oder tagsüber ohne eine Hauptbezugsperson zu Hause zu sein,
(6) wiederholte Alpträume zu Trennungsthemen,
(7) wiederholtes Auftreten somatischer Symptome (Übelkeit, Bauchschmerzen, Kopfschmerzen oder Erbrechen) bei Gelegenheiten, die mit einer Trennung von einer Hauptbezugsperson verbunden sind, wie beim Verlassen des Hauses, um zur Schule zu gehen oder bei anderen Gelegenheiten, die mit einer Trennung verbunden sind (Urlaub, Ferienlager),
(8) extremes und wiederholtes Leiden in Erwartung, während oder unmittelbar nach der Trennung von einer Hauptbezugsperson (es zeigt sich in Angst, Schreien, Wutausbrüchen; in der anhaltenden Weigerung, von zu Hause wegzugehen; in dem intensiven Bedürfnis, mit den Eltern zu reden oder in dem Wunsch, nach Hause zurückzukehren, in Unglücklichsein, Apathie oder sozialem Rückzug).
(Fragen 1, 1.1 bis 1.9)   JA___ NEIN___

B: Fehlen einer Generalisierten Angststörung des Kindesalters.   JA___ NEIN___

C: Beginn vor dem sechsten Lebensjahr. (Frage 3)   JA___ NEIN___

D: Die Störung tritt nicht im Rahmen einer umfassenderen Störung der Emotionen, des Sozialverhaltens, der Persönlichkeit, einer Tiefgreifenden Entwicklungsstörung, einer Psychotischen Störung oder einer Substanzbedingten Störung auf.   JA___ NEIN___

E: Dauer mindestens vier Wochen. (Frage 2)   JA___ NEIN___

DSM-IV: Panikanfall

<u>Hinweis:</u> Ein Panikanfall ist keine kodierbare Diagnose. Kodiert wird die spezifische Diagnose, innerhalb der Panikanfälle auftreten (z.B. 300.21 Paniksyndrom mit Agoraphobie).

Klar abgrenzbare Episoden intensiver Angst oder Unwohlseins, bei denen vier (oder mehr) der nachfolgend genannten Symptome abrupt auftreten und innerhalb von 10 Minuten einen Gipfel erreichen:
(1) Palpitationen, Herzklopfen oder erhöhte Herzfrequenz,
(2) Schwitzen,
(3) Zittern oder Beben,
(4) Gefühl der Kurzatmigkeit oder Würgegefühl,
(5) Erstickungsgefühl,
(6) Schmerzen oder Beklemmungsgefühle in der Brust,
(7) Übelkeit oder Magen-Darmbeschwerden,
(8) Schwindel, Unsicherheit, Benommenheit oder der Ohnmacht nahe sein,
(9) Derealisation (Gefühle der Unwirklichkeit) oder Depersonalisation (sich losgelöst fühlen),
(10) Angst, Kontrolle zu verlieren oder verrückt zu werden,
(11) Angst zu sterben,
(12) Parästhesien (Taubheit oder Kribbeln in Körperteilen),
(13) Kälteschauer oder Hitzewallungen.
(Fragen 1, 2, 3)   JA____ NEIN____

DSM-IV: Paniksyndrom ohne Agoraphobie (300.01)

A: Sowohl (1) als auch (2):
(1) wiederkehrende unerwartete Panikanfälle (Frage 1),
(2) bei einem oder mehr der Anfälle folgte ein Monat (oder mehr) mit einem (oder mehr) der nachfolgend genannten Symptome:
   a. anhaltende Sorgen über das Auftreten weiterer Panikanfälle,
   b. Sorgen über die Bedeutung des Anfalls oder seiner Konsequenzen (z.B. Kontrolle verlieren, einen Herzinfarkt erleiden, verrückt werden),
   c. deutliche Verhaltensveränderungen infolge der Anfälle.
(Frage 3)
                                                                                                                    JA____ NEIN____

B: Es liegt keine Agoraphobie vor.   JA____ NEIN____

C: Die Panikanfälle werden nicht direkt durch physiologische Effekte einer Substanz (z.B. Drogenmißbrauch, Medikation) oder durch eine organische Erkrankung (z.B. Hyperthyreose) hervorgerufen. (Frage 6)   JA____ NEIN____

D: Die Panikanfälle können nicht besser durch eine andere Psychische Störung, wie Sozialphobie (z.B. Panikanfälle nur während Konfrontation mit gefürchteten sozialen Situationen), Spezifische Phobie (z.B. Panikanfälle nur während Konfrontation mit spezifischer phobischer Situation), Zwangsstörung (z.B. Panikanfälle nur während Konfrontation mit Schmutz bei Angst vor Kontamination), Posttraumatische Belastungsreaktion (z.B. Panikanfälle nur als Reaktion auf Reize, die mit einer schweren, belastenden Situation assoziiert sind) oder Trennungsangst (z.B. Panikanfälle nur bei Entfernung von zu Hause oder engen Angehörigen) erklärt werden.   JA____ NEIN____

DSM-IV: Paniksyndrom mit Agoraphobie (300.21)

ICD-10: Panikstörung (episodisch paroxysmale Angst) (F41.0)

A: Wiederholte Panikattacken, die nicht auf eine spezifische Situation oder ein spezifisches Objekt bezogen sind und oft spontan auftreten (d.h. die Attacken sind nicht vorhersagbar). Die Panikattacken sind nicht verbunden mit besonderer Anstrengung, gefährlichen oder lebensbedrohlichen Situationen.
(Frage 1) JA___ NEIN___

B: Eine Panikattacke hat folgende Charakteristika:
 (a) es ist eine einzelne Episode von intensiver Angst oder Unbehagen,
 (b) sie beginnt abrupt,
 (c) sie erreicht innerhalb weniger Minuten ein Maximum und dauert mindestens einige Minuten an,
 (d) mindestens vier Symptome der unten angegebenen Liste, davon eins von den Symptomen 1 bis 4 müssen vorliegen:

Vegetative Symptome:
 (1) Palpitationen, Herzklopfen oder erhöhte Herzfrequenz,
 (2) Schweißausbrüche,
 (3) fein- oder grobschlägiger Tremor,
 (4) Mundtrockenheit (nicht infolge Medikation oder Exsikkose).

Symptome, die Thorax und Abdomen betreffen:
 (5) Atembeschwerden,
 (6) Beklemmungsgefühl,
 (7) Thoraxschmerzen und -mißempfindungen,
 (8) Nausea oder abdominelle Mißempfindungen (z.B. Unruhegefühl im Magen).

Symptome, die Gehirn und Bewußtsein betreffen:
 (9) Gefühl von Schwindel, Unsicherheit, Schwäche und Benommenheit,
 (10) Gefühl, die Objekte sind unwirklich (Derealisation) oder man selbst ist weit entfernt oder "nicht wirklich hier" (Depersonalisation),
 (11) Angst vor Kontrollverlust, verrückt zu werden oder "auszuflippen",
 (12) Angst zu sterben.

Allgemeine Symptome:
 (13) Hitzegefühle oder Kälteschauer,
 (14) Gefühllosigkeit oder Kribbelgefühle.
(Fragen 1 bis 3 unter Panikanfall) JA___ NEIN___

C: Die Panikattacken sind nicht Folge einer körperlichen Störung, einer organischen psychischen Störung oder einer anderen psychischen Störung wie Schizophrenie und verwandten Störungen, einer Affektiven Störung oder einer Somatoformen Störung. (Fragen 6, 7)
 JA___ NEIN___

DSM-IV: Agoraphobie ohne Anamnese eines Paniksyndroms (300.22), Paniksyndrom mit Agoraphobie (300.21)

Hinweis: Agoraphobie ist keine kodierbare Diagnose. Kodiert wird die spezifische Diagnose, innerhalb derer die Agoraphobie auftritt (z.B. 300.21 Paniksyndrom mit Agoraphobie oder 300.22 Agoraphobie ohne Anamnese eines Paniksyndroms).

Kriterien für die agoraphobische Symptomatik:

A: Angst, an Orten zu sein, von denen Flucht schwierig (oder peinlich) sein könnte oder wo im Falle eines unerwarteten oder situativ vorbereiteten Panikanfalls oder panikähnlicher Symptome Hilfe nicht erreichbar sein könnte. Agoraphobische Ängste weisen typischerweise charakteristische Muster von Situationen auf, die die folgenden einschließen: alleine außer Haus sein, in einer Menschenmenge sein oder in einer Schlange stehen, auf einer Brücke sein, Fahren mit Bus, Zug oder Auto. (Fragen 1, 1.2, 3)   JA____ NEIN____

Hinweis: Alternativ kann die Diagnose Spezifische Phobie herangezogen werden, falls das Vermeidungsverhalten nur auf eine oder wenige spezifische Situationen begrenzt ist oder die Diagnose Sozialphobie, falls das Vermeidungsverhalten auf soziale Situationen beschränkt ist.

B: Die Situationen werden vermieden (z.B. eingeschränktes Reisen), oder sie werden nur unter intensivem Unwohlsein oder unter Angst vor dem Auftreten eines Panikanfalls oder panikähnlicher Symptome ertragen oder können nur in Begleitung aufgesucht werden. (Fragen 1.1, 1.2)   JA____ NEIN____

C: Die Angst oder das phobische Vermeidungsverhalten können nicht besser durch eine andere Psychische Störung, wie Sozialphobie (z.B. Vermeidung ist wegen der Angst vor Peinlichkeit auf soziale Situationen beschränkt), Spezifische Phobie (z.B. Vermeidung bezieht sich nur auf eine Situation wie Fahrstühle), Zwangsstörung (z.B. Vermeidung von Schmutz aus Angst vor Kontamination), Posttraumatische Belastungsstörung (z.B. Vermeidung von Reizen, die mit einer schweren belastenden Situation assoziiert sind) oder Trennungsangst (z.B. Vermeidung, das Zuhause oder Angehörige zu verlassen) erklärt werden.   JA____ NEIN____

DSM-IV: Agoraphobie ohne Anamnese eines Paniksyndroms (300.22)

A: Es liegt eine Agoraphobie vor, die sich auf die Angst vor dem Auftreten panikähnlicher Symptome bezieht. (Frage 1, 3)   JA____ NEIN____

B: Die Kriterien für ein Paniksyndrom wurden nie erfüllt.   JA____ NEIN____

C: Die Störung wird nicht direkt durch physiologische Effekte einer Substanz (z.B. Drogenmißbrauch, Medikation) oder durch eine organische Erkrankung (z.B. Hyperthyreose) hervorgerufen. (Frage 5)   JA____ NEIN____

D: Falls eine organische Erkrankung vorliegt, so ist die unter Kriterium A beschriebene Angst deutlich ausgeprägter als dies normalerweise bei dieser Erkrankung der Fall ist. (Frage 5.1)   JA____ NEIN____

DSM-IV: Paniksyndrom mit Agoraphobie (300.21)

Wird Kriterium B mit NEIN beantwortet und sind alle anderen Kriterien erfüllt, so wird ein **Paniksyndrom mit Agoraphobie (300.21)** diagnostiziert.

ICD-10: Agoraphobie (F40.0)

A. Deutliche und anhaltende Angst oder Vermeidung von mindestens zwei der folgenden Situationen:
(1) Menschenmengen,
(2) öffentliche Plätze,
(3) allein Reisen,
(4) Reisen, mit Entfernung von Zuhause.
(Fragen 1, 1.2) JA___ NEIN___

B. Einige Zeit nach Auftreten der Störung Angstsymptome in den gefürchteten Situationen. Mindestens zwei Symptome aus der unten angegebenen Liste (eins der Symptome muß eines der Items (1) bis (4) sein) müssen wenigstens zu einem Zeitpunkt gemeinsam vorhanden sein:

<u>Vegetative Symptome:</u>
(1) Palpitationen, Herzklopfen oder erhöhte Herzfrequenz,
(2) Schweißausbrüche,
(3) fein- oder grobschlägiger Tremor,
(4) Mundtrockenheit (nicht infolge Medikation oder Exsikkose).

<u>Symptome, die Thorax und Abdomen betreffen:</u>
(5) Atembeschwerden,
(6) Beklemmungsgefühl,
(7) Thoraxschmerzen und -mißempfindungen,
(8) Nausea oder abdominelle Mißempfindungen (z.B. Unruhegefühl im Magen).

<u>Symptome, die Gehirn und Bewußtsein betreffen:</u>
(9) Gefühl von Schwindel, Unsicherheit, Schwäche und Benommenheit,
(10) Gefühl, die Objekte sind unwirklich (Derealisation) oder man selbst ist weit entfernt oder "nicht wirklich hier" (Depersonalisation),
(11) Angst vor Kontrollverlust, verrückt zu werden oder "auszuflippen",
(12) Angst zu sterben.

<u>Allgemeine Symptome:</u>
(13) Hitzegefühle oder Kälteschauer,
(14) Gefühllosigkeit oder Kribbelgefühle.
(Frage 2) JA___ NEIN___

C: Deutliche emotionale Belastung durch das Vermeidungsverhalten oder die Angstsymptome sowie die Einsicht, daß diese übermäßig ausgeprägt oder unvernünftig ist. (Frage 6) JA___ NEIN___

D: Die Symptome beschränken sich ausschließlich oder vornehmlich auf die gefürchteten Situationen oder Gedanken an sie. JA___ NEIN___

E: Die Symptome des Kriteriums A werden nicht durch Wahn, Halluzinationen oder andere Symptome der Störungsgruppen Organische Psychische Störungen, Schizophrenie und verwandte Störungen, Affektive Störungen oder eine Zwangsstörung ausgelöst und sind keine Folge von kulturell akzeptierten Anschauungen.
JA___ NEIN___

Das Vorliegen oder Fehlen einer Panikstörung (F41.0) in der Mehrzahl der agoraphobischen Situationen kann mit der fünften Stelle angegeben werden:
Agoraphobie ohne Panikstörung (F40.00)
Agoraphobie mit Panikstörung (F40.01)

DSM-IV: Spezifische Phobie (300.29)

A: Ausgeprägte und anhaltende Angst, die übertrieben oder unbegründet ist. Die Angst wird durch die Konfrontation oder Erwartung spezifischer Objekte oder Situationen hervorgerufen (z.B. Fliegen, Höhen, Tiere, eine Spritze bekommen, Blut sehen). (Frage 1)   JA____ NEIN____

B: Die Konfrontation mit dem phobischen Stimulus ruft fast immer eine unmittelbare Angstreaktion hervor, die das Erscheinungsbild eines situationsgebundenen oder eines situativ vorbereiteten Panikanfalls annehmen kann. (Frage 4, vgl. Abschnitt Panikanfall)
Hinweis: Bei Kindern kann sich die Angst in Form von Schreien, Wutanfällen, Erstarren Gelähmtsein oder Anklammern ausdrücken.   JA____ NEIN____

C: Die Person sieht ein, daß die Angst übertrieben und unvernünftig ist. (Frage 5)
Hinweis: Bei Kindern kann dieses Merkmal fehlen.   JA____ NEIN____

D: Die phobische Situation wird vermieden oder nur unter intensiver Angst oder Unbehagen ertragen. (Frage 1)   JA____ NEIN____

E: Das Vermeidungsverhalten, die ängstliche Erwartungshaltung oder das Unbehagen in den gefürchteten Situationen beeinträchtigt deutlich die normale Lebensführung, schulische (berufliche) Funktionsfähigkeit oder soziale Aktivitäten oder Beziehungen, oder die Phobie verursacht erhebliches Leiden. (Frage 7)   JA____ NEIN____

F: Bei Personen unter 18 Jahren hält die Phobie über mindestens sechs Monate an. (Frage 6)   JA____ NEIN____

G: Angst, Panikanfälle oder phobisches Vermeidungsverhalten in Zusammenhang mit spezifischer Situation oder Objekt können nicht besser durch eine andere Psychische Störung, wie Zwangssyndrom (z.B. Angst vor Schmutz bei Personen mit der Vorstellung, mit Krankheitserregern kontaminiert zu werden), Posttraumatische Belastungsstörung (z.B. Vermeidung von Situationen, die mit dem Trauma in Verbindung stehen), Trennungsangst (z.B. Vermeidung von Schulbesuchen), Sozialphobie (Vermeidung von sozialen Situationen aus Angst sich zu blamieren), Paniksyndrom mit Agoraphobie oder Agoraphobie ohne Anamnese eines Paniksyndroms, erklärt werden.   JA____ NEIN____

Spezifizieren Sie den Typ:
    Tier-Typ,
    Umwelt-Typ (z. B. Höhen, Stürme, Wasser),
    Blut-Spritzen-Verletzungs-Typ,
    situativer Typ (z. B. Flugzeuge, Fahrstühle, enge Räume),
    anderer Typ (z. B. phobische Vermeidung von Situationen, die zu Würgegefühlen, Erbrechen oder zu dem Erwerb einer Krankheit führen könnten; bei Kindern: Vermeidung von lauten Geräuschen oder kostümierten Figuren).

ICD-10: Phobische Störung des Kindesalters (F93.1)

A: Eine anhaltende oder wiederkehrende Angst (Phobie), die zwar entwicklungsphasenspezifisch ist (oder zum Zeitpunkt des Beginns war), die aber übermäßig ausgeprägt und mit deutlichen sozialen Beeinträchtigungen verbunden ist. (Fragen 1, 7)   JA____ NEIN____

B: Fehlen einer Generalisierten Angststörung des Kindesalters.   JA____ NEIN____

C: Die Störung tritt nicht im Rahmen einer umfassenderen Störung der Emotionen, des Sozialverhaltens oder der Persönlichkeit auf oder bei einer Tiefgreifenden Entwicklungsstörung, einer Psychotischen Störung oder einer Substanzbedingten Störung.   JA____ NEIN____

D: Dauer mindestens vier Wochen. (Frage 6)   JA____ NEIN____

Hinweis: Für Phobien, die nicht entwicklungsphasenspezifisch auftreten, steht in der ICD-10 die altersunabhängige Diagnose Spezifisch Phobie (F40.2) zu Verfügung. Die Kriterien für diese Diagnose sind nahezu identisch mit den Kriterien im DSM-IV.

DSM-IV: Sozialphobie (300.23)

A: Eine dauerhafte und übertriebene Angst vor einer oder mehreren sozialen oder Leistungssituationen, bei denen die Person mit unbekannten Personen konfrontiert ist oder von anderen Personen beurteilt werden könnte. Die Person fürchtet, ein Verhalten (oder Angstsymptome) zu zeigen, das demütigend oder peinlich sein könnte. (Fragen 1.1 bis 5)
Hinweis: Bei Kindern muß gewährleistet sein, daß das Kind über altersgemäße soziale Beziehungen mit vertrauten Personen verfügt. Die Angst tritt bei Gleichaltrigen und nicht nur bei Interaktionen mit Erwachsenen auf. JA___ NEIN___

B: Die Konfrontation mit der gefürchteten Situation ruft fast immer eine unmittelbare Angstreaktion hervor, die das Erscheinungsbild eines situationsgebundenen oder eines situativ vorbereiteten Panikanfalls annehmen kann. (Fragen 6, 9, vgl. auch Abschnitt Panikanfall)
Hinweis: Bei Kindern kann sich die Angst in Form von Schreien, Wutanfällen, Gelähmtsein oder Zurückweichen von sozialen Situationen mit unvertrauten Personen ausdrücken. JA___ NEIN___

C: Die Person sieht ein, daß die Angst übertrieben und unvernünftig ist. (Frage 8)
Hinweis: Bei Kindern kann dieses Merkmal fehlen. JA___ NEIN___

D: Die gefürchtete soziale oder Leistungssituation wird vermieden oder nur unter intensiver Angst oder Unbehagen ertragen. (Frage 5) JA___ NEIN___

E: Das Vermeidungsverhalten, die ängstliche Erwartungshaltung oder das Unbehagen in den gefürchteten sozialen oder Leistungssituationen beeinträchtigt deutlich die normale Lebensführung, schulische (oder beruflische) Funktionsfähigkeit oder soziale Aktivitäten oder Beziehungen, oder die Phobie verursacht erhebliches Leiden. (Frage 11) JA___ NEIN___

F: Bei Personen unter 18 Jahren hält die Phobie über mindestens sechs Monate an. (Frage 10) JA___ NEIN___

G: Die Angst oder das Vermeidungsverhalten wird nicht direkt durch physiologische Effekte einer Substanz (z.B. Drogenmißbrauch, Medikation) oder durch eine organische Erkrankung hervorgerufen und kann nicht besser durch eine andere Psychische Störung (z.B. Paniksyndrom mit oder ohne Agoraphobie, Trennungsangst, Dysmorphophobie, Tiefgreifende Entwicklungsstörung oder Schizoide Persönlichkeitsstörung) erklärt werden. (Frage 10.2) JA___ NEIN___

H: Falls eine organische Erkrankung oder eine andere Psychische Störung vorliegt, so steht sie nicht in Zusammenhang mit der unter Kriterium A beschriebenen Angst, z. B. nicht Angst vor Stottern oder Zittern bei einem Parkinson Syndrom oder dem Zeigen von abnormem Eßverhalten bei Anorexia nervosa oder Bulimia nervosa. JA___ NEIN___

Spezifizieren Sie **generalisiert**, falls die Angst fast alle sozialen Situationen umfaßt.

ICD-10: Soziale Phobie (F40.1)

A: Entweder (1) oder (2):
(1) deutliche Angst im Zentrum der Aufmerksamkeit zu stehen oder sich peinlich oder beschämend zu verhalten,
(2) deutliche Vermeidung im Zentrum der Aufmerksamkeit zu stehen oder von Situationen, in denen die Angst besteht, sich peinlich oder beschämend zu verhalten.

Diese Ängste treten in sozialen Situationen auf, wie Essen und Sprechen in der Öffentlichkeit, Begegnung von Bekannten in der Öffentlichkeit, Hinzukommen oder Teilnahme an kleinen Gruppen, wie z.B. bei Parties, Treffen oder in Klassenräumen. (Fragen 1.1, 1.2, 5)
JA___ NEIN___

B: Mindestens zwei Angstsymptome in den gefürchteten Situationen mindestens einmal seit Auftreten der Störung, wie in F40.0, Kriterium B, definiert, sowie zusätzlich mindestens eins der folgenden Symptome:
(1) Erröten oder Zittern,
(2) Angst zu erbrechen,
(3) Miktions- oder Defäktionsdrang bzw. Angst davor.
(Frage 6)
JA___ NEIN___

C: Deutliche emotionale Belastung durch die Angstsymptome oder das Vermeidungsverhalten. Einsicht, daß die Symptome oder das Vermeidungsverhalten übertrieben und unvernünftig sind.
(Fragen 8, 11)
JA___ NEIN___

D: Die Symptome beschränken sich vornehmlich auf die gefürchtete Situation oder auf die Gedanken an diese.
JA___ NEIN___

E: Die Symptome des Kriteriums A sind nicht bedingt durch Wahn, Halluzinationen oder andere Symptome der Störungsgruppen Organische Psychische Störungen, Schizophrenie und verwandte Störungen, Affektive Störungen oder eine Zwangsstörung und sind keine Folge einer kulturell akzeptierten Anschauung.
JA___ NEIN___

DSM-IV: Zwangssyndrom (300.3)

A: Entweder Zwangsgedanken oder Zwangshandlungen

A1: Zwangsgedanken sind durch folgende Merkmale (1) bis (4) definiert:
(1) Wiederholte und anhaltende Gedanken, Impulse oder Vorstellungen, die zeitweise während der Störung als aufdringlich und unangemessen wahrgenommen werden und erhebliche Angst oder Unwohlsein verursachen.(Fragen 1, 3)　　　　　　　　　　　　JA___ NEIN___
(2) Die Gedanken, Impulse oder Vorstellungen betreffen nicht nur exzessive Sorgen über reale Lebensprobleme. (Frage 2)　　　　　　　　　　　　　　JA___ NEIN___
(3) Die Person versucht die Gedanken, Impulse oder Vorstellungen zu ignorieren oder zu unterdrücken oder mit Hilfe anderer Gedanken oder Tätigkeiten zu neutralisieren. (Fragen 6.1 bis 6.3)　　　　　　　　　　　　　　　　　JA___ NEIN___
(4) Die Person erkennt, daß die Zwangsgedanken, -vorstellungen oder -impulse ein Produkt des eigenen Geistes sind (nicht von außen auferlegt wie bei Gedankeneingebung). (Frage 7)
　　　　　　　　　　　　　　　　　　　　　　　　　　　JA___ NEIN___

A2: Zwangshandlungen sind durch folgende Merkmale (1) und (2) definiert:
(1) Wiederholtes Verhalten (z.B. Händewaschen, Ordnen, Kontrollieren) oder gedankliche Handlungen (z.B. Beten, Zählen, Wörter leise wiederholen), zu denen sich die Person in Reaktion auf einen Zwangsgedanken gezwungen fühlt oder die die Person nach rigiden Regeln durchführt. (Fragen 1, 2)　　　　　　　　　　　　　JA___ NEIN___
(2) Das Verhalten oder die gedanklichen Handlungen dienen dazu, extreme Unannehmlichkeiten zu verhindern oder zu reduzieren oder gefürchtete Ereignisse oder Situationen zu verhindern. Diese Verhaltensweisen oder gedanklichen Handlungen stehen in keiner realistischen Verbindung mit dem, was sie zu neutralisieren oder zu verhindern versuchen, oder sie sind deutlich übertrieben. (Fragen 4, 7)　　　　　　　　　　　　　　　　　JA___ NEIN___

B: Zu irgendeinem Zeitpunkt der Erkrankung hat die Person erkannt, daß die Zwangsgedanken oder -handlungen übertrieben oder unbegründet sind. (Frage 9)
Hinweis: Dieses Merkmal tritt bei Kindern nicht auf.　　　　　JA___ NEIN___

C: Die Zwangsgedanken oder -handlungen verursachen erheblich Belastung, kosten viel Zeit (über eine Stunde täglich) oder beeinträchtigen die normale Tagesroutine, schulische (berufliche) Leistungen oder die gewöhnlichen sozialen Aktivitäten oder Beziehungen. (Fragen A1: 8, A2: 8)
　　　　　　　　　　　　　　　　　　　　　　　　　　　JA___ NEIN___

D: Falls eine andere Achse-I-Störung vorliegt, so ist der Inhalt der Zwangsgedanken oder -handlungen nicht auf diese beschränkt (z.B. Präokkupation mit Essen bei Vorliegen einer Eßstörung, Haareziehen bei Vorliegen einer Trichotillomanie, Sorgen über das Aussehen bei Vorliegen einer Dysmorphophobie, Präokkupation mit Drogen bei Vorliegen einer Substanzmißbrauchsstörung, Präokkupation mit einer schlimmer Krankheit bei Vorliegen einer Hypochondrie, Präokkupation mit Geschlechtstrieb oder sexuellen Phantasien bei Vorliegen einer Paraphilie, Grübeln über Schuld bei Vorliegen eines Schweren Depressiven Syndroms).　　　　　　JA___ NEIN___

E: Die Störung wird nicht direkt durch physiologische Effekte einer Substanz (z.B. Drogenmißbrauch, Medikation) oder durch eine organische Erkrankung hervorgerufen. (Frage 11)
　　　　　　　　　　　　　　　　　　　　　　　　　　　JA___ NEIN___

Spezifizieren Sie:
Mit wenig Krankheitseinsicht: während der meisten Zeit der z. Zt. vorliegenden Episoden erkennt die Person nicht, daß die Zwangsgedanken und -vorstellungen exzessiv und unbegründet sind.

ICD-10: Zwangsstörung (F42)

A: Entweder Zwangsgedanken oder Zwangshandlungen (oder beides) an den meisten Tagen über einen Zeitraum von mindestens zwei Wochen. (Fragen A1: 1, 2; A2: 1, 2, 10.1)
JA____ NEIN____

B: Die Zwangsgedanken (Ideen oder Vorstellungen) und Zwangshandlungen zeigen alle folgenden Merkmale:
(1) sie werden als eigene Gedanken/Handlungen von den Betroffenen angesehen und nicht als von anderen Personen oder Einflüssen eingegeben,
(2) sie wiederholen sich dauernd und werden als unangenehm empfunden und mindestens ein Zwangsgedanke oder eine Zwangshandlung werden als übertrieben und unsinnig anerkannt,
(3) die Betroffenen versuchen, Widerstand zu leisten (bei lange bestehenden Zwangsgedanken und Zwangshandlungen kann der Widerstand allerdings sehr klein sein). Gegen mindestens einen Zwangsgedanken oder eine Zwangshandlung wird gegenwärtig erfolglos Widerstand geleistet,
(4) die Ausführung eines Zwangsgedankens oder einer Zwangshandlung ist für sich genommen nicht angenehm (dies sollte von einer vorübergehenden Erleichterung von Spannung und Angst unterschieden werden).
(Fragen A1: 1, 6.1, 6.2, 6.3, 7; A2: 1, 5.1, 5.2, 5.3, 9)
JA____ NEIN____

C: Die Betroffenen leiden unter den Zwangsgedanken und Zwangshandlungen und werden vor allem durch den besonderen Zeitaufwand in ihrer sozialen oder individuellen Leistungsfähigkeit behindert.
(Fragen A1: 4.1, 4.2, 8; A2: 3.1, 3.2, 8)
JA____ NEIN____

D: Die Störung ist nicht bedingt durch eine andere Psychische Störung, wie Schizophrenie und verwandte Störungen oder Affektive Störungen.
JA____ NEIN____

DSM-IV: Generalisiertes Angstsyndrom (300.02)

ICD-10: Generalisierte Angststörung des Kindesalters (F93.80)

<u>Hinweis:</u> Da die DSM-IV und die ICD-10-Kriterien bei diesem Störungsbild nahezu identisch sind, werden sie an dieser Stelle zusammengefaßt.

A: Ausgeprägte Angst und Sorgen (ängstliche Erwartung) bezüglich mehrerer Ereignisse oder Tätigkeiten (z.B. Arbeit oder Schulleistungen), die über mindestens sechs Monate an der Mehrzahl der Tage auftreten. (Fragen 1, 3)   JA____ NEIN____

B: Die Person hat Schwierigkeiten, die Sorgen zu kontrollieren. (Frage 2)   JA____ NEIN____

C: Die Angst und Sorgen sind mit mindestens einem der folgenden Symptome verbunden und traten in den letzten sechs Monaten an der Mehrzahl der Tage auf:
(1) Ruhelosigkeit oder angespannt oder gereizt sein,
(2) leichte Ermüdbarkeit,
(3) Konzentrationsschwierigkeiten oder Leere im Kopf,
(4) Reizbarkeit,
(5) Muskelspannungen,
(6) Schlafprobleme (Schwierigkeiten ein- oder durchzuschlafen oder unruhiger, nicht erholsamer Schlaf).
(Frage 6)   JA____ NEIN____

D: Die Angst und Sorgen sind nicht auf die Inhalte anderer Achse-I-Störungen beschränkt, z.B. die Angst oder Sorge bezieht sich nicht darauf, einen Panikanfall zu haben (wie beim Paniksyndrom), sich in der Öffentlichkeit zu blamieren (wie bei der Sozialphobie), verunreinigt zu werden (wie bei dem Zwangssyndrom), von zu Hause oder engen Angehörigen weit entfernt zu sein (wie bei der Trennungsangst), zuzunehmen (wie bei der Anorexia nervosa), viele körperliche Beschwerden zu haben (wie bei dem Somatisierungssyndrom) oder eine schwere Erkrankung zu haben (wie bei der Hypochondrie). Die Angst und Sorgen treten nicht nur während einer Posttraumatischen Belastungsstörung auf. (Frage 1)   JA____ NEIN____

E: Angst, Sorgen oder die körperlichen Symptome verursachen klinisch bedeutsames Unwohlsein oder eine Beeinträchtigung in sozialen, schulischen (beruflichen) oder anderen wichtigen Funktionsbereichen. (Frage 9)   JA____ NEIN____

F: Die Störung wird nicht direkt durch physiologische Effekte einer Substanz (z.B. Drogenmißbrauch, Medikation) oder durch eine organische Erkrankung (z.B. Hyperthyreose) hervorgerufen, und sie darf nicht nur während einer Phase Affektiver, Psychotischer oder Tiefgreifender Entwicklungsstörung auftreten. (Frage 8)   JA____ NEIN____

<u>Hinweis:</u> Treten bei einer Generalisierten Angststörung auch häufiger fokussierte Ängste auf, so hat nach ICD-10 die Generalisierte Angststörung Vorrang vor der Diagnose einer anderen Angststörung.

DSM-IV: Posttraumatische Belastungsstörung (309.81)

A: Die Person wurde mit einem traumatischen Ereignis konfrontiert, bei dem die beiden folgenden Merkmale vorlagen:
(1) Die Person erlebte, beobachtete oder war mit einem oder mehreren Ereignissen konfrontiert, die tatsächlichen oder drohenden Tod, ernsthafte Verletzungen oder eine Gefahr für die körperliche Unversehrtheit der eigenen Person oder anderer Personen beinhalteten. (Fragen 1, 1.1)
(2) Die Reaktion der Person beinhaltete intensive Furcht, Hilflosigkeit, Grauen, aufgelöstes oder agitiertes Verhalten. (Frage 2)

JA____ NEIN____

B: Das traumatische Ereignis wird beharrlich auf eine oder mehrere der folgenden Weisen wiedererlebt:
(1) wiederkehrende und eindringliche belastende Erinnerungen an das Ereignis, die Bilder, Gedanken oder Wahrnehmungen beinhalten können oder bei kleinen Kindern wiederholtes Spielen, bei dem Themen oder Aspekte des Traumas ausgedrückt werden,
(2) wiederkehrende belastende Träume von dem Ereignis,
Hinweis: Bei Kindern können beängstigende Träume ohne wiedererkennbaren Inhalt auftreten.
(3) Handeln oder Fühlen als ob das Ereignis wiederkehre (beinhaltet Gefühl, das Ereignis wiederzuerleben, Tagträume, Halluzinationen und dissoziative Flash-back-Episoden, wie sie beim Aufwachen oder bei Vergiftungen auftreten können),
Hinweis: Bei jungen Kindern können trauma-spezifische Wiederholungen auftreten.
(4) Intensives körperliches Unwohlsein bei der Konfrontation mit internalen oder externalen Reizen, die einen Aspekt des Traumas symbolisieren oder an Aspekte desselben erinnern,
(5) Körperliche Reaktionen bei Konfrontation mit internalen oder externalen Reizen, die das Trauma symbolisieren oder an Aspekte desselben erinnern.
(Frage 3)

JA____ NEIN____

C: Anhaltende Vermeidung von Reizen, die mit Trauma verbunden sind oder Abflachung der Reagibilität (Beginn erst nach dem Trauma). Mindestens drei der nachfolgend genannten Symptome:
(1) bewußtes Vermeiden von Gedanken, Gefühlen oder Gesprächen, die mit dem Trauma assoziiert sind,
(2) bewußtes Vermeiden von Aktivitäten, Orten oder Menschen, die Erinnerungen an das Trauma bewirken,
(3) Unfähigkeit, einen wichtigen Aspekt des Traumas zu erinnern,
(4) deutlich verringertes Interesse an wichtigen Aktivitäten,
(5) Gefühl der Losgelöstheit oder Fremdheit von anderen,
(6) eingeschränkter Affektspielraum (z.B. Unfähigkeit zu Liebesgefühlen),
(7) Eindruck einer eingeschränkten Zukunft (z.B. erwartet nicht, eine Karriere, Ehe, Kinder oder normal langes Leben zu haben).
(Frage 4)

JA____ NEIN____

D: Anhaltende Symptome erhöhter Aktivierung (Beginn erst nach dem Trauma). Mindestens zwei der folgenden Symptome:
(1) Schwierigkeiten einzuschlafen oder durchzuschlafen,
(2) Reizbarkeit oder Wutausbrüche,
(3) Konzentrationsschwierigkeiten,
(4) übermäßige Wachsamkeit,
(5) übermäßige Schreckreaktion.
(Frage 5)

JA____ NEIN____

E: Die unter Kriterium B, C und D genannten Symptome halten mindestens einen Monat an.
(Fragen 3 bis 5)

JA____ NEIN____

F: Die Störung verursacht klinisch relevantes Unwohlsein oder Beeinträchtigung in sozialen, beruflichen oder anderen wichtigen Funktionsbereichen. (Frage 9) JA____ NEIN____

Spezifizieren Sie **akut**, wenn die Symptome weniger als drei Monate anhalten und **chronisch**, falls die Symptome mehr als drei Monate anhalten.
Spezifizieren Sie **verzögerten Beginn**, falls die Symptome mindestens sechs Monate nach dem Trauma begannen.

ICD-10: Posttraumatische Belastungsstörung (F43.1)

A: Die Betroffenen sind einem kurzen oder längeren Ereignis oder Geschehen von außergewöhnlicher Bedrohung und mit katastrophalem Ausmaß ausgesetzt, das nahezu bei jedem tiefgreifende Verzweiflung auslösen würde. (Frage 1, 1.1) JA____ NEIN____

B: Anhaltende Erinnerungen oder Wiedererleben der Belastung durch aufdringliche Flash-backs (Nachhallerinnerungen), lebendige Erinnerungen, sich wiederholende Träume oder durch Unbehagen (Leiden) in Situationen, die der Belastung ähneln oder mit ihr in Zusammenhang stehen. (Frage 3) JA____ NEIN____

C: Umstände, die der Belastung ähneln oder mit ihr im Zusammenhag stehen, werden tatsächlich oder möglichst vermieden (dieses Verhalten bestand nicht vor dem belastenden Erlebnis). (Frage 4) JA____ NEIN____

D: Entweder (1) oder (2):
(1) teilweise oder vollständige Unfähigkeit, einige wichtige Aspekte der Belastung zu erinnern,
(2) anhaltende Symptome einer erhöhten psychischen Sensitivität und Erregung (nicht vorhanden vor der Belastung) mit zwei der folgenden Merkmale:
   a. Ein- und Durchschlafstörungen,
   b. Reizbarkeit,
   c. Konzentrationsschwierigkeiten,
   d. Hypervigilanz,
   e. erhöhte Schreckhaftigkeit.
(Fragen 3 bis 5) JA____ NEIN____

E: Die Kriterien B, C und D treten innerhalb von sechs Monaten nach der Belastung oder nach Ende einer Belastungsperiode auf. (In einigen Fällen kann ein späterer Beginn berücksichtigt werden, dies sollte aber vermerkt werden). (Fragen 3 bis 5) JA____ NEIN____

DSM-IV: Angststörung infolge organischer Erkrankung (293.89)

A: Deutliche Angst, Panikanfälle oder Zwangsgedanken oder -handlungen, die im Vordergrund des klinischen Beschwerdebildes stehen. JA___ NEIN___

B: Belege aus Anamnese, körperlicher Untersuchung oder Laboruntersuchungen zeigen, daß die Störung physiologische Folge einer organischen Erkrankung ist. JA___ NEIN___

C: Die Störung kann nicht besser durch eine andere Psychische Störung erklärt werden (z.B. Anpassungsstörung mit Angst, bei der der Auslöser eine schwere körperliche Erkrankung darstellt).
 JA___ NEIN___

D: Die Störung tritt nicht nur während eines Deliriums auf. JA___ NEIN___

E: Die Störung verursacht klinisch bedeutsames Unwohlsein oder eine Beeinträchtigung in sozialen, schulischen (beruflichen) oder anderen wichtigen Funktionsbereichen. JA___ NEIN___

Spezifizieren Sie:
Mit Generalisierter Angst, falls ausgeprägte Angst oder Sorgen über eine Reihe von Ereignissen oder Tätigkeiten das klinische Beschwerdebild prägen.
Mit Panikattacken, falls Panikattacken das klinische Beschwerdebild prägen.
Mit Zwangssymptomen, falls Zwangsgedanken oder -handlungen das klinische Beschwerdebild prägen.
Hinweis: Notieren Sie den Namen der körperlichen Erkrankung auf Achse I, z.B. 293.89 Angststörung infolge von Phäochromocytomen, mit Generalisierter Angst; darüber hinaus notieren Sie die körperliche Erkrankung auch auf Achse III.

DSM-IV: Substanz-Induzierte Angststörung (Ziffer s.u.)

A: Deutliche Angst, Panikanfälle oder Zwangsgedanken oder -handlungen, die im Vordergrund des klinischen Beschwerdebildes stehen. JA___ NEIN___

B: Belege aus Anamnese, körperlichen Untersuchung oder aus Laboruntersuchungen weisen auf (1) oder (2) hin:
(1) die Symptome traten während oder innerhalb von einem Monat nach einer Vergiftung oder dem Auftreten von Entzugssymptomen durch Drogen auf,
(2) Medikamentengebrauch steht in ätiologischem Bezug zur Störung.
 JA___ NEIN___

C: Die Störung wird nicht besser durch eine nicht-substanzinduzierte Angststörung beschrieben. Folgende Belege sprechen für eine nicht-substanzinduzierte Angststörung: die Symptome gingen dem Substanzgebrauch (oder Medikamentengebrauch) voraus; die Symptome halten nach dem Auftreten akuter Entzugssymptome oder schwerer Vergiftung deutlicher länger an (z.B. einen Monat) oder sind deutlich ausgeprägter als dies bei der Art oder Menge der eingenommenen Substanz oder bei der Dauer der Einnahme erwartet werden würde; oder es bestehen andere Belege, die für das Vorliegen einer unabhängigen nicht-substanzinduzierten Angststörung sprechen (z.B. eine Anamnese von wiederkehrenden nicht substanzbezogenen Episoden). JA___ NEIN___

D: Die Störung tritt nicht nur während eines Deliriums auf. JA___ NEIN___

E: Die Störung verursacht klinisch bedeutsames Unwohlsein oder eine Beeinträchtigung in sozialen, schulischen (beruflichen) oder anderen wichtigen Funktionsbereichen. JA___ NEIN___

Hinweis: Diese Diagnose sollte nur dann anstelle einer Diagnose von Substanzvergiftung oder Entzugssyndrom gestellt werden, wenn die Angstsymptome deutlich ausgeprägter sind als normalerweise bei Vergiftung oder Entzug der vorliegenend Substanz zu erwarten wäre und wenn die Angstsymptome so schwer ausgeprägt sind, daß eine unabhängige klinische Betrachtung gerechtfertigt ist.

Notieren Sie **(spezifische) Substanz-Induzierte Angststörung** (291.8 Alkohol, 292.89 Amphetamine (oder Amphetamineähnliche Substanz), 292.89 Cannabis, 292.89 Kokain, 292.89 Halluzinogene, 292.89 Schnüffelstoffe, 292.89 Phenzyklidin (oder Phenzyklidinähnliche Substanz), 292.89 Sedativum, Hypnotikum oder Anxiolytikum, 292.89 Andere (oder Unbekannte) Substanz)

Spezifizieren Sie:
Mit Generalisierter Angst, falls ausgeprägte Angst oder Sorgen über eine Reihe von Ereignissen oder Tätigkeiten das klinische Beschwerdebild prägen.
Mit Panikattacken, falls Panikattacken das klinische Beschwerdebild prägen.
Mit Zwangssymptomen, falls Zwangsgedanken oder -handlungen das klinische Beschwerdebild prägen.
Mit Phobischen Symptomen, falls phobische Symptome das klinische Beschwerdebild prägen.

Spezifizieren Sie:
Mit Beginn während Intoxikation, wenn die Kriterien für eine Substanzvergiftung erfüllt sind und sich die Symptome während der Vergiftungserscheinungen entwickelten.
Mit Beginn während Entzug, wenn die Kriterien für Entzugssyndrom erfüllt sind und sich die Symptome während oder kurz nach dem Entzug entwickelten.

DSM-IV: Anorexia nervosa (307.10)

A: Weigerung, das Körpergewicht über dem minimalen Gewicht gemäß Alter und Körpergröße zu halten, z.B. Gewichtsverlust, der das Körpergewicht 15% unter dem zu erwartenden Gewicht hält; oder während der Wachstumsperiode weniger Gewichtszunahme als zu erwarten wäre, wodurch das Körpergewicht 15% unter dem nach dem Body Mass Index (BMI) zu erwartenden Gewicht liegt. (Fragen 1, 1.1)   JA____ NEIN____

Hinweis: Der BMI errechnet sich als Körpergewicht in Kilogramm geteilt durch die quadrierte Körpergröße in Metern (BMI = kg/m^2). Als Faustregel für die Interpretation von BMI-Werten schlagen wir vor (z.T. in Anlehnung an Pudel & Westenhöfer 1990):

	Frauen (BMI)	Männer (BMI)
Normalgewicht:	19-24	20-25
Untergewicht (möglicherweise anorektisch):	16-18	17-19
Definitiv anorektisches Gewicht:	unter 16	unter 17

B: Starke Furcht davor, zuzunehmen oder dick zu werden, selbst bei Untergewicht. (Fragen 2, 2.1)
   JA____ NEIN____

C: Störung in der Wahrnehmung des eigenen Körpergewichts oder der Figur, z.B. Behauptung, sich selbst im ausgezehrten Zustand "dick zu fühlen"; oder die Überzeugung, daß ein Teil des Körpers "zu dick" sei, selbst bei offensichtlichem Untergewicht. (Frage 5)   JA____ NEIN____

D: Bei Frauen: Aussetzen von mindestens drei aufeinanderfolgenden Menstruationsblutungen, deren Auftreten zu erwarten gewesen wäre (primäre oder sekundäre Amenorrhoe). (Fragen 6, 6.1, 6.2)
   JA____ NEIN____

Hinweis: Falls die Regelblutung aufgrund der Einnahme von Kontrazeptiva weiterhin besteht und die Patientin alle anderen Kriterien erfüllt, sollte die Diagnose einer Anorexia nervosa gegeben werden.

Spezifizieren Sie den Typ:
Restriktiver Typ: Während der gegenwärtigen Episode einer Anorexia nervosa hat die Person keine regelmäßigen Eßanfälle oder wendet Gegenmaßnahmen (z.B. selbstinduziertes Erbrechen, Laxantien- oder Diuretikamißbrauch) an.
Typ mit Auftreten von Eßanfällen/Abführmaßnahmen: Während der gegenwärtigen Episode einer Anorexia nervosa hat die Person regelmäßig Eßanfälle oder wendet Gegenmaßnahmen (z.B. selbstinduziertes Erbrechen, Laxantien- oder Diuretikamißbrauch oder Einläufe) an.

ICD-10: Anorexia nervosa (F50.0)

A: Gewichtsverlust oder bei Kindern fehlende Gewichtszunahme. Dies führt zu einem Körpergewicht von mindestens 15% unter dem normalen oder dem für das Alter und die Körpergröße zu erwartenden Gewicht. (Fragen 1, 1.1) JA____ NEIN____

B: Der Gewichtsverlust ist selbst herbeigeführt durch Vermeidung von "fettmachenden" Speisen. (Fragen 3, 4) JA____ NEIN____

C: Selbstwahrnehmung als "zu fett" verbunden mit einer sich aufdrängenden Furcht, zu dick zu werden. Die Betroffenen legen für sich selbst eine sehr niedrige Gewichtsschwelle fest. (Fragen 2, 2.1, 5) JA____ NEIN____

D: Umfassende endokrine Störung der Achse Hypothalamus-Hypophyse-Gonaden; sie manifestiert sich bei Frauen als Amenorrhoe, bei Männern als Interesseverlust an Sexualität und Potenzverlust. Eine Ausnahme stellt das Persistieren vaginaler Blutungen bei anorektischen Frauen dar, die eine Hormonsubstitution erhalten (meist als kontrazeptive Medikation). (Frage 6, 6.1, 6.2) JA____ NEIN____

E: Die Kriterien A und B für eine Bulimia nervosa (F50.2) werden nicht erfüllt. JA____ NEIN____

<u>Hinweis</u>: Folgende Symptome bestätigen die Diagnose, sind aber nicht notwendig: selbstinduziertes Erbrechen, selbstinduziertes Abführen, übertriebene körperliche Aktivitäten und Gebrauch von Appetitzüglern oder Diuretika.

Bei Beginn der Erkrankung vor der Pubertät ist die Abfolge der Pubertätsentwicklung verzögert oder gehemmt (Wachstumsstop, fehlende Brustentwicklung und primäre Amenorrhoe bei Mädchen; bei Jungen bleiben die Genitalien kindlich). Nach Remission wird die Pubertätsentwicklung nach einer verspäteten Menarche häufig normal abgeschlossen.

DSM-IV: Bulimia nervosa (307.51)

A: Wiederkehrende Eßanfälle, die durch die folgenden Merkmale gekennzeichnet sind:
(1) schnelle Aufnahme von großen Nahrungsmengen während einer bestimmten Zeitspanne, meist innerhalb zwei Stunden (Frage 1, 1.1),
(2) während der Eßanfälle das Gefühl des Kontrollverlustes (z.B. das Gefühl, nicht mehr mit dem Essen aufhören zu können oder die Nahrungsmenge nicht mehr kontrollieren zu können.
(Frage 2) JA___ NEIN___

B: Regelmäßige unangemessene Maßnahmen wie selbstinduziertes Erbrechen, Gebrauch von Abführmitteln, rigoroses Diäthalten oder Fasten, exzessive körperliche Aktivität, um den Effekten der Eßanfälle entgegenzuwirken. (Frage 3) JA___ NEIN___

C: Ein Mindestdurchschnitt von zwei Eßanfällen mit anschließenden Gegenmaßnahmen pro Woche über mindestens drei Monate. (Fragen 6, 6.2) JA___ NEIN___

D: Der Selbstwert ist maßgeblich beeinflußt von Figur und Körpergewicht. (Frage 5, 5.1)
JA___ NEIN___

E: Die Störung tritt nicht ausschließlich während Episoden einer Anorexia nervosa auf.
JA___ NEIN___

Spezifizieren Sie den Typ:
Vorwiegend "abführende (purgety)" Gegenmaßnahmen: Während der gegenwärtigen Episode einer Bulimia nervosa hat die Person regelmäßig Gegenmaßnahmen wie selbstinduziertes Erbrechen oder den Mißbrauch von Laxantien, Diuretika oder Einläufe angewendet.
Vorwiegend "nicht-abführende (non-purgety)" Gegenmaßnahmen: Während der gegenwärtigen Episode einer Bulimia nervosa hat die Person andere unangemessene Gegenmaßnahmen wie Fasten oder exzessive körperliche Aktivität angewendet, jedoch nicht regelmäßig Maßnahmen wie selbstinduziertes Erbrechen oder den Mißbrauch von Laxantien, Diuretika oder Einläufe.

ICD-10: Bulimia nervosa (F50.2)

A: Häufige Episoden von Freßattacken (in einem Zeitraum von drei Monaten mindestens zweimal pro Woche) bei denen große Mengen an Nahrung in sehr kurzer Zeit konsumiert werden. (Fragen 1, 1.1, 6)   JA____ NEIN____

B: Andauernde Beschäftigung mit dem Essen, eine unwiderstehliche Gier oder Zwang zu essen. (Frage 2)   JA____ NEIN____

C: Die Patienten versuchen, der Gewichtszunahme durch die Nahrung mit einer oder mehreren der folgenden Verhaltensweisen entgegenzusteuern:
(1) selbstinduziertes Erbrechen,
(2) Mißbrauch von Abführmitteln,
(3) zeitweilige Hungerperioden,
(4) Gebrauch von Appetitzüglern, Schilddrüsenpräparaten oder Diuretika. Wenn die Bulimie bei Diabetikern auftritt, kann es zu einer Vernachlässigung der Insulin-Behandlung kommen.
(Frage 3)   JA____ NEIN____

D: Selbstwahrnehmung als "zu fett", mit einer sich aufdrängenden Furcht, zu dick zu werden (was meist zu Untergewicht führt). (Fragen 5, 5.1)
    JA____ NEIN____

KLINISCHE EINSCHÄTZUNGEN UND DIAGNOSEN

Es können mehrere Primärdiagnosen und auch Zusatzdiagnosen gegeben werden. Dies hängt allein von Ihrer klinischen Einschätzung des Patienten ab. Schätzen Sie den Schweregrad jeder Diagnose auf der folgenden Skala von 0-8 ein:

abwesend	leicht	mäßig	ausgeprägt	schwer
. 0	1 . . . . . 2	3 . . . . 4	5 . . . . . 6	7 8
keine Störung	leicht störend/ nicht wirklich behindernd	deutlich störend/ mäßig behindernd	stark störend/ stark behindernd	sehr stark störend/ sehr stark behindernd

DSM-IV-DIAGNOSE

	Primäre Diagnose	Schweregrad	Zusätzliche Diagnose	Schweregrad
Achse I	_____	_____	_____	_____
	_____	_____	_____	_____
	_____	_____	_____	_____

Frühere Diagnose	Schweregrad
_____	_____
_____	_____
_____	_____

Zeit: Beginn ____ Ende ____

ICD-10-DIAGNOSE

	Primäre Diagnose	Schweregrad	Zusätzliche Diagnose	Schweregrad
Achse I	_____	_____	_____	_____
	_____	_____	_____	_____
	_____	_____	_____	_____

Frühere Diagnose	Schweregrad
_____	_____
_____	_____
_____	_____

Zeit: Beginn ____ Ende ____

Einschätzung und Diagnosen

ZUSAMMENGESETZTE DIAGNOSE (aus Kinder- und Elterninterview)

DSM-IV-DIAGNOSE

	Primäre Diagnose	Schweregrad	Zusätzliche Diagnose	Schweregrad
Achse I	_____	_____	_____	_____
	_____	_____	_____	_____
	_____	_____	_____	_____

Frühere Diagnose Schweregrad

_____   _____
_____   _____
_____   _____

Zeit: Beginn ____ Ende ____

ICD-10-DIAGNOSE

	Primäre Diagnose	Schweregrad	Zusätzliche Diagnose	Schweregrad
Achse I	_____	_____	_____	_____
	_____	_____	_____	_____
	_____	_____	_____	_____

Frühere Diagnose Schweregrad

_____   _____
_____   _____
_____   _____

Zeit: Beginn ____ Ende ____

Beurteilen Sie die Sicherheit, mit der Sie die Diagnose geben, auf einer Skala von 0-100: ____
Falls die Einschätzung unter 70 liegt, bitte kommentieren:

_____
_____
_____

Das bewährte Diagnoseinstrument DIPS

Jetzt neu mit zwei weiteren Versionen

J. Margraf, S. Schneider, A. Ehlers (Hrsg.)

DIPS

Diagnostisches Interview bei psychischen Störungen

2. Aufl. 1994. X, 194 S. 11 Abb. 18 Tab. (in 3 Teilen: Handbuch, Interviewleitfaden und Protokollbogen) **DM 48,-**; öS 374,40; sFr 48,- ISBN 3-540-57525-1

Das **Diagnostische Interview bei psychischen Störungen (DIPS)** baut auf den Klassifikationssystemen DSM-III-R und ICD-10 auf und erfaßt auch Informationen, die für die Planung und Durchführung psychotherapeutischer Intervention notwendig sind.

Aus den Rezensionen:

„...Der große Vorteil des DIPS erweist sich nicht zuletzt auch im Umstand, daß es als strukturiertes Interview dem Kliniker bedeutend mehr Einfluß einräumt als ein bloßer Fragebogen oder ein voll standardisiertes Interview, aber dennoch auch unter schwierigen klinischen Bedingungen sehr zufriedenstellende Reliabilitäten und Validitäten aufweist.

Erfreulich an diesem diagnostischen Instrument ist auch das Erfassen therapierelevanter Informationen, so daß es nicht nur den in der Forschung beschäftigten, sondern auch den therapeutisch tätigen Psychologen und Psychiatern hilfreich ist."

Psychologie im Gespräch

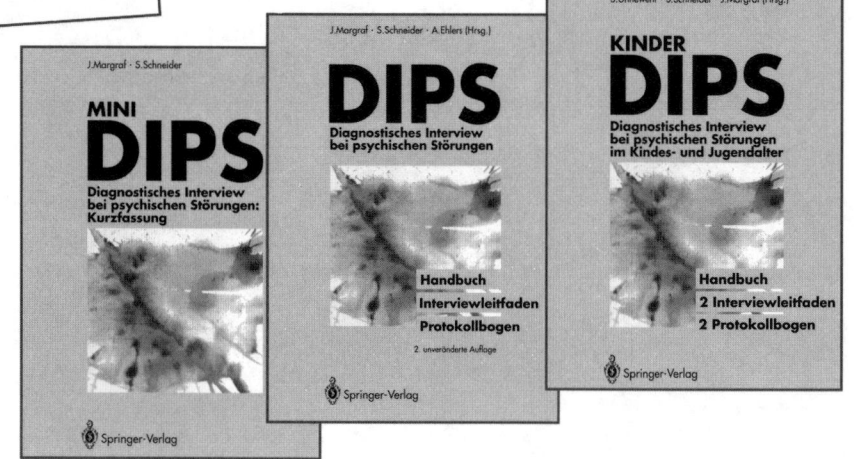

Neu: die kinderspezifische Version

S. Unnewehr, S. Schneider, J. Margraf (Hrsg.)

Kinder-DIPS

Diagnostisches Interview bei psychischen Störungen im Kindesalter

1994. VI, 292 S. (Handbuch, 2 Interviewleitfäden, 2 Protokollbögen) **DM 48,-**; öS 374,40; sFr 48,- ISBN 3-540-57018-7

Mit dem Kinder-DIPS liegt erstmals ein diagnostisches Interview vor, das - getrennt erhoben - sowohl Angaben der Eltern als auch des Kindes berücksichtigt. Im Handbuch finden sich neben den Gütekriterien und neben einer detaillierten Anleitung zur Durchführung des Interviews auch beispielhafte Therapieindikationen für verschiedene Störungsbilder.

Die Interviews sind, wie beim DIPS, therapiebezogen und flexibel durchzuführen. Die Diagnosen können je nach Wunsch sowohl nach ICD-10 als auch nach DSM-IV gestellt werden.

Neu: die praktische Ergänzung

J. Margraf, S. Schneider

Mini-DIPS

Diagnostisches Interview bei psychischen Störungen: Kurzfassung

1994. VIII, 94 S. 15 Tab. (in 2 Teilen: Handbuch und Interviewleitfaden) **DM 32,-**; öS 249,60; sFr 32,- ISBN 3-540-56994-4

Diese Kurzfassung des „großen DIPS" ermöglicht die schnellere Durchführung des diagnostischen Interviews. Damit gelangt der Anwender auf kürzerem Weg zu DSM-IV- oder ICD-10-Diagnosen - ein Vorteil, wenn beispielsweise ein Antrag auf Psychotherapie zu stellen ist.

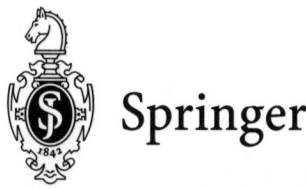

Springer

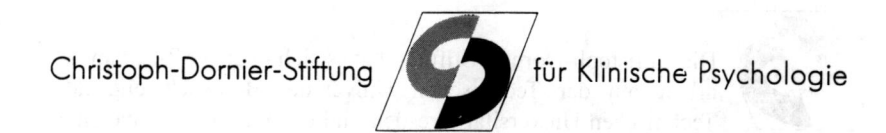

Christoph-Dornier-Stiftung für Klinische Psychologie

Die Christoph-Dornier-Stiftung hat es sich in enger Zusammenarbeit mit der Technischen Universität Braunschweig, der Technischen Universität Dresden und der Phillipps-Universität Marburg zur Aufgabe gemacht, die Klinische Psychologie in Praxis und Forschung zu fördern. Sie soll dazu beitragen, die Behandlungsmethodik durch sorgfältige Grundlagen- und Anwendungsforschung zu verbessern und wichtige Ergebnisse der klinisch-psychologischen Forschung der Öffentlichkeit zugänglich zu machen.

Die Christoph-Dornier-Stiftung verfolgt das Ziel, das Wissen über die Entstehung und Aufrechterhaltung psychischer und psychisch mitbedingter körperlicher Störungen systematisch zu erweitern und für die Therapie nutzbar zu machen. In modellhaften Einrichtungen werden klinisch-psychologische Behandlungen durchgeführt und evaluiert.

Zur Förderung des wissenschaftlichen Nachwuchses im Bereich der Klinischen Psychologie werden u.a. Promotionsstipendien vergeben.

Nicht zuletzt soll die Stiftung die internationale und interdisziplinäre Zusammenarbeit fördern.

Um eine qualitativ hochwertige Arbeit sicherzustellen, hat die Stiftung einen internationalen wissenschaftlichen Beirat, der sich aus namhaften Vertretern der Klinischen Psychologie und Medizin zusammensetzt.

Im Sinne der Stiftungsverfassung soll auch die vorliegende Veröffentlichung einen Beitrag zur Nutzbarmachung der Ergebnisse der klinisch-psychologischen Forschung für die Öffentlichkeit leisten.

Kinder-DIPS

Diagnostisches Interview
bei psychischen Störungen
im Kindes- und Jugendalter

Kinderversion

Protokollbogen

S. Unnewehr S. Schneider J. Margraf

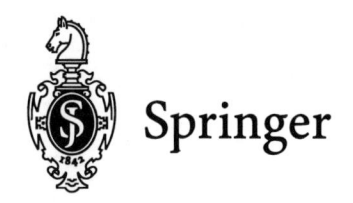

Springer

Dr. SUZAN UNNEWEHR
Freie Universität Berlin
Psychiatrische Klinik
Eschenallee 3, 14050 Berlin
Deutschland

Dr. SILVIA SCHNEIDER
Institut Dresden der
Christoph-Dornier-Stiftung
für Klinische Psychologie
an der Technischen Universität
Hohe Straße 53, 01187 Dresden
Deutschland

Prof. Dr. JÜRGEN MARGRAF
Technische Universität Dresden
Christoph-Dornier-Stiftung
für Klinische Psychologie
Mommsenstraße 13, 01062 Dresden
Deutschland

ISBN 3-540-57018-7   Springer-Verlag Berlin Heidelberg New York

Dieses Werk ist urheberrechtlich geschützt. Die dadurch begründeten Rechte, insbesondere die der Übersetzung, des Nachdrucks, des Vortrags, der Entnahme von Abbildungen und Tabellen, der Funksendung, der Mikroverfilmung oder der Vervielfältigung auf anderen Wegen und der Speicherung in Datenverarbeitungsanlagen, bleiben, auch bei nur auszugsweiser Verwertung, vorbehalten. Eine Vervielfältigung dieses Werkes oder von Teilen dieses Werkes ist auch im Einzelfall nur in den Grenzen der gesetzlichen Bestimmungen des Urheberrechtsgesetzes der Bundesrepublik Deutschland vom 9. September 1965 in der jeweils geltenden Fassung zulässig. Sie ist grundsätzlich vergütungspflichtig. Zuwiderhandlungen unterliegen den Strafbestimmungen des Urheberrechtsgesetzes.

© Springer-Verlag Berlin Heidelberg 1995
Printed in Germany

Die Wiedergabe von Gebrauchsnamen, Handelsnamen, Warenbezeichnungen usw. in diesem Werk berechtigt auch ohne besondere Kennzeichnung nicht zu der Annahme, daß solche Namen im Sinne der Warenzeichen- und Markenschutz-Gesetzgebung als frei zu betrachten wären und daher von jedermann benutzt werden dürften.

Produkthaftung: Für Angaben über Dosierungsanweisungen und Applikationsformen kann vom Verlag keine Gewähr übernommen werden. Derartige Angaben müssen vom jeweiligen Anwender im Einzelfall anhand anderer Literaturstellen auf ihre Richtigkeit überprüft werden.

Einbandgestaltung: Struve & Partner, Heidelberg
Satz: Reproduktionsfertige Vorlage vom Autor
Druck: Appl, Wemding
Bindearbeiten: Landenberger, Altlußheim
26/3134-5 4 3 2 1 0 – Gedruckt auf säurefreiem Papier

**Protokollbogen zum
Diagnostischen Interview Psychischer Störungen
bei Kindern und Jugendlichen (Kinder-DIPS)
- Kinderversion -**

ÜBERBLICK

Angaben zum Kind:

Name: _____ Datum: _____

Adresse: _____ Interviewer/in: _____

_____ Größe: _____

_____ Gewicht: _____

Art der Schule: _____ Geburtsdatum: _____

Schulklasse: _____ Geschlecht: _____

Das Kind lebt bei: ___ biologischen Eltern
___ Adoptiv- bzw. Pflegeeltern
___ sonstigen Erziehungspersonen (Wer: _____

Wer hat das Sorgerecht? _____

Angaben zu den Eltern:

Name (Mutter): _____ Geburtsdatum: _____

Tel. privat: _____ Beruf: _____

berufl.: _____

Name (Vater): _____ Geburtsdatum: _____

Tel. privat: _____ Beruf: _____

berufl.: _____

Familienstand der Eltern:

_____ verheiratet _____ Datum   Frühere Ehen: ja ___ nein ___
_____ ledig   Daten: _____
_____ feste Partnerschaft ___ Datum
_____ getrennt _____ Datum
_____ geschieden _____ Datum
_____ verwitwet _____ Datum
_____ sonstiges

Geschwister:

Alter	Geschlecht	Zu Hause	Wann ausgezogen
_____	_____	_____	_____
_____	_____	_____	_____
_____	_____	_____	_____
_____	_____	_____	_____

Religion: _____

Kinderversion　　　　　　　　　　　　　　　　　　　　　　　　　　　　　　Protokollbogen

Überblick zu den Problemen: _____
_____

Familie, Freunde, Schulkameraden: _____
_____

Schule, Ausbildung, Beruf: _____
_____

Gesundheit: _____
_____

Gesetzliche Angelegenheiten: _____
_____

ALLGEMEINES SCREENING
1. Brille?　　　　　　　　ja____ nein____
2. Hörprobleme?　　　　　ja____ nein____
3. Chron. Erkrankung?　　ja____ nein____
3.1 Welche?　　　　　　　_____
3.2 Beginn:　　　　　　　_____
4. Teilleistungsschwäche? ja____ nein____
4.1 Welche?　　　　　　　_____
4.2 Schulprobleme?　　　ja____ nein____
5. Stottern?　　　　　　　ja____ nein____
5.1 Situationen:　　　　　_____
5.2 Beginn:　　　　　　　_____

**AUFMERKSAMKEITS- UND HYPERAKTIVI-
TÄTSSTÖRUNG**
1. Unruhig?　　　　　　　ja____ nein____
   Früher?　　　　　　　　ja____ nein____
   Situationen:　　　　　　_____

   Symptomeinschätzung (0-3)

	gegenw.	früher		gegenw.	früher
1.1	____	____	1.6	____	____
1.2	____	____	1.7	____	____
1.3	____	____	1.8	____	____
1.4	____	____	1.9	____	____
1.5	____	____	1.10	____	____
1.11	____	____	1.15	____	____
1.12	____	____	1.16	____	____
1.13	____	____	1.17	____	____
1.14	____	____	1.18	____	____

2. Beginn: _____
3. Auslöser: _____
4. 6 Monate?　　　　　ja____ nein____
5. Schulprobleme?　　ja____ nein____
6. Streit m. Eltern?　　ja____ nein____
7. Beeinträchtigung ____ (0-4)

Diagnosekriterien DSM-IV und ICD-10:
A1: ja____ nein____　　C: ja____ nein____
A2 ja____ nein____　　D: ja____ nein____
B: ja____ nein____　　E: ja____ nein____

**STÖRUNG MIT OPPOSITIONELLEM TROTZ-
VERHALTEN**
1. Trotzig?　　　　　　ja____ nein____
   Situationen:　　　　nur zu Hause ____
   　　　　　　　　　　nur in der Schule ____
   　　　　　　　　　　überall ____
   Früher?　　　　　　ja____ nein____
   Symptomeinschätzung (0-3)

	gegenw.	früher		gegenw.	früher
1.1	____	____	1.5	____	____
1.2	____	____	1.6	____	____
1.3	____	____	1.7	____	____
1.4	____	____	1.8	____	____

2. Beginn: _____
3. Auslöser?　　　　　ja____ nein____

4. Beeinträchtigung ____ (0-4)

Kinderversion   Protokollbogen

Diagnosekriterien DSM-IV:
A: ja____ nein____   C: ja____ nein____
B: ja____ nein____   D: ja____ nein____

Diagnosekriterien ICD-10:
A: ja____ nein____   C: ja____ nein____
B: ja____ nein____   D: ja____ nein____

STÖRUNG DES SOZIALVERHALTENS

1. Aggressiv?   ja____ nein____
   _____
   Früher?   ja____ nein____
2. Symptomeinschätzung (0-3)
   gegenw. früher   gegenw. früher
   2.1 ____   ____   2.10 ____   ____
   2.2 ____   ____   2.11 ____   ____
   2.3 ____   ____   2.12 ____   ____
   (_____)   (_____)
   2.4 ____   ____   2.13 ____   ____
   2.5 ____   ____   2.14 ____   ____
   2.6 ____   ____   (_____)
   2.7 ____   ____   2.15 ____   ____
   2.8 ____   ____   (_____)
   2.9 ____   ____
3. Ärger?   ja____ nein____
4. Beginn?   _____
5. Auslöser?   ja____ nein____
   _____
   _____
6. Beeinträchtigung ____ (0-4)

Diagnosekriterien DSM-IV:
A: ja____ nein____   C: ja____ nein____
B: ja____ nein____

Diagnosekriterien ICD-10:
A: ja____ nein____   B: ja____ nein____

ENURESIS/ENKOPRESIS

1. Näßt/kotet ein?   ja____ nein____
   Früher?   ja____ nein____
1.1 Klein, groß, beides? _____
2. Organ. Ursache?   ja____ nein____
   _____
3. Beginn: _____
4. Häufigkeit: ____ 1 x / Monat
                         ____ 1 x / Woche
                         ____ mind. 2 x / Woche
5. Beeinträchtigung ____ (0-4)

Diagnosekriterien DSM-IV:
Enuresis   Enkopresis
A: ja____ nein____   A: ja____ nein____
B: ja____ nein____   B: ja____ nein____
C: ja____ nein____   C: ja____ nein____
D: ja____ nein____   D: ja____ nein____

Diagnosekriterien ICD-10:
Enuresis   Enkopresis
A: ja____ nein____   A: ja____ nein____
B: ja____ nein____   B: ja____ nein____
C: ja____ nein____   C: ja____ nein____
D: ja____ nein____   D: ja____ nein____
E: ja____ nein____   E: ja____ nein____

SCHWERES DEPRESSIVES SYNDROM

1.1 Depr. Stimmung?   ja____ nein____
    Zur Zeit?   _____
1.2 Interessenverlust?   ja____ nein____
    Zur Zeit?   _____
2.1 Wann?   _____
2.2 Phasen?   ja____ nein____
    Erste Phase   von____ bis____
    Schwerste Phase: von____ bis____
    Weitere Phasen: von____ bis____
                         von____ bis____
3. Symptomeinschätzung (0-4)
   gegenw. schwerste   gegenw. schwerste
   3.1 ____   ____   3.5 ____   ____
   3.2 ____   ____   3.6 ____   ____
   3.3 ____   ____   3.7 ____   ____
   3.4 ____
4. Meiste Zeit?   ja____ nein____
5. Hochstimmung?   ja____ nein____
   _____
5.1 Abwechselnd?   ja____ nein____
   _____
6. Medikamente?   ja____ nein____
   _____
7. Auslöser?   ja____ nein____
   _____
8.1 Synthyme psychotische Symptome
    a. Krankheit?   ja____ nein____
    b. Katastrophen?   ja____ nein____
    c. Schuldgefühle?   ja____ nein____
    d. Lebensmüde?   ja____ nein____
    e. Sonstiges?   _____
8.2 Parathyme psychotische Symptome
    a. Halluzinationen? ja____ nein____
    b. Stimmenhören?   ja____ nein____
    c. Visionen?   ja____ nein____

d. Paranoia? ja____ nein____
e. Kommunikation? ja____ nein____
8.3 Außerhalb Depres.? ja____ nein____
9. Beeinträchtigung ____ (0-4)

Diagnosekriterien DSM-IV:
A: ja____ nein____   C: ja____ nein____
B: ja____ nein____

Diagnosekriterien ICD-10:
A: ja____ nein____   C: ja____ nein____
B: ja____ nein____   D: ja____ nein____

DYSTHYMES SYNDROM

1. 1 Jahr depressiv? ja____ nein____
   Zur Zeit? _____
2. Wann? _____
   _____

3. Symptomeinschätzung (0-4)

	gegenw.	schwerste		gegenw.	schwerste
3.1	____	____	3.7	____	____
3.2	____	____	3.8	____	____
3.3	____	____	3.9	____	____
3.4	____	____	3.10	____	____
3.5	____	____	3.11	____	____
3.6	____				

4. Meiste Zeit? ja____ nein____
4.1 Erste Phase: von____ bis____
    Schwerste Phase: von____ bis____
    Weitere Phase: von____ bis____
4.2 Symptomfrei? ja____ nein____
    < 2 Monate ____
    > 2 Monate ____
5. Hochstimmung? ja____ nein____
   _____
6. Psychot. Symptome? ja____ nein____
7. Auslöser? ja____ nein____
   _____
   _____
   _____

8. Beeinträchtigung ____ (0-4)

Diagnosekriterien DSM-IV:
A: ja____ nein____   E: ja____ nein____
B: ja____ nein____   F: ja____ nein____
C: ja____ nein____   G: ja____ nein____
D: ja____ nein____   H: ja____ nein____

Diagnosekriterien ICD-10:
A: ja____ nein____   C: ja____ nein____
B: ja____ nein____

STÖRUNG MIT TRENNUNGSANGST

1. Trennungsangst? ja____ nein____
   Früher? ja____ nein____
   Symptomeinschätzung (0-3)

	gegenw.	früher		gegenw.	früher
1.1	____	____	1.6	____	____
1.2	____	____	1.7	____	____
1.3	____	____	1.8	____	____
1.4	____	____	1.9	____	____
1.5	____	____			

2. 4 Wochen? ja____ nein____
3. Beginn: _____
4. Auslöser? ja____ nein____
   _____
   _____

5. Beeinträchtigung ____ (0-4)

Diagnosekriterien DSM-IV:
A: ja____ nein____   D: ja____ nein____
B: ja____ nein____   E: ja____ nein____
C: ja____ nein____

Diagnosekriterien ICD-10:
A: ja____ nein____   D: ja____ nein____
B: ja____ nein____   E: ja____ nein____
C: ja____ nein____

PANIKANFALL

1. Angstanfälle? ja____ nein____
   Früher? ja____ nein____
2. Symptomeinschätzung (0-4)

1.	____	8.	____
2.	____	9.	____
3.	____	10.	____
4.	____	11.	____
5.	____	12.	____
6.	____	13.	____
7.	____	14.	____

3. Anstiegsdauer: _____
4. Situationen: _____
   _____
   _____

Diagnosekriterium DSM-IV:
ja____ nein____

PANIKSYNDROM

1. Unerwartet? ja____ nein____
   Früher? ja____ nein____
2. Anzahl (z. Zt.): _____
3. a) Sorgen? ja____ nein____
   b) Bedeutung? ja____ nein____

c) Verhalten?   ja____ nein____
4. Bestimmte Situat.: _____
   _____
   _____
5. Erster Anfall: _____
   _____
6. Organ. Ursachen?   ja____ nein____
   _____
7. Auslöser?   ja____ nein____
   _____
8. Beeinträchtigung   ____ (0-4)

Diagnosekriterien DSM-IV:
A: ja____ nein____   C: ja____ nein____
B: ja____ nein____   D: ja____ nein____

Diagnosekriterien ICD-10:
A: ja____ nein____   C: ja____ nein____
B: ja____ nein____

AGORAPHOBIE OHNE ANAMNESE EINES PANIKSYNDROMS/PANIKSYNDROM MIT AGORAPHOBIE

1. Angst/Vermeidung?   ja____ nein____
   Früher?   ja____ nein____
1.1 Begleitung?   ja____ nein____
   Wer?   _____
1.2 Auf der nächsten Seite protokollieren:
2. Symptome?
   1. ____   6. ____
   2. ____   7. ____
   3. ____   8. ____
   4. ____   9. ____
   5. ____
3. Befürchtungen: _____
   _____
   _____
4. Beginn: _____
   Angstanfall?   ja____ nein____
5. Organ. Ursache?   ja____ nein____
   _____
5.1 Stärker?   ja____ nein____
   _____
6. Beeinträchtigung   ____ (0-4)

Diagnosekriterien DSM-IV:
Agoraphobie   AG ohne PS
A: ja____ nein____   A: ja____ nein____
B: ja____ nein____   B: ja____ nein____
C: ja____ nein____   C: ja____ nein____
                    D: ja____ nein____

Diagnosekriterien ICD-10:
Agoraphobie
A: ja____ nein____   D: ja____ nein____
B: ja____ nein____   E: ja____ nein____
C: ja____ nein____

SPEZIFISCHE PHOBIE

1. Einschätzung (0-4)   Angst   Verm.
   Höhen   ____   ____
   Flugzeug   ____   ____
   Autofahren   ____   ____
   Bestimmte Tiere   ____   ____
   _____
   Blut/Verletzung (s.) ____   ____
   Blut/Verletzung (a.) ____   ____
   Arzt/Zahnarzt   ____   ____
   Spritzen   ____   ____
   Dunkelheit/Geister   ____   ____
   Wasser   ____   ____
   Unwetter   ____   ____
   Schule   ____   ____
   Sonstiges   ____   ____
   _____
   Früher?   ____   ____
2.1 Angst vor Dingen?   ja____ nein____
2.2 Keine Lust?   ja____ nein____
2.3 Trennungsangst?   ja____ nein____
3. Lehrer?   ja____ nein____
   Klassenkameraden?   ja____ nein____
   Sozialphobie?   ja____ nein____
   Sonstiges?   ja____ nein____
   _____
4. Jedesmal Angst?   ja____ nein____
5. Übermäßig?   ja____ nein____
6. Beginn: _____
6.1 Auslöser?   ja____ nein____
   _____
   _____
7. Beeinträchtigung   ____ (0-4)

Diagnosekriterien DSM-IV:
A: ja____ nein____   E: ja____ nein____
B: ja____ nein____   F: ja____ nein____
C: ja____ nein____   G: ja____ nein____
D: ja____ nein____

Diagnosekriterien ICD-10:
A: ja____ nein____   C: ja____ nein____
B: ja____ nein____   D: ja____ nein____

Situation	Aktivitätsspielraum allein	Aktivitätsspielraum in Begleitung	Angst allein	Vermeidung allein
Im Auto mitfahren				
Geschäfte/ Supermärkte				
Kaufhäuser/ Einkaufszentren				
Menschenmengen				
Flugzeug				
Öffentl. Verkehrsmittel: Bus, Zug, U-Bahn, etc.				
Zu Fuß gehen (wie weit?)				
Fahrstühle				
Brücken				
Zuhause sein				
Weit weg von Zuhause sein				
Öffentliche Orte: Kinos/Theater, etc.				
Restaurants				
Kirchen, Gottesdienste				
Geschlossene, enge Räume, Tunnel				
Große, offene Plätze, Parks				
Schlange stehen				
Schule/Arbeitsplatz				
Sonstiges				

Kinderversion   Protokollbogen

SOZIALPHOBIE					ZWANGSSYNDROM		

SOZIALPHOBIE

1.1 Soziale Angst?   ja____ nein____
1.2 Übermäß. Sorgen?   ja____ nein____
     Früher?   ja____ nein____
2.   Nur fremde Erw.?   ja____ nein____
3.   Gern mit Eltern?   ja____ nein____
4.   Freunde?   ja____ nein____
4.1 Wieviele?   _____
4.2 Gern mehr Fr.?   ja____ nein____
4.3 Fällt schwer?   ja____ nein____

5.   Einschätzung (0-4)   Angst Verm. Komm.
     a. Feiern/Parties   ____   ____   _____
     b. Schulklasse   ____   ____   _____
     c. Essen i. Öffentl.   ____   ____   _____
     d. Gruppe sprechen   ____   ____   _____
     e. Schreiben vor and. ____   ____   _____
     f. Treffen mit and.   ____   ____   _____
     g. Erw. sprechen   ____   ____   _____
     h. Autorität sprechen ____   ____   _____
     i. selbstsicher sein
        zurückweisen   ____   ____   _____
        andere bitten   ____   ____   _____
     j. geprüft werden   ____   ____   _____
     k. andere Situationen
     1) _____ ____   ____   _____
     2) _____ ____   ____   _____
6.   Körp. Symptome?   ja____ nein____
     _____

7.   Erwartungen?   _____
8.   Angemessen?   ja____ nein____
9.   Angst immer?   ja____ nein____
10. Beginn: _____
10.1 Auslöser?   ja____ nein____
     _____
10.2 Organ. Ursache?   ja____ nein____
     _____

11. Belastung   ____ (0-4)

Diagnosekriterien DSM-IV:
A: ja____ nein____   E: ja____ nein____
B: ja____ nein____   F: ja____ nein____
C: ja____ nein____   G: ja____ nein____
D: ja____ nein____   H: ja____ nein____

Diagnosekriterien ICD-10:
A: ja____ nein____   D: ja____ nein____
B: ja____ nein____   E: ja____ nein____
C: ja____ nein____   F: ja____ nein____

ZWANGSSYNDROM

A1. Zwangsgedanken
1.   Obsessionen?   ja____ nein____
     Früher?   ja____ nein____
2.   Inhalt:
     Gedanke: _____
     Vorstellung: _____
     Impuls: _____
3.   Aufdringlich?   ja____ nein____
4.1 Häufigkeit: _____ pro Tag
4.2 Dauer: _____ Minuten
5.1 Überzeugung   _____ während
5.2 Überzeugung   _____ außerhalb
6.1 Widerstand?   ja____ nein____
     _____
6.2 Unterdrückung?   ja____ nein____
     _____
6.3 Vermeidung?   ja____ nein____
     _____
7.   Eingebung?   _____
8.   Beeinträchtigung   ____ (0-4)

A2. Zwangshandlungen
1.   Zwangshandlg.?   ja____ nein____
     Früher?   ja____ nein____
2.   Inhalt: _____
     _____
3.1 Häufigkeit: _____ pro Tag
3.2 Dauer: _____ Minuten
4.   Angstreduktion?   ja____ nein____
     _____
5.1 Widerstand?   ja____ nein____
5.2 Vermeidung?   ja____ nein____
     _____
5.3 Andere einbezog.? ja____ nein____
6.   Angst bei Reaktionsverhinderung ____ (0-4)
7.   Befürchtungen: _____
     _____
8.   Beeinträchtigung   ____ (0-4)
     _____
9.   Übertrieben?   ja____ nein____
10.1 Beginn ZS: _____
10.2 Lebensumstände: _____

11. Organ. Ursache?   ja____ nein____
     _____

Diagnosekriterien DSM-IV:

A1:   A2:
(1) ja___ nein___   (1) ja___ nein___
(2) ja___ nein___   (2) ja___ nein___
(3) ja___ nein___
B: ja___ nein___   D: ja___ nein___
C: ja___ nein___

Diagnosekriterien ICD-10:

A: ja___ nein___   C: ja___ nein___
B: ja___ nein___   D: ja___ nein___

GENERALISIERTES ANGSTSYNDROM

1. Unnötige Sorgen?   ja___ nein___
   _____

   Andere Dinge?   ja___ nein___
   _____

   Früher?   ja___ nein___
2. Kontrolle schwierig?   ja___ nein___
3. 6 Monate?   ja___ nein___
4. Beginn: von___ bis___
   Dauer in Monaten___
5. Prozent des Tages: _____ %
6. Symptomeinschätzung (0-3)

	gegenw.	früher		gegenw.	früher
1.	___	___	4.	___	___
2.	___	___	5.	___	___
3.	___	___	6.	___	___

7. Interessenverlust?   ja___ nein___
8. Organ. Ursache?   ja___ nein___
   _____
9. Beeinträchtigung ___ (0-4)

Diagnosekriterien DSM-IV:

A: ja___ nein___   D: ja___ nein___
B: ja___ nein___   E: ja___ nein___
C: ja___ nein___   F: ja___ nein___

Diagnosekriterien ICD-10:

A: ja___ nein___   D: ja___ nein___
B: ja___ nein___   E: ja___ nein___
C: ja___ nein___   F: ja___ nein___

POSTTRAUMATISCHE BELASTUNGSSTÖRUNG

1. Traumat. Ereignis?   ja___ nein___
1.1 Was?   _____
   _____
1.2 Wann?   _____

2. Reaktion: _____
   _____
3. Wiedererleben?

	gegenw.	früher		gegenw.	früher
1.	___	___	4.	___	___
2.	___	___	5.	___	___
3.	___	___			

4. Vermeidung?

	gegenw.	früher		gegenw.	früher
1.	___	___	5.	___	___
2.	___	___	6.	___	___
3.	___	___	7.	___	___
4.	___	___			

5. Erhöhte Erregung?

	gegenw.	früher		gegenw.	früher
1.	___	___	4.	___	___
2.	___	___	5.	___	___
3.	___	___			

6. Organ. Ursachen?   ja___ nein___
   _____
7. Beeinträchtigung ___ (0-4)

Diagnosekriterien DSM-IV:

A: ja___ nein___   D: ja___ nein___
B: ja___ nein___   E: ja___ nein___
C: ja___ nein___   F: ja___ nein___

Diagnosekriterien ICD-10:

A: ja___ nein___   D: ja___ nein___
B: ja___ nein___   E: ja___ nein___
C: ja___ nein___

ANOREXIA NERVOSA

1. Größe: _____ cm
   Gewicht: _____ kg
1.1 Abgenommen?   ja___ nein___
   Wieviel?   _____ kg
   Mind. 15%?   ja___ nein___
   Früher?   ja___ nein___
2. Große Angst?   ja___ nein___
2.1 Unbehagen: ___ (0-4)
3. Was und wieviel?   _____
   _____
4. Erbrechen etc.?   ja___ nein___
   _____
5. Wahrnehmung?   ja___ nein___
6. Regelblutung?   ja___ nein___
6.1 Mind. 3mal?   ja___ nein___
6.2 Pille?   ja___ nein___
7. Beginn?   Monat ___ Jahr ___
   Streß?   ja___ nein___

Lebensereignisse: _____
_____

8. Organ. Ursachen? ja____ nein____
_____

9. Beeinträchtigung ____ (0-4)

Diagnosekriterien DSM-IV:
A: ja____ nein____   C: ja____ nein____
B: ja____ nein____   D: ja____ nein____

Diagnosekriterien ICD-10:
A: ja____ nein____   D: ja____ nein____
B: ja____ nein____   E: ja____ nein____
C: ja____ nein____

BULIMIA NERVOSA

1. Eßanfälle?   ja____ nein____
   Früher?   ja____ nein____
1.1 Was und wieviel? _____
    _____

2. Kontrollverlust?   ja____ nein____
3. Erbrechen etc.?   ja____ nein____
   _____

4. Eßverhalten: _____
   _____

5. Sorgen?   ja____ nein____
5.1 Angst: ____ (0-4)
6. 2mal pro Woche?   ja____ nein____
6.1 Wieviel z. Zt.?   pro Tag ____
                      pro Woche ____
7. Erster Eßanfall: Monat ____ Jahr ____
   Wo?   _____
   Mit wem?   _____
   Anfang: _____
   Streß?   ja____ nein____
   Lebensereignisse: _____

   Erste Gegenmaßn.? Monat ____ Jahr ____
   Welche ?   _____
8. Organ. Ursachen?   ja____ nein____
   _____

9. Beeinträchtigung   ____ (0-4)

Diagnosekriterien DSM-IV:
A: ja____ nein____   D: ja____ nein____
B: ja____ nein____   E: ja____ nein____
C: ja____ nein____

Diagnosekriterien ICD-10:
A: ja____ nein____   C: ja____ nein____
B: ja____ nein____   D: ja____ nein____

ALKOHOLISMUS UND DROGENMIßBRAUCH
(Screening)

1. Alkohol/Drogen?   ja____ nein____
   Wie häufig: _____
   Substanzen:
   Früher?   ja____ nein____
1.1 Pathol. Gebrauch
    Gegenwärtig?   ja____ nein____
    Vergangenheit?   ja____ nein____
1.2 Funktionsbeeinträchtigung
    Gegenwärtig?   ja____ nein____
    Vergangenheit?   ja____ nein____
2. Erhöhte Toleranz
   Gegenwärtig?   ja____ nein____
   Vergangenheit?   ja____ nein____
3. Entzugssymptome   _____
   Gegenwärtig?   ja____ nein____
   Vergangenheit?   ja____ nein____
4. Seit wann nicht?   ____ Monate
5. Angstreduktion?   ja____ nein____
   Ausmaß: _____
5.1 Substanz/Situation: _____

5.2 Wann?   _____
    _____

PSYCHOSE (Screening)

1a. Halluzinationen? ja____ nein____
1b. Stimmenhören?   ja____ nein____
1c. Visionen?   ja____ nein____
1d. Paranoia?   ja____ nein____
1e. Kommunikation?   ja____ nein____
1f. Wann?   _____
    _____
    _____

VERGANGENE PSYCHIATRISCHE GESCHICHTE

Wann?	Welche Einrichtung?	Problem, Behandlung, Medikation

FAMILIENGESCHICHTE PSYCHISCHER STÖRUNGEN

Verwandschaftsgrad	Daten	Beschreibung des Problems	Behandlung

MEDIKATION

Gegenwärtiger Gebrauch

Art	Dosis	Von wem verschrieben?	Seit wann eingenommen?

Früherer Gebrauch

Art	Dosis	Von wem verschrieben?	Dauer der Einnahme

Nebenwirkungen/Entzugserscheinungen?   ja____ nein____

Beschreiben: _____

ZUSAMMENFASSUNG

Hauptproblem/Hauptveränderung:
_____
_____

Andere Probleme:
_____
_____

GEISTIGER ZUSTAND / INTELLIGENZ
_____
_____

INTERVIEWVERHALTEN
_____
_____
_____

NOTIZEN
_____
_____
_____
_____

ERZÄHLENDE ZUSAMMENFASSUNG

Hier können Anmerkungen, Besonderheiten des Patienten oder diagnostisch ungeklärte Fragen vermerkt werden:

Kinderversion Protokollbogen

KLINISCHE EINSCHÄTZUNGEN UND DIAGNOSEN

Es können mehrere Primär- und auch Zusatzdiagnosen gegeben werden. Dies hängt allein von Ihrer klinischen Einschätzung des Patienten ab. Schätzen Sie den Schweregrad jeder Diagnose auf der folgenden Skala von 0-8 ein:

abwesend	leicht	mäßig	ausgeprägt	schwer
..0 1	.....2 3	.....4 5	.....6 7	8
keine Störung	leicht störend/ nicht wirklich behindernd	deutlich störend/ mäßig behindernd	stark störend/ stark behindernd	sehr stark störend/ sehr stark behindernd

DSM-IV-DIAGNOSE

Primäre Diagnose   Schweregrad   Zusätzliche Diagnose   Schweregrad

Achse I   _____   _____   _____   _____
     _____   _____   _____   _____
     _____   _____   _____   _____

Frühere Diagnose   Schweregrad

_____   _____
_____   _____
_____   _____

Zeit: Beginn ____ Ende ____

ICD-10-DIAGNOSE

Primäre Diagnose   Schweregrad   Zusätzliche Diagnose   Schweregrad

Achse I   _____   _____   _____   _____
     _____   _____   _____   _____
     _____   _____   _____   _____

Frühere Diagnose   Schweregrad

_____   _____
_____   _____
_____   _____

Zeit: Beginn ____ Ende ____

Kinderversion   Protokollbogen

ZUSAMMENGESETZTE DIAGNOSE (aus Kinder- und Elternversion)

DSM-IV-DIAGNOSE

<u>Primäre</u>   <u>Schweregrad</u>   <u>Zusätzliche</u>   <u>Schweregrad</u>
<u>Diagnose</u>   <u>Diagnose</u>

Achse I   _____   _____   _____   _____

             _____   _____   _____   _____

             _____   _____   _____   _____

<u>Frühere Diagnose</u>   <u>Schweregrad</u>

_____   _____

_____   _____

_____   _____

Zeit: Beginn ____ Ende ____

ICD-10-DIAGNOSE

<u>Primäre</u>   <u>Schweregrad</u>   <u>Zusätzliche</u>   <u>Schweregrad</u>
<u>Diagnose</u>   <u>Diagnose</u>

Achse I   _____   _____   _____   _____

             _____   _____   _____   _____

             _____   _____   _____   _____

<u>Frühere Diagnose</u>   <u>Schweregrad</u>

_____   _____

_____   _____

_____   _____

Zeit: Beginn ____ Ende ____

Beurteilen Sie die Sicherheit, mit der Sie die Diagnose geben, auf einer Skala von 0-100: ____

Falls die Einschätzung unter 70 liegt, bitte kommentieren:

_____

_____

_____

Christoph-Dornier-Stiftung für Klinische Psychologie

Die Christoph-Dornier-Stiftung hat es sich in enger Zusammenarbeit mit der Technischen Universität Braunschweig, der Technischen Universität Dresden und der Phillipps-Universität Marburg zur Aufgabe gemacht, die Klinische Psychologie in Praxis und Forschung zu fördern. Sie soll dazu beitragen, die Behandlungsmethodik durch sorgfältige Grundlagen- und Anwendungsforschung zu verbessern und wichtige Ergebnisse der klinisch-psychologischen Forschung der Öffentlichkeit zugänglich zu machen.

Die Christoph-Dornier-Stiftung verfolgt das Ziel, das Wissen über die Entstehung und Aufrechterhaltung psychischer und psychisch mitbedingter körperlicher Störungen systematisch zu erweitern und für die Therapie nutzbar zu machen. In modellhaften Einrichtungen werden klinisch-psychologische Behandlungen durchgeführt und evaluiert.

Zur Förderung des wissenschaftlichen Nachwuchses im Bereich der Klinischen Psychologie werden u.a. Promotionsstipendien vergeben.

Nicht zuletzt soll die Stiftung die internationale und interdisziplinäre Zusammenarbeit fördern.

Um eine qualitativ hochwertige Arbeit sicherzustellen, hat die Stiftung einen internationalen wissenschaftlichen Beirat, der sich aus namhaften Vertretern der Klinischen Psychologie und Medizin zusammensetzt.

Im Sinne der Stiftungsverfassung soll auch die vorliegende Veröffentlichung einen Beitrag zur Nutzbarmachung der Ergebnisse der klinisch-psychologischen Forschung für die Öffentlichkeit leisten.

Kinder-DIPS

Diagnostisches Interview
bei psychischen Störungen
im Kindes- und Jugendalter

Elternversion

Protokollbogen

S. Unnewehr S. Schneider J. Margraf

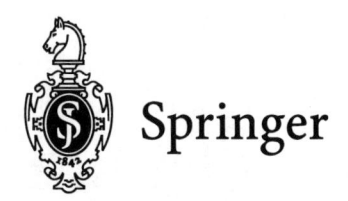

Springer

Dr. SUZAN UNNEWEHR
Freie Universität Berlin
Psychiatrische Klinik
Eschenallee 3, 14050 Berlin
Deutschland

Dr. SILVIA SCHNEIDER
Institut Dresden der
Christoph-Dornier-Stiftung
für Klinische Psychologie
an der Technischen Universität
Hohe Straße 53, 01187 Dresden
Deutschland

Prof. Dr. JÜRGEN MARGRAF
Technische Universität Dresden
Christoph-Dornier-Stiftung
für Klinische Psychologie
Mommsenstraße 13, 01062 Dresden
Deutschland

ISBN 3-540-57018-7   Springer-Verlag Berlin Heidelberg New York

Dieses Werk ist urheberrechtlich geschützt. Die dadurch begründeten Rechte, insbesondere die der Übersetzung, des Nachdrucks, des Vortrags, der Entnahme von Abbildungen und Tabellen, der Funksendung, der Mikroverfilmung oder der Vervielfältigung auf anderen Wegen und der Speicherung in Datenverarbeitungsanlagen, bleiben, auch bei nur auszugsweiser Verwertung, vorbehalten. Eine Vervielfältigung dieses Werkes oder von Teilen dieses Werkes ist auch im Einzelfall nur in den Grenzen der gesetzlichen Bestimmungen des Urheberrechtsgesetzes der Bundesrepublik Deutschland vom 9. September 1965 in der jeweils geltenden Fassung zulässig. Sie ist grundsätzlich vergütungspflichtig. Zuwiderhandlungen unterliegen den Strafbestimmungen des Urheberrechtsgesetzes.

© Springer-Verlag Berlin Heidelberg 1995
Printed in Germany

Die Wiedergabe von Gebrauchsnamen, Handelsnamen, Warenbezeichnungen usw. in diesem Werk berechtigt auch ohne besondere Kennzeichnung nicht zu der Annahme, daß solche Namen im Sinne der Warenzeichen- und Markenschutz-Gesetzgebung als frei zu betrachten wären und daher von jedermann benutzt werden dürften.

Produkthaftung: Für Angaben über Dosierungsanweisungen und Applikationsformen kann vom Verlag keine Gewähr übernommen werden. Derartige Angaben müssen vom jeweiligen Anwender im Einzelfall anhand anderer Literaturstellen auf ihre Richtigkeit überprüft werden.

Einbandgestaltung: Struve & Partner, Heidelberg
Satz: Reproduktionsfertige Vorlage vom Autor
Druck: Appl, Wemding
Bindearbeiten: Landenberger, Altlußheim
26/3134-5 4 3 2 1 0 – Gedruckt auf säurefreiem Papier

Protokollbogen zum
Diagnostischen Interview Psychischer Störungen
bei Kindern und Jugendlichen (Kinder-DIPS)
- Elternversion -

ÜBERBLICK

__Angaben zum Kind:__
Name: _____   Datum: _____

Adresse: _____   Interviewer/in: _____

_____   Größe: _____

_____   Gewicht: _____

Art der Schule: _____   Geburtsdatum: _____

Schulklasse: _____   Geschlecht: _____

Das Kind lebt bei: ___ biologischen Eltern
                       ___ Adoptiv- bzw. Pflegeeltern
                       ___ sonstigen Erziehungspersonen (Wer: _____)

Wer hat das Sorgerecht? _____

__Angaben zu den Eltern:__
Name (Mutter): _____   Geburtsdatum: _____

Tel. privat: _____   Beruf: _____

  berufl.: _____

Name (Vater): _____   Geburtsdatum: _____

Tel. privat: _____   Beruf: _____

  berufl.: _____

__Familienstand der Eltern:__
     _____ verheiratet _____ Datum   Frühere Ehen: ja ___ nein ___
     _____ ledig   Daten: _____
     _____ feste Partnerschaft ___ Datum
     _____ getrennt _____ Datum
     _____ geschieden _____ Datum
     _____ verwitwet _____ Datum
     _____ sonstiges

__Geschwister:__

Alter	Geschlecht	Zu Hause	Wann ausgezogen
_____	_____	_____	_____
_____	_____	_____	_____
_____	_____	_____	_____
_____	_____	_____	_____

__Religion:__ _____

Elternversion   Protokollbogen

Überblick zu den Problemen:
_____
_____

Familie, Freunde, Schulkameraden: _____
_____

Schule, Ausbildung, Beruf: _____
_____

Gesundheit: _____
_____

Gesetzliche Angelegenheiten: _____
_____

ALLGEMEINES SCREENING
1. Brille? ja___ nein___
2. Hörprobleme? ja___ nein___
3. Chron. Erkrankung? ja___ nein___
3.1 Welche? _____
3.2 Beginn: _____
4. Teilleistungsschwäche? ja___ nein___
4.1 Welche? _____
4.2 Schulprobleme? ja___ nein___
5. Stottern? ja___ nein___
5.1 Situationen: _____
    _____
5.2 Beginn: _____
6. Schwangersch.probl.? ja___ nein___
6.1 Welche? _____
7. Frühkindl. Probl.? ja___ nein___
7.1 Welche? _____

AUFMERKSAMKEITS- UND HYPERAKTIVI-TÄTSSTÖRUNG
1. Unruhig? ja___ nein___
   Früher? ja___ nein___
   Situationen: _____
                _____

   Symptomeinschätzung (0-3)
   gegenw. früher   gegenw. früher
   1.1 ___   ___   1.6 ___   ___
   1.2 ___   ___   1.7 ___   ___
   1.3 ___   ___   1.8 ___   ___
   1.4 ___   ___   1.9 ___   ___
   1.5 ___   ___   1.10 ___   ___

   1.11 ___   ___   1.15 ___
   1.12 ___   ___   1.16 ___
   1.13 ___   ___   1.17 ___
   1.14 ___   ___   1.18 ___
2. Beginn: _____
3. Auslöser: _____
4. 6 Monate? ja___ nein___
5. Schulprobleme? ja___ nein___
6. Streit m. Eltern? ja___ nein___
7. Beeinträchtigung ___ (0-4)

Diagnosekriterien DSM-IV und ICD-10:
A1: ja___ nein___   C: ja___ nein___
A2 ja___ nein___   D: ja___ nein___
B: ja___ nein___   E: ja___ nein___

STÖRUNG MIT OPPOSITIONELLEM TROTZ-VERHALTEN
1. Trotzig? ja___ nein___
   Situationen: nur zu Hause ___
                nur in der Schule ___
                überall ___
   Früher? ja___ nein___
   Symptomeinschätzung (0-3)
   gegenw. früher   gegenw. früher
   1.1 ___   ___   1.5 ___   ___
   1.2 ___   ___   1.6 ___   ___
   1.3 ___   ___   1.7 ___   ___
   1.4 ___   ___   1.8 ___   ___
2. Beginn: _____
3. Auslöser? ja___ nein___
   _____

Elternversion Protokollbogen

4. Beeinträchtigung ____ (0-4)
Diagnosekriterien DSM-IV:
A: ja____ nein____   C: ja____ nein____
B: ja____ nein____   D: ja____ nein____
Diagnosekriterien ICD-10:
A: ja____ nein____   C: ja____ nein____
B: ja____ nein____   D: ja____ nein____

Diagnosekriterien DSM-IV:
Enuresis   Enkopresis
A: ja____ nein____   A: ja____ nein____
B: ja____ nein____   B: ja____ nein____
C: ja____ nein____   C: ja____ nein____
D: ja____ nein____   D: ja____ nein____
Diagnosekriterien ICD-10:
Enuresis   Enkopresis
A: ja____ nein____   A: ja____ nein____
B: ja____ nein____   B: ja____ nein____
C: ja____ nein____   C: ja____ nein____
D: ja____ nein____   D: ja____ nein____
E: ja____ nein____   E: ja____ nein____

STÖRUNG DES SOZIALVERHALTENS
1. Aggressiv?   ja____ nein____
   _____
   Früher?   ja____ nein____
2. Symptomeinschätzung (0-3)
   gegenw. früher   gegenw. früher
   2.1 ____ ____   2.10 ____ ____
   2.2 ____ ____   2.11 ____ ____
   2.3 ____ ____   2.12 ____ ____
   (_____)   (_____)
   2.4 ____ ____   2.13 ____ ____
   2.5 ____ ____   2.14 ____ ____
   2.6 ____ ____   (_____)
   2.7 ____ ____   2.15 ____ ____
   2.8 ____ ____   (_____)
   2.9 ____ ____
3. Ärger?   ja____ nein____
4. Beginn?   _____
5. Auslöser?   ja____ nein____
                     _____
                     _____
6. Beeinträchtigung ____ (0-4)
Diagnosekriterien DSM-IV:
A: ja____ nein____   C: ja____ nein____
B: ja____ nein____
Diagnosekriterien ICD-10:
A: ja____ nein____   B: ja____ nein____

ENURESIS/ENKOPRESIS
1. Näßt/kotet ein?   ja____ nein____
   Früher?   ja____ nein____
1.1 Klein, groß, beides? _____
2. Organ. Ursache?   ja____ nein____
   _____
3. Beginn: _____
4. Häufigkeit: ____ 1 x / Monat
                     ____ 1 x / Woche
                     ____ mind. 2 x / Woche
5. Beeinträchtigung ____ (0-4)

SCHWERES DEPRESSIVES SYNDROM
1.1 Depr. Stimmung? ja____ nein____
    Zur Zeit?   _____
1.2 Interessenverlust? ja____ nein____
    Zur Zeit?   _____
2.1 Wann?   _____
2.2 Phasen?   ja____ nein____
    Erste Phase   von____ bis____
    Schwerste Phase: von____ bis____
    Weitere Phasen: von____ bis____
                     von____ bis____
3. Symptomeinschätzung (0-4)
   gegenw. schwerste   gegenw. schwerste
   3.1 ____ ____   3.5 ____ ____
   3.2 ____ ____   3.6 ____ ____
   3.3 ____ ____   3.7 ____ ____
   3.4 ____ ____
4. Meiste Zeit?   ja____ nein____
5. Hochstimmung?   ja____ nein____
   _____
5.1 Abwechselnd?   ja____ nein____
   _____
6. Medikamente?   ja____ nein____
   _____
7. Auslöser?   ja____ nein____
8.1 Synthyme psychotische Symptome
    a. Krankheit?   ja____ nein____
    b. Katastrophen? ja____ nein____
    c. Schuldgefühle? ja____ nein____
    d. Lebensmüde?   ja____ nein____
    e. Sonstiges?   _____
8.2 Parathyme psychotische Symptome
    a. Halluzinationen? ja____ nein____
    b. Stimmenhören? ja____ nein____
    c. Visionen?   ja____ nein____

Elternversion   Protokollbogen

    d. Paranoia?   ja____ nein____
    e. Kommunikation? ja____ nein____
8.3 Außerhalb Depres.? ja____ nein____
9. Beeinträchtigung ____ (0-4)

Diagnosekriterien DSM-IV:
A: ja____ nein____ C: ja____ nein____
B: ja____ nein____

Diagnosekriterien ICD-10:
A: ja____ nein____ C: ja____ nein____
B: ja____ nein____ D: ja____ nein____

DYSTHYMES SYNDROM

1. 1 Jahr depressiv? ja____ nein____
   Zur Zeit? _____
2. Wann? _____
    _____

3. Symptomeinschätzung (0-4)

	gegenw.	schwerste		gegenw.	schwerste
3.1	____	____	3.7	____	____
3.2	____	____	3.8	____	____
3.3	____	____	3.9	____	____
3.4	____	____	3.10	____	____
3.5	____	____	3.11	____	____
3.6	____	____			

4. Meiste Zeit? ja____ nein____
4.1 Erste Phase: von____ bis____
    Schwerste Phase: von____ bis____
    Weitere Phase: von____ bis____
4.2 Symptomfrei? ja____ nein____
    < 2 Monate ____
    > 2 Monate ____
5. Hochstimmung? ja____ nein____
    _____
6. Psychot. Symptome? ja____ nein____
    _____
7. Auslöser? ja____ nein____
    _____
    _____
    _____
8. Beeinträchtigung ____ (0-4)

Diagnosekriterien DSM-IV:
A: ja____ nein____ E: ja____ nein____
B: ja____ nein____ F: ja____ nein____
C: ja____ nein____ G: ja____ nein____
D: ja____ nein____ H: ja____ nein____

Diagnosekriterien ICD-10:
A: ja____ nein____ C: ja____ nein____
B: ja____ nein____

STÖRUNG MIT TRENNUNGSANGST

1. Trennungsangst? ja____ nein____
   Früher? ja____ nein____
   Symptomeinschätzung (0-3)

	gegenw.	früher		gegenw.	früher
1.1	____	____	1.6	____	____
1.2	____	____	1.7	____	____
1.3	____	____	1.8	____	____
1.4	____	____	1.9	____	____
1.5	____	____			

2. 4 Wochen? ja____ nein____
3. Beginn: _____
4. Auslöser? ja____ nein____
    _____
    _____
5. Beeinträchtigung ____ (0-4)

Diagnosekriterien DSM-IV:
A: ja____ nein____ D: ja____ nein____
B: ja____ nein____ E: ja____ nein____
C: ja____ nein____

Diagnosekriterien ICD-10:
A: ja____ nein____ D: ja____ nein____
B: ja____ nein____ E: ja____ nein____
C: ja____ nein____

PANIKANFALL

1. Angstanfälle? ja____ nein____
   Früher? ja____ nein____
2. Symptomeinschätzung (0-4)

1. ____	8. ____
2. ____	9. ____
3. ____	10. ____
4. ____	11. ____
5. ____	12. ____
6. ____	13. ____
7. ____	14. ____

3. Anstiegsdauer: _____
4. Situationen: _____
    _____
    _____

Diagnosekriterium DSM-IV:
ja____ nein____

PANIKSYNDROM

1. Unerwartet? ja____ nein____
   Früher? ja____ nein____
2. Anzahl (z. Zt.): _____
3. a) Sorgen? ja____ nein____
   b) Bedeutung? ja____ nein____

Elternversion — Protokollbogen

c) Verhalten? ja____ nein____
4. Bestimmte Situat.: _____
   _____
   _____
5. Erster Anfall: _____
   _____
6. Organ. Ursachen? ja____ nein____
   _____
7. Auslöser? ja____ nein____
   _____
8. Beeinträchtigung ____ (0-4)

Diagnosekriterien DSM-IV:
A: ja____ nein____   C: ja____ nein____
B: ja____ nein____   D: ja____ nein____

Diagnosekriterien ICD-10:
A: ja____ nein____   C: ja____ nein____
B: ja____ nein____

AGORAPHOBIE OHNE ANAMNESE EINES PANIKSYNDROMS/PANIKSYNDROM MIT AGORAPHOBIE

1. Angst/Vermeidung? ja____ nein____
   Früher? ja____ nein____
1.1 Begleitung? ja____ nein____
   Wer? _____
1.2 Auf der nächsten Seite protokollieren:
2. Symptome?
   1. ____   6. ____
   2. ____   7. ____
   3. ____   8. ____
   4. ____   9. ____
   5. ____
3. Befürchtungen: _____
   _____
   _____
4. Beginn: _____
   Angstanfall? ja____ nein____
5. Organ. Ursache? ja____ nein____
   _____
5.1 Stärker? ja____ nein____
   _____
6. Beeinträchtigung ____ (0-4)

Diagnosekriterien DSM-IV:
Agoraphobie   AG ohne PS
A: ja____ nein____   A: ja____ nein____
B: ja____ nein____   B: ja____ nein____
C: ja____ nein____   C: ja____ nein____
                         D: ja____ nein____

Diagnosekriterien ICD-10:
Agoraphobie
A: ja____ nein____   D: ja____ nein____
B: ja____ nein____   E: ja____ nein____
C: ja____ nein____

SPEZIFISCHE PHOBIE

1. Einschätzung (0-4)   Angst   Verm.
   Höhen   ____   ____
   Flugzeug   ____   ____
   Autofahren   ____   ____
   Bestimmte Tiere   ____   ____
   _____
   Blut/Verletzung (s.) ____   ____
   Blut/Verletzung (a.) ____   ____
   Arzt/Zahnarzt   ____   ____
   Spritzen   ____   ____
   Dunkelheit/Geister   ____   ____
   Wasser   ____   ____
   Unwetter   ____   ____
   Schule   ____   ____
   Sonstiges   ____   ____
   _____
   Früher?   ____   ____
2.1 Angst vor Dingen? ja____ nein____
2.2 Keine Lust? ja____ nein____
2.3 Trennungsangst? ja____ nein____
3. Lehrer? ja____ nein____
   Klassenkameraden? ja____ nein____
   Sozialphobie? ja____ nein____
   Sonstiges? ja____ nein____
   _____
4. Jedesmal Angst? ja____ nein____
5. Übermäßig? ja____ nein____
6. Beginn: _____
6.1 Auslöser? ja____ nein____
   _____
   _____
7. Beeinträchtigung ____ (0-4)

Diagnosekriterien DSM-IV:
A: ja____ nein____   E: ja____ nein____
B: ja____ nein____   F: ja____ nein____
C: ja____ nein____   G: ja____ nein____
D: ja____ nein____

Diagnosekriterien ICD-10:
A: ja____ nein____   C: ja____ nein____
B: ja____ nein____   D: ja____ nein____

Situation	Aktivitätspielraum allein	Aktivitätsspielraum in Begleitung	Angst allein	Vermeidung allein
Im Auto mitfahren				
Geschäfte/ Supermärkte				
Kaufhäuser/ Einkaufszentren				
Menschenmengen				
Flugzeug				
Öffentl. Verkehrsmittel: Bus, Zug, U-Bahn, etc.				
Zu Fuß gehen (wie weit?)				
Fahrstühle				
Brücken				
Zuhause sein				
Weit weg von Zuhause sein				
Öffentliche Orte: Kinos/Theater, etc.				
Restaurants				
Kirchen, Gottesdienste				
Geschlossene, enge Räume, Tunnel				
Große, offene Plätze, Parks				
Schlange stehen				
Schule/Arbeitsplatz				
Sonstiges				

Elternversion Protokollbogen

SOZIALPHOBIE

1.1 Soziale Angst?　　　ja____ nein____
1.2 Übermäß. Sorgen?　　ja____ nein____
　　　Früher?　　　　　　ja____ nein____
2.　Nur fremde Erw.?　　ja____ nein____
3.　Gern mit Eltern?　　ja____ nein____
4.　Freunde?　　　　　　ja____ nein____
4.1 Wieviele?　　　　　　_____
4.2 Gern mehr Fr.?　　　ja____ nein____
4.3 Fällt schwer?　　　　ja____ nein____
　　　　　　　　　　　　_____

5.　Einschätzung (0-4)　Angst Verm. Komm.
　　a. Feiern/Parties　　____ ____ ____
　　b. Schulklasse　　　 ____ ____ ____
　　c. Essen i. Öffentl.　____ ____ ____
　　d. Gruppe sprechen　 ____ ____ ____
　　e. Schreiben vor and.____ ____ ____
　　f. Treffen mit and.　 ____ ____ ____
　　g. Erw. sprechen
　　h. Autorität sprechen ____ ____ ____
　　i. selbstsicher sein
　　　 zurückweisen　　　____ ____ ____
　　　 andere bitten　　　____ ____ ____
　　j. geprüft werden　　 ____ ____ ____
　　k. andere Situationen
　　　 1) _____ ____ ____ ____
　　　 2) _____ ____ ____ ____

6.　Körp. Symptome?　　ja____ nein____
　　　　　　　　　　　　_____
7.　Erwartungen?　　　　_____
8.　Angemessen?　　　　 ja____ nein____
9.　Angst immer?　　　　ja____ nein____
10. Beginn:　　　　　　　_____
10.1 Auslöser?　　　　　 ja____ nein____
　　　　　　　　　　　　_____
10.2 Organ. Ursache?　　ja____ nein____
　　　　　　　　　　　　_____
11. Belastung　　　　　　____ (0-4)

Diagnosekriterien DSM-IV:
A: ja____ nein____　　E: ja____ nein____
B: ja____ nein____　　F: ja____ nein____
C: ja____ nein____　　G: ja____ nein____
D: ja____ nein____　　H: ja____ nein____

Diagnosekriterien ICD-10:
A: ja____ nein____　　D: ja____ nein____
B: ja____ nein____　　E: ja____ nein____
C: ja____ nein____　　F: ja____ nein____

ZWANGSSYNDROM

A1. Zwangsgedanken

1.　Obsessionen?　　　　ja____ nein____
　　Früher?　　　　　　ja____ nein____
2.　Inhalt:
　　Gedanke:　　　　　 _____
　　Vorstellung:　　　　_____
　　Impuls:　　　　　　 _____
3.　Aufdringlich?　　　　ja____ nein____
4.1 Häufigkeit:　　　　　_____ pro Tag
4.2 Dauer:　　　　　　 _____ Minuten
5.1 Überzeugung　　　 _____ während
5.2 Überzeugung　　　 _____ außerhalb
6.1 Widerstand?　　　　ja____ nein____
　　　　　　　　　　　　_____
6.2 Unterdrückung?　　 ja____ nein____
　　　　　　　　　　　　_____
6.3 Vermeidung?　　　　ja____ nein____
　　　　　　　　　　　　_____
7.　Eingebung?　　　　　_____
8.　Beeinträchtigung　　 ____ (0-4)

A2. Zwangshandlungen

1.　Zwangshandlg.?　　　ja____ nein____
　　Früher?　　　　　　ja____ nein____
2.　Inhalt:　　　　　　 _____
　　　　　　　　　　　　_____
3.1 Häufigkeit:　　　　　_____ pro Tag
3.2 Dauer:　　　　　　 _____ Minuten
4.　Angstreduktion?　　 ja____ nein____
　　　　　　　　　　　　_____
5.1 Widerstand?　　　　ja____ nein____
5.2 Vermeidung?　　　　ja____ nein____
　　　　　　　　　　　　_____
5.3 Andere einbezog.?　 ja____ nein____
6.　Angst bei Reaktionsverhinderung ____ (0-4)
7.　Befürchtungen:　　　_____
　　　　　　　　　　　　_____
8.　Beeinträchtigung　　 ____ (0-4)
　　　　　　　　　　　　_____
9.　Übertrieben?　　　　ja____ nein____
10.1 Beginn ZS:　　　　 _____
10.2 Lebensumstände:　 _____
　　　　　　　　　　　　_____
11. Organ. Ursache?　　ja____ nein____
　　　　　　　　　　　　_____

Elternversion   Protokollbogen

Diagnosekriterien DSM-IV:
A1:   A2:
(1) ja____ nein____   (1) ja____ nein____
(2) ja____ nein____   (2) ja____ nein____
(3) ja____ nein____
B: ja____ nein____   D: ja____ nein____
C: ja____ nein____

Diagnosekriterien ICD-10:
A: ja____ nein____   C: ja____ nein____
B: ja____ nein____   D: ja____ nein____

GENERALISIERTES ANGSTSYNDROM
1. Unnötige Sorgen?   ja____ nein____
   _____
   _____

   Andere Dinge?   ja____ nein____
   _____
   _____

   Früher?   ja____ nein____
2. Kontrolle schwierig?   ja____ nein____
3. 6 Monate?   ja____ nein____
4. Beginn: von____ bis____
                          Dauer in Monaten____
5. Prozent des Tages: _____%
6. Symptomeinschätzung (0-3)
   gegenw. früher   gegenw. früher
   1. ____ ____   4. ____ ____
   2. ____ ____   5. ____ ____
   3. ____ ____   6. ____ ____
7. Interessenverlust?   ja____ nein____
8. Organ. Ursache?   ja____ nein____
   _____
9. Beeinträchtigung   ____ (0-4)

Diagnosekriterien DSM-IV:
A: ja____ nein____   D: ja____ nein____
B: ja____ nein____   E: ja____ nein____
C: ja____ nein____   F: ja____ nein____

Diagnosekriterien ICD-10:
A: ja____ nein____   D: ja____ nein____
B: ja____ nein____   E: ja____ nein____
C: ja____ nein____   F: ja____ nein____

POSTTRAUMATISCHE BELASTUNGS-STÖRUNG
1.   Traumat. Ereignis?   ja____ nein____
1.1 Was?   _____
                          _____
1.2 Wann?   _____

2.   Reaktion: _____
                          _____
3.   Wiedererleben?
     gegenw. früher   gegenw. früher
     1. ____ ____   4. ____ ____
     2. ____ ____   5. ____ ____
     3. ____ ____
4.   Vermeidung?
     gegenw. früher   gegenw. früher
     1. ____ ____   5. ____ ____
     2. ____ ____   6. ____ ____
     3. ____ ____   7. ____ ____
     4. ____
5.   Erhöhte Erregung?
     gegenw. früher   gegenw. früher
     1. ____ ____   4. ____ ____
     2. ____ ____   5. ____ ____
     3. ____ ____
6.   Organ. Ursachen?   ja____ nein____
     _____
7.   Beeinträchtigung   ____ (0-4)

Diagnosekriterien DSM-IV:
A: ja____ nein____   D: ja____ nein____
B: ja____ nein____   E: ja____ nein____
C: ja____ nein____   F: ja____ nein____

Diagnosekriterien ICD-10:
A: ja____ nein____   D: ja____ nein____
B: ja____ nein____   E: ja____ nein____
C: ja____ nein____

ANOREXIA NERVOSA
1.   Größe: _____cm
     Gewicht: _____kg
1.1 Abgenommen?   ja____ nein____
     Wieviel?   _____kg
     Mind. 15%?   ja____ nein____
     Früher?   ja____ nein____
2.   Große Angst?   ja____ nein____
2.1 Unbehagen: ____ (0-4)
3.   Was und wieviel?   _____
                          _____
4.   Erbrechen etc.?   ja____ nein____
                          _____
5.   Wahrnehmung?   ja____ nein____
6.   Regelblutung?   ja____ nein____
6.1 Mind. 3mal?   ja____ nein____
6.2 Pille?   ja____ nein____
7.   Beginn?   Monat____ Jahr____
     Streß?   ja____ nein____

Elternversion Protokollbogen

    Lebensereignisse: _____

8. Organ. Ursachen? ja____ nein____

9. Beeinträchtigung ____ (0-4)

Diagnosekriterien DSM-IV:
A: ja____ nein____ C: ja____ nein____
B: ja____ nein____ D: ja____ nein____

Diagnosekriterien ICD-10:
A: ja____ nein____ D: ja____ nein____
B: ja____ nein____ E: ja____ nein____
C: ja____ nein____

BULIMIA NERVOSA

1. Eßanfälle? ja____ nein____
   Früher? ja____ nein____
1.1 Was und wieviel? _____

2. Kontrollverlust? ja____ nein____
3. Erbrechen etc.? ja____ nein____

4. Eßverhalten: _____

5. Sorgen? ja____ nein____
5.1 Angst: ____ (0-4)
6. 2mal pro Woche? ja____ nein____
6.1 Wieviel z. Zt.? pro Tag ____
   pro Woche ____
7. Erster Eßanfall: Monat ____ Jahr ____
   Wo? _____
   Mit wem? _____
   Anfang: _____
   Streß? ja____ nein____
   Lebensereignisse: _____

   Erste Gegenmaßn.? Monat ____ Jahr ____
   Welche ? _____
8. Organ. Ursachen? ja____ nein____

9. Beeinträchtigung ____ (0-4)

Diagnosekriterien DSM-IV:
A: ja____ nein____ D: ja____ nein____
B: ja____ nein____ E: ja____ nein____
C: ja____ nein____

Diagnosekriterien ICD-10:
A: ja____ nein____ C: ja____ nein____
B: ja____ nein____ D: ja____ nein____

ALKOHOLISMUS UND DROGENMIßBRAUCH
(Screening)

1. Alkohol/Drogen? ja____ nein____
   Wie häufig: _____
   Substanzen:
   Früher? ja____ nein____
1.1 Pathol. Gebrauch
   Gegenwärtig? ja____ nein____
   Vergangenheit? ja____ nein____
1.2 Funktionsbeeinträchtigung
   Gegenwärtig? ja____ nein____
   Vergangenheit? ja____ nein____
2. Erhöhte Toleranz
   Gegenwärtig? ja____ nein____
   Vergangenheit? ja____ nein____
3. Entzugssymptome
   Gegenwärtig? ja____ nein____
   Vergangenheit? ja____ nein____
4. Seit wann nicht? ____ Monate
5. Angstreduktion? ja____ nein____
   Ausmaß: _____
5.1 Substanz/Situation: _____

5.2 Wann? _____

PSYCHOSE (Screening)

1a. Halluzinationen? ja____ nein____
1b. Stimmenhören? ja____ nein____
1c. Visionen? ja____ nein____
1d. Paranoia? ja____ nein____
1e. Kommunikation? ja____ nein____
1f. Wann? _____

VERGANGENE PSYCHIATRISCHE GESCHICHTE

Wann?	Welche Einrichtung?	Problem, Behandlung, Medikation

FAMILIENGESCHICHTE PSYCHISCHER STÖRUNGEN

Verwandschaftsgrad	Daten	Beschreibung des Problems	Behandlung

MEDIKATION

Gegenwärtiger Gebrauch

Art	Dosis	Von wem verschrieben?	Seit wann eingenommen?

Früherer Gebrauch

Art	Dosis	Von wem verschrieben?	Dauer der Einnahme

Nebenwirkungen/Entzugserscheinungen?   ja____   nein____

Beschreiben: _____
_____

ZUSAMMENFASSUNG

Hauptproblem/Hauptveränderung:
_____
_____

Andere Probleme:
_____
_____

GEISTIGER ZUSTAND / INTELLIGENZ
_____
_____

INTERVIEWVERHALTEN
_____
_____
_____

NOTIZEN
_____
_____
_____
_____

ERZÄHLENDE ZUSAMMENFASSUNG

Hier können Anmerkungen, Besonderheiten des Patienten oder diagnostisch ungeklärte Fragen vermerkt werden:

_____
_____
_____
_____
_____
_____
_____
_____
_____
_____
_____
_____
_____
_____
_____
_____
_____
_____
_____
_____
_____
_____
_____
_____
_____
_____
_____
_____
_____

Elternversion Protokollbogen

KLINISCHE EINSCHÄTZUNGEN UND DIAGNOSEN

Es können mehrere Primär- und auch Zusatzdiagnosen gegeben werden. Dies hängt allein von Ihrer klinischen Einschätzung des Patienten ab. Schätzen Sie den Schweregrad jeder Diagnose auf der folgenden Skala von 0-8 ein:

abwesend	leicht	mäßig	ausgeprägt	schwer
..0 1	.... 2 3	.... 4 5	.... 6 7	 8
keine Störung	leicht störend/ nicht wirklich behindernd	deutlich störend/ mäßig behindernd	stark störend/ stark behindernd	sehr stark störend/ sehr stark behindernd

DSM-IV-DIAGNOSE

Primäre Diagnose	Schweregrad	Zusätzliche Diagnose	Schweregrad
Achse I _____	_____	_____	_____
_____	_____	_____	_____
_____	_____	_____	_____

Frühere Diagnose   Schweregrad

_____ _____
_____ _____
_____ _____

Zeit: Beginn ____ Ende ____

ICD-10-DIAGNOSE

Primäre Diagnose	Schweregrad	Zusätzliche Diagnose	Schweregrad
Achse I _____	_____	_____	_____
_____	_____	_____	_____
_____	_____	_____	_____

Frühere Diagnose   Schweregrad

_____ _____
_____ _____
_____ _____

Zeit: Beginn ____ Ende ____

Elternversion   Protokollbogen

ZUSAMMENGESETZTE DIAGNOSE (aus Kinder- und Elternversion)

DSM-IV-DIAGNOSE

	Primäre Diagnose	Schweregrad	Zusätzliche Diagnose	Schweregrad
Achse I	_____	_____	_____	_____
	_____	_____	_____	_____
	_____	_____	_____	_____

	Frühere Diagnose	Schweregrad
	_____	_____
	_____	_____
	_____	_____

Zeit: Beginn ____ Ende ____

ICD-10-DIAGNOSE

	Primäre Diagnose	Schweregrad	Zusätzliche Diagnose	Schweregrad
Achse I	_____	_____	_____	_____
	_____	_____	_____	_____
	_____	_____	_____	_____

	Frühere Diagnose	Schweregrad
	_____	_____
	_____	_____
	_____	_____

Zeit: Beginn ____ Ende ____

Beurteilen Sie die Sicherheit, mit der Sie die Diagnose geben, auf einer Skala von 0-100: ____

Falls die Einschätzung unter 70 liegt, bitte kommentieren:

_____
_____
_____